优生 · 优育 · 优教系列

十月怀胎
百科全书

成九梅 编

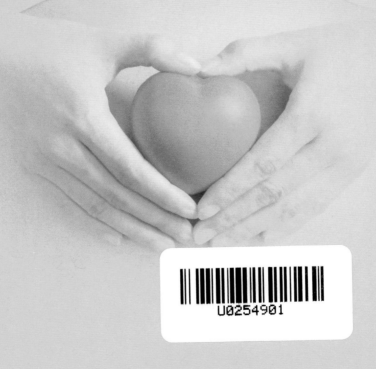

四川科学技术出版社
· 成都 ·

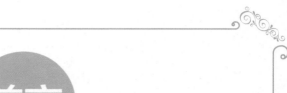

前言

地球上每个物种繁衍后代所需的时间都不一样，海豚大多需要11个月，而刺猬只需要短短的1个月左右。

人类的"孕期设定"为什么是"十月怀胎"呢？

有一种理论认为，人类作为地球上最智慧的生物，最大的优势是脑容量大以及直立行走。首先，妊娠期过长会导致胎儿脑袋过大，很难从准妈妈狭窄的产道中分娩出来；其次，直立行走不允许人类有过于宽大的骨盆，因此也不允许胎儿发育得过大。

所以，漫长的演化让人类有了"十月怀胎"的设定。

对准妈妈来说，妊娠期会有很多艰辛，艰辛中又伴随着莫大的幸福和期待，因为子宫中的这个小生命与准妈妈同呼吸、共命运。

这10个月里准妈妈的营养摄入是不是科学合理、准妈妈日常有没有得到好的照顾、准爸妈是不是坚持给胎儿做胎教，都在点点滴滴地影响着子宫里的小人儿。

每一对母子都是"生死之交"。愿每个准妈妈都能在科学的指导下，跟自己"生死之交"的孩子度过这世间最特别的10个月时光。

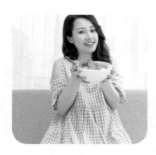 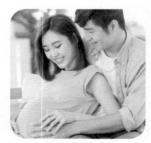 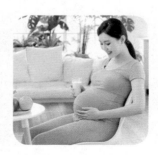

目录

 第一篇　孕前准备

优生的学问

优生即生优...................................2

优生学.......................................2

基础优生.....................................2

优生的主要措施 3

优生咨询.....................................4

一些务必知晓的妊娠相关数据....................5

"酸儿辣女"没有科学依据 5

一次射精的精子数量 5

影响精子质量的环境因素 6

受孕的条件...................................7

要把握好受孕的最佳时机 7

高质量受孕...................................8

营造最佳妊娠环境 8

婚后不宜马上怀孕 9

十个不适宜受孕的时间 9

结婚后合适的妊娠时间 10

最佳妊娠年龄 10

父母血型与子女血型的关系 10

妊娠最佳心理状态.....................11

出生缺陷的定义及类型 12

有关妊娠的一些错误观念...........12

女性太胖不利于优生.............13

男性年龄对胎儿的影响 13

优生与胡须的关系.............13

避孕与优生.................14

性生活频率与受孕的关系 14

要做有关凝血功能方面的检查........15

定期进行尿常规检查 15

选择合适的卧具.............15

孕前、孕期不宜住新房 16

适宜的孕前锻炼 16

遗传病和遗传的关系

什么是生殖遗传 17

不宜婚配的情况 17

近亲结婚的危害 18

有这些遗传病者不宜生育...........18

遗传病的三级预防......................18
遗传、优生与胎教之间的关系.....19
可能把疾病遗传给孩子的准爸妈..20
需要做孕前遗传咨询的夫妻........20
孩子智力与双亲的关系.............21
先天性疾病不一定是遗传病.........21
龋齿的易感因素具有遗传性.........22
耳、鼻遗传..............................22
个人爱好和才能可能会"遗传"给
孩子..22

疾病防治

进行婚前检查的必要性............24
孕前要进行口腔检查................24
受孕前不能服用安眠药.............25
孕前、孕后不宜养宠物.............25
孕前有阴道炎须注意................25
孕吐的知识.............................26
阑尾炎可影响妊娠....................27
肺结核患者妊娠风险高.............27
糖尿病对妊娠的影响................28
肾炎对妊娠的影响....................28
心脏病对妊娠的影响................28
高血压对妊娠的影响................29
肝炎对妊娠的影响....................29
淋病患者不宜妊娠....................30
甲亢对妊娠的影响....................30
梅毒患者不宜妊娠....................31
系统性红斑狼疮患者不宜妊娠.....31
良性肿瘤对妊娠的影响.............31
哮喘患者不宜妊娠....................31
精神病患者不宜妊娠................32
关于妊娠前注射水痘疫苗.........32
关于妊娠前注射风疹疫苗.........32
关于妊娠前注射流感疫苗.........32
男性要防止患腮腺炎................32

不孕不育

不孕不育的几种情况................33
影响女性受孕的主要原因.........34
月经稀发对妊娠的影响.............34
检验输卵管是否通畅的方法.......35
压力会造成不孕.......................35
妊娠前应该接受咨询的一些情况..35
宫腔镜检查.............................36
腹腔镜检查.............................36
男性不育.................................36
男性不育相关检查....................37
预防不育.................................37

流产和异位妊娠

流产..38
习惯性流产.............................38
先兆流产.................................38
流产的原因.............................38
预防流产的方法.......................39

输卵管妊娠的病因....................39
输卵管妊娠的症状....................39

葡萄胎

什么是葡萄胎........................40
葡萄胎的症状........................40
发生葡萄胎的原因....................40
葡萄胎必要时要多次刮宫...........41

双胎妊娠和多胎妊娠

双胎妊娠的特征 42
双胎妊娠注意事项....................42
多胎妊娠的形成原因................43

优生的准备

妊娠前准备..........................43
女性在妊娠前要注意营养均衡.....44
男性也应该注意饮食................45
女性在妊娠前补充叶酸 45
男性也要补充叶酸..................45
妊娠前补充其他维生素 46
妊娠前要多吃含钙食物 46
妊娠前要多吃含铁食物 46
妊娠前不能吸烟 46
妊娠前女性不能饮酒................47
咖啡对妊娠前女性的影响...........47
男性最好不要饮酒..................48
咖啡因对男性的影响................48

第二篇　孕期知识

妊娠1月

● 胎儿情况 50
胎儿身体发育 50
胎儿大脑发育 50

● 胎教课堂 51
胎教的含义..........................51
正确认识胎教........................51
胎教的开始时间......................51

胎教的四个阶段 51
胎教的可行性 52
进行科学的胎教 52
情绪与胎教的关系 53
受过胎教的宝宝的优势 53
受孕当月的生活要点................53

● 饮食营养 54
准妈妈应遵循的饮食原则...........54

妊娠期应戒烟、戒酒 54
三大营养素的补充和均衡饮食 55
妊娠期营养不良对胎儿或新生儿的
影响 55
准妈妈要补充蛋白质 56
补充蛋白质的食谱 57
偏吃素食对胎儿的危害 57

● 孕期监护 58
妊娠的征兆 58
到医院检查妊娠情况 58
妊娠分期 59
产前检查项目和频率 59
首次产前检查的内容 59
推算预产日 60
有剖宫产史准妈妈的注意事项 60
准妈妈要保持良好的心境 61
准妈妈要进行适度的运动 61
准妈妈运动的好处 62
合适的运动强度 62
准妈妈不宜拔牙 62
准妈妈洗澡时应注意 63
对准妈妈睡眠的要求 63
准妈妈骑车应注意的事项 64
准爸爸需要做的事情 64

● 妊娠宜与忌 66
准妈妈使用的电话、手机宜定期消
毒 66

准妈妈不宜过多接触办公室里的复
印机 66
准妈妈不宜涂指甲油 66
准妈妈不宜喝浓茶 66
准妈妈不宜多吃油条 67
准妈妈不宜盲目多吃菠菜 67
准妈妈宜吃红枣 67
准妈妈宜吃花生 68
准妈妈不宜盲目过量食用水果 68
准妈妈不宜多吃山楂 68
准妈妈宜适量吃板栗 69

● 疾病防治 69
准妈妈用药需谨慎 69
感冒 69
发热对胎儿的影响 70
预防宝宝近视要从妊娠开始 70
农药对胎儿的影响 71
妊娠剧吐 71
准妈妈不可滥用保胎药 71
先兆流产 71
习惯性流产 72
影响胎儿生长发育的药物 72
口服避孕药影响胎儿生长发育 73
过量服用可影响胎儿生长发育的维
生素类药物 74
风疹病毒感染 74
巨细胞病毒感染 75

妊娠2月

● 胎儿情况 76

胎儿的发育 76

胎儿的运动能力 76

胎儿神经细胞的发育规律 76

● 胎教课堂 77

中医的逐月胎教法 77

妊娠2月胎教要点 77

促进胎儿大脑发育 77

胎教误区 78

胎教要遵循的原则 78

妊娠2月准妈妈最适宜的胎教

活动 79

准妈妈到大自然中去有利于胎教..79

胎儿也会发脾气 80

准妈妈要当好胎教的主角 80

准爸爸在胎教中的作用 80

两种音乐胎教 81

进行音乐胎教的方法 82

音乐胎教的误区 82

音乐胎教的美学意义 82

● 饮食营养 83

此时营养很关键 83

保证妊娠早期的营养 83

妊娠2月食谱 84

不利于保胎的食品 84

准妈妈要注意补钙 85

准妈妈要适量补充糖类 85

准妈妈要适量补充脂肪 86

准妈妈要适量补锌 86

准妈妈要适量补铁 87

准妈妈不能缺碘 87

准妈妈需要补硒 88

准妈妈不能缺镁 88

准妈妈喝水有讲究 88

选择孕妇奶粉要注意 89

有利于胎儿大脑发育的麦类食物..90

有利于胎儿大脑发育的谷类食物..90

有利于胎儿大脑发育的豆类食物..91

有利于胎儿大脑发育的果品 91

有利于胎儿大脑发育的蔬菜 93

妊娠早期一日营养供给量 94

调料对准妈妈的影响 94

准妈妈不宜节食 95

准妈妈服用阿胶有讲究 96

准妈妈吃姜有讲究 96

准妈妈吃蒜的讲究 96

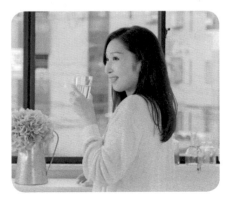

●日常护理 97

妊娠早期准妈妈的身体变化 97

冬季准妈妈应多晒太阳 97

妊娠2月准妈妈的坐姿要点和放松

活动 97

妊娠早期工作注意事项 98

焦虑对胎儿的影响 98

准妈妈要控制不利于胎儿的情绪 ..98

准妈妈打鼾对胎儿的影响 99

准妈妈不宜去拥挤的场所 99

●妊娠宜与忌 101

妊娠期不宜使用风油精 101

准妈妈吃火锅要注意 101

准妈妈宜适量吃腰果 101

准妈妈不宜长期服用鱼肝油 102

准妈妈不宜多吃腌制品 102

绒毛组织活检 102

做绒毛组织活检的利弊 103

●疾病防治 104

早孕反应太强烈不宜强求保胎 ...104

准妈妈要注意口腔卫生 104

小腿抽筋 104

静脉曲张 105

妊娠后不宜勤洗阴道 106

准妈妈注射疫苗应注意的事项 ...106

准妈妈发生呕吐的应对手段 107

准妈妈用药对胎儿的影响 107

准妈妈需要就医的情况 107

胎儿先天性畸形的类型 108

可能导致胎儿畸形的药物 109

准爸爸用药也可能使胎儿畸形 ...110

病毒和细菌感染对胎儿的危害 ...110

妊娠3月

●胎儿情况 112

胎儿发育特点 112

胎儿的触觉发育情况 112

胎儿的呼吸情况 112

胎儿的牙齿发育情况 113

胎儿的运动情况 113

胎儿也能喝水 113

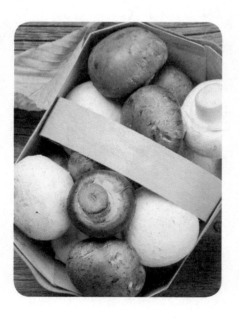

● 准妈妈课堂 114
妊娠3月胎教要点 114
进行放松活动的方式 115
妊娠期瑜伽 115

● 饮食营养 116
妊娠3月的营养要点 116
妊娠3月的营养食谱 117
维生素C的作用 117
维生素E的作用 117

● 日常护理 118
准妈妈的身体变化 118
妊娠3月应做的体操 118
准妈妈不宜穿高跟鞋 118
适合准妈妈穿的鞋子 118
双子宫妊娠 119
双子宫妊娠对怀孕的影响 119
准爸爸要和胎儿说话 119
静电放电对胎儿的影响 120
准妈妈使用空调要注意 121
准妈妈受到噪声干扰时对胎儿的
危害 121

● 妊娠宜与忌 121
准妈妈忌恐惧心理 121
准妈妈忌依赖心理 122
准妈妈克服暴躁心理的方法 123
准妈妈克服忧郁情绪的方法 123

准妈妈忌急躁心理 124
妊娠早期忌过性生活 125
准妈妈不宜多吃罐头食品 125
准妈妈不宜吃糯米甜酒 125
准妈妈不宜多吃黄芪炖母鸡 126

● 疾病防治 126
中药也可能有副作用 126
用中药保胎的原则 127
准妈妈禁用或慎用的中药 127
用孕酮保胎应注意的问题 128
服用中药对胎儿肤色没有影响 ...128
抗癌药对胎儿的影响 128
准妈妈腰酸要早检查 129
妊娠期要防治痔疮 130
准妈妈腹泻的危害 130
预防胎儿先天性佝偻病 130
要慎用镇咳药 131
准妈妈要预防低钾血症 131
准妈妈尿频别紧张 132
有的准妈妈可能会出现"月经" 132
水痘、带状疱疹 133
准妈妈患腮腺炎的危害 134
妊娠早期胀气的原因 134

妊娠4月

● 胎儿情况 135
胎儿的身体发育情况 135

胎儿的感觉发育情况 135

胎儿的听觉发育情况 135

胎儿的心理发育情况 135

胎儿的视觉发育情况 136

● 胎教课堂 136

妊娠4月胎教要点 136

抚摸胎教的好处 136

抚摸胎教的注意事项 137

"情绪胎教心灵操"的内容 137

对胎儿进行运动胎教 137

音乐胎教方式 138

对话胎教的定义 138

对话胎教的方法 138

对话胎教的注意事项 139

阳光的益处 139

联想胎教 139

新鲜空气对胎儿有益 140

色彩的作用 140

● 饮食营养 141

准妈妈不宜过量吃高蛋白质
食品 141

准妈妈不能长期摄入高糖食品...141

准妈妈不宜长期摄入高脂肪
食品 141

● 日常护理 142

准妈妈的身体变化 142

胎儿喜欢准妈妈的声音 142

妊娠4月准妈妈应做的体操........142

做好乳房保健 143

妊娠后乳房发生的变化 143

保护乳头 143

正常的胎动 144

胎心音 144

准妈妈适当游泳有利于顺产 144

准妈妈游泳应注意的问题 145

最容易流产的时期 145

妇科检查与流产的关系 146

准妈妈体重会影响胎儿的心脏
发育 146

准妈妈度过炎热夏季的注意
事项 146

防止发生便秘 147

准妈妈选择穿着的学问 147

准妈妈也能穿时装 148

适合准妈妈穿的内裤 148

干性皮肤的护理 149

妊娠期可能长黑斑和雀斑 149

准妈妈洗头发要注意 150

准妈妈头发保养事宜 150

准妈妈头皮按摩方法 150

准妈妈的衣物、被褥、床单要勤
换洗 150

妊娠中期准爸爸应做的工作 151

乘电梯对胎儿的影响 151

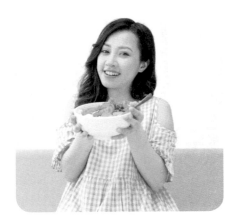

胎儿脑积水的危害.....................159
"恐药症"的危害.....................160

妊娠5月

● 胎儿情况 161
胎儿的身体发育情况 161
胎儿习惯的养成 161
要促进妊娠5月胎儿的智力
发育 161

● 胎教课堂 162
妊娠5月时的抚摸胎教 162
和胎儿一起做踢肚游戏 163
妊娠中期宜听的音乐 163

● 日常护理 164
妊娠5月准妈妈的身体变化 164
妊娠5月应做的妊娠体操 164
准妈妈的居住环境 164
产生初乳 165
让准妈妈安度三伏天 165
准妈妈过冬要注意 166
准妈妈皮肤瘙痒的危害 167
皮肤瘙痒的缓解方法 167
妊娠中期过性生活要戴避孕套...167
妊娠中期性生活应注意的事项...168
妊娠期性高潮有流产可能.......168
准妈妈选用托腹带的注意事项...168
准妈妈坐车时也应该系安全带...169

● 妊娠宜与忌 152
准妈妈不能吃百优解 152
准妈妈不宜烫发或染发 152
准妈妈不宜食用芦荟 152
准妈妈不宜摄入过多的刺激性
食物 152
准妈妈要避免摄入致敏性食物...153
准妈妈不宜多吃苦瓜 153
准妈妈吃盐过多对胎儿的影响...154
准妈妈不能摄入过多的咸味
食品 154

● 疾病防治 155
水肿 155
胎儿生长受限 156
羊膜腔穿刺术 157
防治宫颈机能不全 158
子宫肌瘤对胎儿的危害 158
准妈妈血小板减少怎么办.........158
准妈妈急性阑尾炎的防治.......159

准妈妈每天的睡眠时间 169
准妈妈外出的注意事项 169
准妈妈乘飞机的注意事项 170

● **妊娠宜与忌** 171
准妈妈忌活动太少 171
准妈妈忌过量、剧烈的运动 171
准妈妈不宜坐浴 172
准妈妈不宜戴隐形眼镜 172
准妈妈不宜搽口红 172
准妈妈宜进食红糖和鸡蛋 173
准妈妈宜多吃香蕉 173

● **疾病防治** 174
妊娠高血压综合征 174
准妈妈要做眼底检查 175
准妈妈患心脏病对胎儿的影响... 175
发生胎儿先天性心脏病的原因... 175
妊娠期鼻炎 176

防治胎儿失聪 177
胎儿窘迫 177
疟疾 178
准妈妈要查甲胎蛋白 179
乙肝 179

妊娠6月

● **胎儿情况** 181
胎儿的身体发育情况 181
胎儿的大脑发育情况 181
胎儿的情绪 181
胎儿的听觉发育情况 181
胎儿的嗅觉发育情况 182
胎儿的意识发育情况 182
胎儿的胎粪 183

● **胎教课堂** 183
妊娠6月胎教要点 183
妊娠6月时进行的抚摸胎教 183

● **饮食营养** 184
准妈妈宜适度吃植物油 184
准妈妈不宜多吃精米和精面 184
准妈妈慎吃海带 184
准妈妈不能过多摄入胆固醇 185
盛夏准妈妈饮食须知 185

● **日常护理** 186
准妈妈的身体变化 186

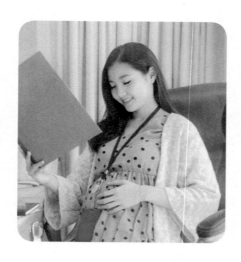

准妈妈的自我监护..............186
准妈妈慎用祛斑产品..............186

● 妊娠宜与忌.................187
准妈妈不宜睡弹簧床垫..............187
准妈妈宜使用的床上用品..............187
准妈妈不宜睡电热毯..............188
准妈妈不宜食用棉籽油..............188

● 疾病防治.................188
准妈妈牙龈出血..............188
准妈妈鼻出血的应对措施..............189
准妈妈慎服维生素B_6..............189
准妈妈腰痛的原因..............189
准妈妈会发生坐骨神经痛..............189
准妈妈可能会头晕眼花..............190
羊水的来源..............191
羊水过多..............191
羊水过少..............192
宫颈癌..............193
膀胱炎..............193
淋病..............194
结核病..............195
生殖器疱疹..............196

妊娠7月

● 胎儿情况.................197
胎儿的发育情况..............197
胎儿也会吞咽..............197

● 胎教课堂.................198
妊娠7月胎教要点..............198
妊娠7月进行的抚摸胎教..............198
妊娠7月进行的音乐胎教..............199
胎儿对声音的分辨..............199
胎儿能感受明暗..............199
让腹中的胎儿"见多识广"......199
画画也属于胎教..............200
欣赏艺术作品也是胎教..............200

● 饮食营养.................201
准妈妈可以吃适量猪腰花..............201
准妈妈宜吃葡萄干..............201
准妈妈吃菠萝要小心..............202
准妈妈慎吃辣椒..............202
准妈妈不宜长期吃方便面..............202

● 日常护理.................202
准妈妈的身体变化..............202
妊娠7月应做的按摩..............202
高龄初产妇要加强妊娠期保健...203
肥胖准妈妈的自我护理..............203
准妈妈肥胖对妊娠和分娩的
影响..............203
瘦弱准妈妈的自我护理..............204
矮小准妈妈的自我护理..............204
准妈妈泡温泉要小心..............204
准妈妈要远离绵羊..............205

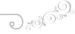

● 妊娠宜与忌 205

准妈妈不宜闻汽油味 205

准妈妈不宜过食冷食 206

准妈妈不能饥饱不一 206

准妈妈忌狼吞虎咽 206

● 疾病防治 207

早产 207

烧心 208

前置胎盘 208

正常位胎盘早剥 210

妊娠8月

● 胎儿情况 211

胎儿的身体发育情况 211

胎儿的感觉器官、心理及智力发育
情况 211

● 胎教课堂 212

妊娠8月的胎教要点 212

准妈妈在妊娠晚期宜听的音乐 ...212

胎儿有睡眠 212

母子间传递生理信息 212

母子间的心理沟通 213

● 饮食营养 214

妊娠晚期准妈妈每日营养摄
入量 214

准妈妈的营养食谱 214

● 日常护理 216

妊娠8月准妈妈的身体变化 216

准妈妈腹部增大的规律 216

孕腹小于孕月 217

孕腹大于孕月 217

准妈妈拿、放东西时的正确
姿势 218

妊娠8月应做的妊娠体操 218

● 妊娠宜与忌 219

妊娠晚期准妈妈不宜仰卧 219

准妈妈宜多吃玉米 219

准妈妈宜适量多吃胡萝卜 219

准妈妈宜吃莴苣 220

● 疾病防治 220

胎位不正 220

准妈妈心慌气短 221

衣原体感染 222

准妈妈手脚麻木 223

妊娠9月

● 胎儿情况 224

胎儿的身体发育情况 224

胎儿的智力发育情况 224

● 胎教课堂 224

妊娠9月的胎教要点 224

对妊娠9月胎儿进行的胎教 224

● 饮食营养 225

准妈妈吃鱼对胎儿的好处 225

妊娠期的最佳饮料 225

● 日常护理 226

准妈妈的身体变化 226

妊娠9月应做的妊娠体操 226

妊娠晚期要进行胎心电子监测 ... 226

骨盆测量 227

● 妊娠宜与忌 227

准妈妈不宜吃甲鱼 227

准妈妈不宜吃螃蟹 227

准妈妈适宜养这些花草 227

● 疾病防治 228

围产期 228

高危儿 228

尖锐湿疣 230

妊娠期耻骨痛 230

准妈妈易患胆囊炎 231

妊娠10月

● 胎儿情况 232

胎儿的发育状况 232

胎儿打哈欠 232

● 饮食营养 232

准妈妈可以多吃虾 232

准妈妈可以吃牛羊肉 233

● 日常护理 234

准妈妈的身体变化 234

● 妊娠宜与忌 234

此时夫妻不宜过性生活 234

准妈妈不宜开灯睡觉 234

准妈妈不宜食用桂圆 234

准妈妈不宜食用人参 235

● 疾病防治 235

胎头浮 235

急产 236

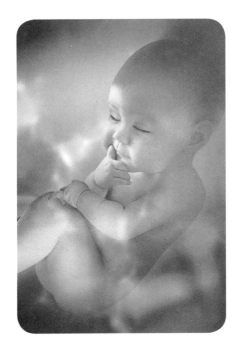

分娩前有哪些须知和准备

B超检查内容 238

何种情况下可使用胎儿镜 239

胎儿成熟度检测 239

预产肛查 240

产前测量血压 240

产前饮食 241

临产时小便应注意 241

临产时有大便感应注意 241

分娩时要摘掉首饰 241

临产标志 242

什么是假临产 242

真正的临产 243

分辨真假宫缩 243

胎膜早破 243

高危妊娠 245

过期妊娠 245

什么是分娩 246

双胎分娩和单胎分娩的区别 246

影响自然分娩的因素有哪些 246

如何选择分娩方式 248

自然分娩 248

剖宫产利与弊 248

宜采用剖宫产的准妈妈 248

剖宫产出生的新生儿并非更

聪明 248

横切与纵切 249

剖宫产的麻醉 249

选择分娩地点 250

准妈妈须入院的情况 250

去医院时要带的日用物品 251

需为新生儿准备的哺喂用品 252

需为新生儿准备的清洁用品 252

需为新生儿准备的衣物 253

需为新生儿准备的其他用品 253

如何布置新生儿的卧室 254

应为新生儿准备的寝具 254

准爸爸陪产好处多 254

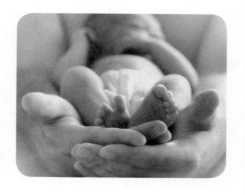

产房里的布置 255

如何轻松分娩

什么是产力 257

脐带的重要性 257

脐带异常的危害 257

脐带异常的处理 258

分娩时的产痛 259

无痛分娩 259

减轻分娩疼痛 259

做好分娩的心理准备 260

生宝宝时"憋尿"的危险 260

水中分娩 261

什么是滞产 262

滞产的原因 262

滞产对母子的危害 262

如何预防滞产 262

分娩时要经常听胎心音 263

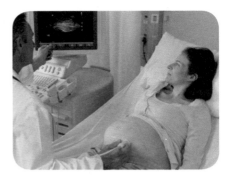

分娩时要注意胎动 263

什么是开骨缝 263

什么是羊水浑浊 264

不得滥用催产素 264

产程 265

准妈妈分娩时可通过食物补充

能量 267

分娩有技巧 267

助产音乐 268

会阴切开手术 268

在分娩时不宜大喊大叫 268

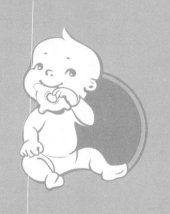

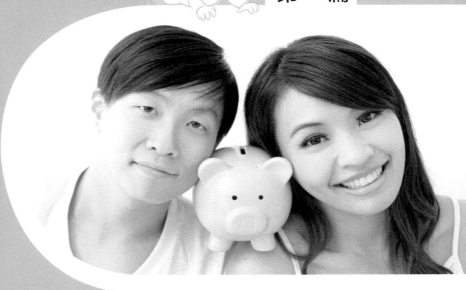

第一篇

孕前准备

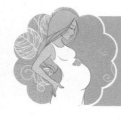

优生的学问

优生即生优

1883年，英国人类遗传学家高尔顿首次提出"优生"一词。所谓优生，即"健康的遗传"。高尔顿主张通过选择性的婚配来减少不良遗传素质的扩散和缺陷个体的出生，从而达到逐步改善和提高人群遗传素质的目的。通俗地说，优生的"生"是出生，"优"是优良，优生即是生优，是运用遗传原理和采取一系列措施，使生育的后代既健康又聪明。

就整体而言，优生大致包括以下几个方面。

- 优生宣传教育。使未婚青年树立正确的恋爱、婚姻观，禁止近亲结婚，选择配偶时除以爱情为基础外，还应注意对方家族有无遗传病等问题。

- 进行婚前检查，防止遗传病延续。

- 确定最佳生育年龄，选择最佳生育时机。

- 孕期优境养胎。

- 重视亲子情感沟通，对胎儿进行优教，培养健康聪明的下一代。

优生学

优生学是研究如何改善人类遗传素质的一门科学，它可分为两个方面：一是消极优生学或预防性优生学，研究如何使人类健康地遗传，减少乃至避免有严重遗传病和先天性畸形患儿的出生；二是积极优生学，研究怎样促进群体中体力和智力都优秀的个体繁衍。前者是对不良遗传因素的消除，后者是对优质遗传因素的延续。它们都以延续优秀的遗传因素、提高人类的遗传素质为目的。

基础优生

基础优生主要是从生物科学和基础医学等方面对优生进行研究。基础优生研究的范围很广，涉及的学科很多，包括人类学、分子生物学、医学遗传学、胚胎学、畸形学、毒理学、实验生物学、遗传病流行病学、出生缺陷流行病学等学科。基础优生通过对生育过程的基础研究，揭示生育过程中的一般规律，搞清哪些因素可导致婴儿出生带有缺陷，了解其作用和机制，提前预防，以达到优生的目的。

优生的主要措施

优生是每一对夫妻的愿望，他们都想了解优生有哪些内容，以及实施优生的具体途径。只要遵循优生的要求、方法去做，便能达到优生的目的。

❶ 遵守优生方面的法律。我国已在《中华人民共和国民法典》等有关法律中规定禁止近亲结婚，使优生有了一个法定的标准。近亲结婚者所生的子女，遗传病的发病率会明显地升高，而且其发病率有时甚至是正常人的几十倍。所以，避免近亲结婚是减少遗传病发生的重要措施。

❷ 实行婚前检查。婚前检查是优生的重要内容，主要是在结婚登记之前对男女双方进行询问、身体检查，包括实验室和其他各种检查，以便及时发现不应当结婚、不能生育的疾病，或生殖器畸形等方面的问题，供当事人进行婚育决策时参考。

❸ 选择最佳生育年龄和受孕时机，为胎儿各方面的发育创造"天时、地利"的条件。

❹ 进行孕早期指导，做好孕期保健，使胎儿健康地发育成长。

❺ 提供遗传咨询。遗传咨询是指在生了一个异常儿之后，通过对该异常儿进行必要的检查，明确其父母是否患遗传病。如果患有遗传病，医生则要根据详细病史、家谱分析、体检及实验室检查等明确这类疾病再遗传的可能性有多大，然后再帮助父母决定是否继续生育。

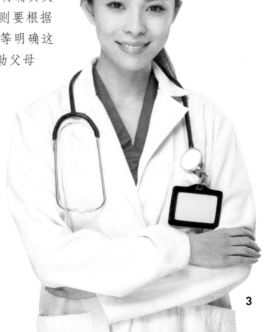

❻ 开展产前诊断。在孕期，应采用各种方法了解胎儿的情况，检测胎儿是否正常或是否有某些遗传病，以决定是否终止妊娠。对个别的遗传病还可以采用药物或食物辅助治疗对胎儿加以控制，如先天性甲状腺功能低下、苯丙酮尿症等，使胎儿发育正常。

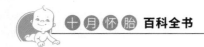

❼ 避免有害环境，如空气污染、非洁净饮水、电离辐射，以及其他有害化学物理因素对胎儿的影响。

❽ 让准妈妈加强孕期营养，保持良好的精神、心理状态，适当活动和锻炼，在轻松、恬静、舒适的环境里孕育胎儿。

❾ 准爸妈学习有关胎教的知识，积极给胎儿各种有益的刺激，在良好的环境中孕育胎儿。准爸妈可了解教育学、儿童心理学、遗传学、妇产科学、性医学、社会学和营养学等方面的知识，以指导自己更科学地孕育胎儿，减少盲目性，增加自觉性。

优生咨询

优生咨询是优生工作的重要组成部分，是由医生或其他专业人员为遗传病或先天性畸形患者或其亲属，就有关病因、遗传方式、诊断、预后、防治，以及亲属子女再发此病的风险等问题进行解答，并向患者及其亲属就有关婚配与生育等问题提出建议与指导，从而控制某些不良遗传因素，预防胎儿出生缺陷，以达到优生目的。

优生咨询的内容包括以下几方面。

💙 婚前咨询

婚前咨询是优生工作的基础。主要是通过咨询，对可能存在问题的即将结婚的男女提出优生建议，指导其进行全身健康检查，包括生殖器官检查，必要时还须做实验室检查。

💙 孕前咨询

孕前咨询是为了保证妊娠期母婴的健康，有利于优生优育，由专家指导准爸妈选择最佳的生育年龄，安排理想的受孕时机。孕前除需要考虑准妈妈的年龄和健康因素外，还需要考虑不良环境的影响。进行孕前咨询，可以及时发现问题并采取必要的预防措施。

💙 孕期咨询

孕期咨询要从妊娠早期开始。

一些务必知晓的妊娠相关数据

妊娠时，有一些数据是准妈妈应该知道的：

- 胎儿在母体内生长的时间：一般为40周，即280天。
- 预产期计算方法：末次月经首日的日期加7，月份加9（或减3）。
- 妊娠反应出现时间：妊娠第6周左右。
- 妊娠反应消失时间：妊娠第12周左右。
- 首次产前检查时间：妊娠6～14周。
- 首次自觉胎动时间：妊娠16～20周。
- 胎动正常次数：每小时3～5次，不应低于15次。
- 早产发生时间：妊娠28～37周。
- 正常胎心率：每分钟120～160次。
- 过期妊娠：超过预产期14天。
- 临产标志：见红、阴道流液、腹痛，每隔5～6分钟子宫收缩（简称宫缩）一次，每次持续30秒以上。
- 产程时间：初产妇12～16小时，经产妇6～8小时。

"酸儿辣女"没有科学依据

其实，从医学的角度来讲，准妈妈出现食欲和味觉的变化，如食欲下降、对气味敏感、嗜酸或嗜辣，甚至想吃一些平时并不喜欢吃的食物等，都属于正常的妊娠生理反应，与胎儿的性别没什么关系。这是由于准妈妈的内分泌活动较平时有所改变，新陈代谢活动也随之发生变化，继而对消化系统产生了影响。

一次射精的精子数量

健康男性一次射精约有5毫升的精液。现代医学对精液进行分析发现，这几毫升的精液中，大约存活着2亿个精子。经分析，精液约98%是水分，其余约2%是蛋白质和核酸，还有极少的微量元素，如锌。只需1个精子便可能使卵子受精。所以，精液量较少、精子数目稍低一些的射精，仍有可能导致妊娠。但如果精子数目低到每毫升2 000

万个以下，那么受孕的概率就明显降低了。

影响精子质量的环境因素

精子是男性生殖细胞。要想生育一个健康聪明的宝宝，首先准爸爸必须要有高质量的精子。但是，在过去的半个世纪中，普通男性的精液量由3.4毫升减少至2.5毫升，精子密度大幅降低，精子质量也在不断地下降，这可能给人类造成难以预测的影响。影响精子质量的环境因素包括以下几个方面。

💙 重金属元素

相关研究已经证明，对生殖细胞具有毒性的金属有汞、铅、镉等。长期接触这些重金属，可导致精子数量下降、精子密度降低、精子活力降低、一次排精量减少和畸形精子比例增加等。

💙 农药及其他有机化学物质

许多农药及其他有机化学物质也对精子具有毒性，如苯、甲醛等有害化学物质会阻碍精子的生成或降低精子活力，甚至可能导致睾丸萎缩。

💙 有害气体

研究发现，经常吸入汽车尾气的男性正常精子数量明显减少。

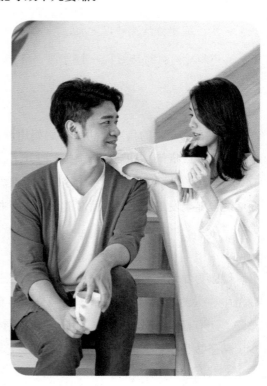

💙 辐射

生殖细胞是对辐射最敏感的细胞之一，超量辐射可对精子产生不良影响。电离辐射、核辐射、X线照射都是男性精子的杀手，可导致精子细胞异常、准妈妈流产及胎儿发育不良。

💙 环境温度

睾丸所处环境温度不宜太高，如长时间进行热水浴、长期穿紧身裤等，都会使精子的生成和活力受到影响。

💗 嗜好烟酒

研究表明，每日吸烟30支者，精子存活率为49%，长期或大量饮酒，可导致70%的精子发育不良和失去活力。

受孕的条件

首先，女性的卵巢要能够排出成熟健康的卵子。卵子健康与否，关系到能否受精及胚胎能否继续生长。对不孕症女性做排卵检测发现，有的女性卵泡未达到成熟就退化了，有的卵泡已成熟却不排卵。因此受精的先决条件是女性要有成熟卵泡和排卵，两者缺一不可。

其次，输卵管的功能应正常。精卵结合是在输卵管壶腹部完成的。通常卵子排出后，几分钟内就被输送到输卵管的壶腹部。因此，输卵管既要完成运输任务，又是卵子受精的场所。这就要求女性至少有一侧输卵管完全通畅。如果输卵管出现问题，有时还可能导致宫外孕。

最后，女性生殖器官的其他通道也必须通畅，包括阴道、子宫颈管及宫腔。受精之后受精卵被输卵管送到宫腔，着床于子宫内膜。子宫内膜的变化与受精卵的生长发育步调要一致，如果有一方提前或落后，医学上称为不同步化，则不能完成着床，妊娠就不能继续。

要把握好受孕的最佳时机

选择准爸妈双方心情最愉快、思维最活跃、体力最充沛的时间受孕，可为后代的良好发育打下坚实的基础。要想选择好受孕日，还必须掌握女性的排卵日。因为在性生活后，精子在女性生殖道内最多只能存活3天，故选择好排卵日尤为重要。

可用测定基础体温的方法预测排卵日。基础体温是指人经过6～8小时睡眠后醒来，未进行任何活动时所测得的体温。一般情况下，排卵前基础体温逐渐下降，相对较低，在排卵日基础体温下降到最低点；排卵后基础体温升高，一般会上升0.3～0.5摄氏度，一直维持到下次月经来潮前再开始下降。

此外也可根据阴道黏液变化判断排卵日。女性月经周期会依次经历干燥期→湿润期→干燥期。在月经中间的湿润期，往往白带较多且异常稀薄，这种现象一般持续3～5天。观察到分泌物像鸡蛋清样，清澈、透明、高弹性、有拉丝度的这一天，一般就是排卵日。

在排卵日夫妻同房，活跃的精子会很容易地进入阴道，并上行至输卵管壶腹部与卵子相遇。隔开一天，在基础体温开始上升时再同房，创造一个新生命的机会同样是非常大的。

高质量受孕

要想顺利受孕，夫妻之间性生活的质量是非常重要的。研究表明，女性在达到性高潮时，阴道的分泌物增多，分泌物中的营养物质如氨基酸的增加，可使阴道中精子的运动能力增强；同时，性高潮可促使阴道充血，阴道口变紧，阴道深部褶皱伸展变宽，便于储存精液；平时坚硬闭锁的宫颈口也会在此时松弛张开，宫颈口的黏液栓变得稀薄，使精子容易进入。性快感与性高潮又可促进子宫及输卵管的蠕动，有助于精子上行，从而达到受精的目的。数千万个精子经过激烈竞争，强壮而优秀的精子会胜出并与卵子结合，孕育出高素质的后代。

营造最佳妊娠环境

外界环境中的某些不良刺激往往会影响妊娠的质量、胎儿的发育。所以在计划受孕前，应尽力排除不利因素的干扰，创造一个良好的受孕氛围。

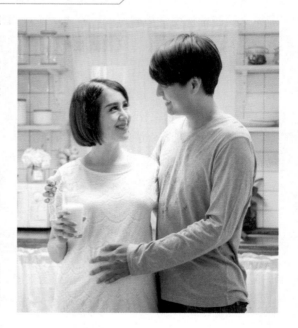

💜 周围环境

在工作或生活的环境中，某些物理和化学的因素会影响妊娠的质量，如高温、放射线、噪声、振动等物理因素，以及铅、汞、镉等重金属，某些化学物品如农药等，这些都要尽可能地避免接触。另外，准爸妈应避免在新装修的环境中工作生活，以利于孕育胎儿。

💜 生物因素

迄今已知有多种病毒能通过胎盘危害胎儿，可导致死胎、早产、胎儿生长受限、胎儿智力障碍或畸形，而这些病毒常可通过动物传播。因此，计划妊娠的准爸妈应尽量避免接触非家养的猫、狗及其他动物。

婚后不宜马上怀孕

中国人的传统是希望结婚后早生贵子，但是随着时代的发展，人们的观念也在逐步发生变化。科学研究也表明，结婚后马上妊娠并不利于优生。

新婚阶段，由于男女双方精神和身体都处于紧张和疲劳状态，接触烟酒的机会又较多，若婚后立即妊娠，常会影响准妈妈的健康和胎儿的发育；新婚之后，夫妻同房的机会多、性生活频繁，而精子从生成到成熟大约需60天，如果性生活过于频繁，不但精子的数量大大减少，而且精子的质量也会大大降低，不利于优生；再则，婚后短时间内受孕，夫妻性生活又很难节制，而准妈妈受孕后前3个月性生活过多、过频，容易造成流产。

十个不适宜受孕的时间

不是什么时候受孕都合适。想要生一个健康聪明的宝宝，在受孕时间上就要有所注意，总的来说，受孕有以下十忌。

- 一忌情绪大起大落之时或精神受到创伤后（大喜，洞房花烛夜；大悲，丧亲人；意外的工伤事故等）马上受孕。
- 二忌烟酒，尤其是饮酒后不宜马上受孕。
- 三忌生殖器官手术后（诊断性刮宫术、人工流产术）恢复时间不足6个月受孕。
- 四忌产后恢复时间不足6个月再次受孕，否则会影响身体的恢复。
- 五忌接触有毒物品（如农药、铅、汞、镉等）后随即受孕。
- 六忌照射X线及其他放射线后，或在病毒性感染后，或慢性疾病停药后不足3个月受孕。
- 七忌口服或埋植避孕药停药时间不足3个月受孕。
- 八忌长途出差，疲劳而归后不足两周受孕。
- 九忌奇寒异热、暴雨雷鸣时受孕。
- 十忌大病后体虚时受孕，以免产生体弱儿。

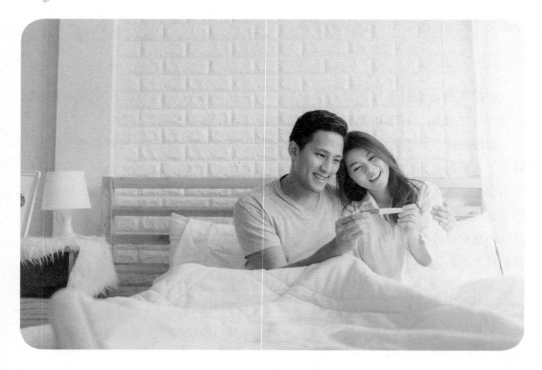

结婚后合适的妊娠时间

如果着急要孩子，一般认为，结婚后3～6个月再受孕比较合适。这时，新婚阶段的疲劳应已消失，工作和日常生活也已安排得当，性生活也有了规律，夫妻双方在各方面已能互相适应。在健康的状态下，夫妻才可以考虑安排生育事宜。

最佳妊娠年龄

从医学角度来看，女性最佳妊娠年龄为23～30岁。通常在23岁之前，女性的生殖器官和骨盆尚未完全发育成熟，如过早妊娠，妊娠、分娩的额外负担会对准妈妈及胎儿的健康造成一定影响，难产的概率也会相应增加。

父母血型与子女血型的关系

血型是有遗传基础的。依照血型遗传规律，知道父母血型，便可推算出其子女可能是哪种血型，不可能是哪种血型。在一般情况下，父母和子女之间的血型遗传关系如表1所列。

表 1　血型表

父母血型	子女可能血型	子女不可能血型
A+A	A、O	B、AB
A+O	A、O	B、AB
A+B	A、B、O、AB	–
A+AB	AB、A、B	O
B+B	B、O	A、AB
B+O	B、O	A、AB
B+AB	A、B、AB	O
AB+O	A、B	AB、O
AB+AB	A、B、AB	O
O+O	O	A、B、AB

父母如为顺式AB血型、孟买血型等，则其遗传规律与以上所述不符。

妊娠最佳心理状态

准爸妈之间感情和睦，性生活和谐，双方都愿意让小家庭增员，这样的状态最适宜妊娠。谁都希望宝宝能在和谐美满的家庭氛围中出生，因此，在计划妊娠前，准爸妈双方在关于何时要宝宝、妊娠期间及宝宝出生以后如何安排好家庭生活方面都要达成共识。准妈妈在这样的心理准备基础上受孕，有利于家庭幸福，宝宝也能有一个良好的成长空间。准爸妈间感情不和谐，生活安排不得当，很容易导致准妈妈在妊娠期间情绪不佳，从而影响体内宝宝的健康。

受孕之后，准妈妈会在身体和心理上产生较大的变化，为了能够很好地适应这些变化，女性在妊娠前要做好充分的心理准备，消除顾虑。一些年轻女性对妊娠心存担忧，一是怕妊娠会影响自己优美的体形；二是怕分娩时会有难以忍受的疼痛；三是怕自己没有经验带不好孩子，或是担心产后需要上班，照料不好孩子。其实准妈妈不必太过担心。毫无疑问，妊娠后，由于生理上的一系列变化，体形会发生较大的变化，但只要注意适当锻炼，产后很快就能恢复体形。另外，分娩产生疼痛是难免的，但只要按照医生的要求去做，积极配合，就能在一定程度上减轻痛苦，顺利分娩。关于带孩子的问题，可以寻求长辈的帮助，在自身经济条件允许的情况下，可以聘请保姆看护。

出生缺陷的定义及类型

出生缺陷是指婴儿在出生前已形成的身体结构、功能或代谢异常，因为这些异常均发生于出生前，故又称为先天缺陷。

出生缺陷种类较多，但主要可分为以下三种类型。

❶ 身体形态结构的出生缺陷，表现为先天性畸形。身体形态结构缺陷有体表的、肉眼可见的畸形，也有体内的器官、组织畸形，类型有数百种之多。

❷ 生理或代谢功能障碍所致的出生缺陷。表现为不同器官功能障碍，如先天聋、哑、盲。

❸ 先天智力低下。包括各种染色体畸变所致的智力低下，单基因或多基因遗传病所致的智力低下，环境致畸物引起的智力低下，如酒精中毒、铅中毒、先天性风疹综合征，及环境缺碘影响胎儿大脑发育所致的智力低下等。某些智力低下在新生儿时期不易被发现，有些到3岁才开始表现出来，还有些到更大年龄经检查才能确定。

有关妊娠的一些错误观念

受传统观念的影响，很多女性形成了不少错误的孕育观念，对优生是不利的。

❶ "妊娠期间应该吃双份饭。"准妈妈适当的体重增加量是12千克左右，超过这个重量，并不会增加胎儿的营养，反而可能影响准妈妈的健康。

❷ "运动会伤到胎儿。"适度的运动，能够减轻准妈妈妊娠期间的不适，并有助顺产。不过运动过度会产生疼痛或导致精疲力竭，对准妈妈来说不是好事，也可能导致胎儿缺氧。

❸ "分娩的痛苦，超过我可以忍受的程度。"没有人能够预知分娩时的感觉，过度关注过来人的不良体验，只会加重准妈妈的恐惧。最好的办法是多了解相关的科学知识，做好充分的准备，从而减轻顾虑，这是减轻分娩痛苦的关键。

❹ "做母亲是女人的本能。"许多人认为女性天生就会照顾小孩，但是事实并非如此。学习照顾新生儿，就像学习其他技能一样，需要时间、耐心和爱。

❺ "我的胸部太小，不能喂母乳。"产妇不论胸部大小，都有喂母乳的能力。

❻ "我在喂母乳期间不会妊娠。"许多产妇在喂母乳期间虽然没有月经，但有时也会排卵，尤其是在产后最初的3个月内。因此不能把喂母乳当成避孕方法。

女性太胖不利于优生

医学调查表明，肥胖可引起女性闭经、月经不调和不孕。其中，月经不调的发生率达到50%；不孕症发生率为18.5%，比一般同龄女性高8.5%～11.5%。同时，肥胖准妈妈的并发症也较多，其妊娠高血压、巨大胎儿、胎盘早剥、难产及胎死宫内等的发病率都远远高于一般准妈妈。

男性年龄对胎儿的影响

最近研究人员注意到高龄男性的精子异常也可能会引起胎儿异常，包括唐氏综合征。像高龄女性的卵细胞一样，高龄男性的精子长期经受种种危险环境的损害，加上本身身体的衰老，都可导致基因变异。有人把25%～30%的唐氏综合征患儿的病因归于男性染色体异常。有研究发现，男性年龄超过50岁，胎儿患唐氏综合征的危险性增高。然而，

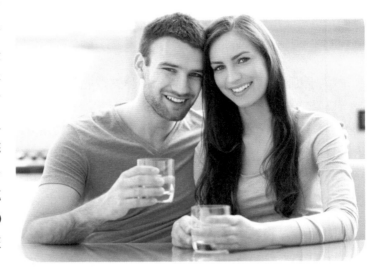

到目前为止，有关男性年龄对胎儿影响的研究尚无定论。

在妊娠前，如果担心准爸爸的年龄影响胎儿，尽管这种可能性很小，准爸妈也应与医生讨论，决定是否需要做相关检查。

优生与胡须的关系

正在备孕的男性不宜留胡须。这是因为浓密的胡须能吸附及收容许多灰尘和空气中的污染物，特别是在口鼻周围的胡须会使污染物特别容易进入呼吸道和消化道，对精子的健康不利。蓄胡须的准爸爸通过接吻可将各种病原微生物直接经口腔传播给准妈妈，不利于优生。为了胎儿的正常发育及健康，准爸爸应在备孕前半年开始勤刮胡须。

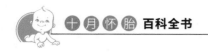

💗 避孕工具避孕失败后的胎儿情况

避孕套主要通过阻止精子进入子宫腔，使精子与卵子不能相遇和结合而达到避孕目的。但由于在使用过程中避孕套破裂或脱落等原因，有些女性避孕失败，最终妊娠。采用这种避孕方式避孕失败时，由于精子和卵子在避孕过程中未受到任何损害，所以一般来讲，胎儿不会受到影响。

宫内节育器的原理主要是改变子宫腔内环境，使之不利于精子生存和受精卵着床而发挥避孕作用。这种避孕方法目前已被育龄女性广泛采用。这种避孕方式失败后的妊娠，虽然受精卵没有受到损害，但流产、早产、胎盘早剥的发生率较高；或节育器长到胎体上，会影响胎儿的生长发育。

💗 口服避孕药、外用避孕药避孕失败后的胎儿情况

口服避孕药主要通过抑制排卵、影响受精卵着床等达到避孕目的。外用避孕药主要是通过杀灭精子而达到避孕目的。两种避孕药受使用方法、药效等因素的影响，仍有一定的失败率。由于两种避孕药主要由化学药物合成，女性若在使用过程中妊娠，精子和受精卵都可能受到药物的化学作用伤害，所以使用避孕药失败后妊娠有可能致胎儿畸形，应咨询医生是否需要终止妊娠，以利于优生。

💗 安全期避孕和体外排精避孕失败后的胎儿情况

这两种避孕法主要是通过避免精子和卵子相遇而达到避孕目的。但由于受情绪、环境、额外排卵、操作失误等因素的影响，失败率较高。如避孕失败而妊娠，精子和卵子一般未受到任何损害，不会造成不利影响。

性生活频率与受孕的关系

性生活的频率对受孕有一定的影响。例如，当男子的精子数过少时，性生活过于频繁，精子数会更少，较难达到受孕目的。研究表明，当男性禁欲时间少于12小时，精液量和精子密度都将比平时减少50%以上；若男性禁欲时间达到24小时，精子储备就会迅速增加。有人做过研究，每天性生活一次的男性，第2、3、4天的精子数分别较第1天下降了70%、60%和50%，可见精子数少的男性应该适当降低性生活频率，以增加妻子受孕概率。

要做有关凝血功能方面的检查

血小板是血液中的一种细胞，有止血和凝血功能。当血管损伤时，血小板会迅速黏着、聚集在破损处，并释放促凝血物质，与血液中其他凝血因子共同作用形成血凝块，达到止血目的。当血小板减少或毛细血管功能不正常时，出血就不易自行终止。血液中缺乏凝血因子，如严重肝炎使凝血因子生成障碍、羊水栓塞消耗大量凝血因子等，都可引起不易止住的出血，这通常会给准妈妈造成生命威胁，所以如果医生认为有必要，那就要做相关的检查。

定期进行尿常规检查

首次产前检查中，医生除详细询问准妈妈有无肾病、泌尿系统感染病史外，通常还会检查尿常规。如果准妈妈尿液中出现较多白细胞、红细胞、管型或大量的蛋白质并伴有高血压及肾功能减退时，则可能需要进行治疗。

选择合适的卧具

准妈妈在选择卧具时应注意以下几个方面。

● 床的高度：最好高于准妈妈的膝盖4～5厘米。倘若床铺过高，则易使人产生紧张感，影响睡眠；若床铺过低，则离地面太近，灰尘较多，湿气较大，对准妈妈及胎儿的健康不利。

● 床的长度和宽度：床铺应该宽大，这样睡眠时便于自由翻身，有利于气血流通、筋骨舒展。一般来说，床铺最好比准妈妈身高长20厘米以上，宽于准妈妈肩宽40厘米以上。身材高大者应用特制的床，使长和宽达到要求。

● 床的软硬度：以木板床上铺10厘米厚的棉垫后的软硬度为宜。其他的床，如南方的竹榻、藤床、棕绷床，也符合要求。过软且弹性过大的弹簧钢丝床、沙发床，不利于准妈妈翻身、坐卧。

孕前、孕期不宜住新房

研究表明，建造新房和装饰新居所用的砖、水泥、木材、胶合板、塑料、油漆和新家具中，可能含对人体有害的物质，如聚乙烯、甲醛、酚、铅、石棉等，对胎儿和准妈妈的健康都不利。此外，新建房屋如不持续通风，易使毒性物质和有害的粉尘等微小颗粒滞留于室内，污染室内空气。所以，女性在孕前和孕期最好暂不住新房。

适宜的孕前锻炼

提高孕前身体素质，最关键的是准爸妈要经常进行健身活动。

现代科学表明，准爸妈通过经常体育锻炼保持身体健康，能为下一代提供较好的遗传素质，特别是在加强下一代心肺功能（摄氧能力）、减少单纯性肥胖等方面能产生一定的影响。

孕前锻炼的时间每天应不少于15分钟。锻炼的适宜项目有跑步（慢跑）、散步、做健美操等。

保持良好的精神状态，是身体素质保持良好的"精神卫生"条件，这一点准爸妈千万不可忽视。

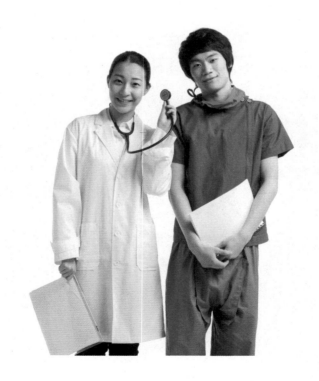

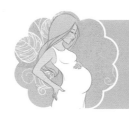

遗传病和遗传的关系

什么是生殖遗传

从低等真核生物到人类，每个物种都有自己特定的染色体数目和形态结构特征。在同一物种中，细胞内的染色体数目和形态都是相同的。人有46条染色体，按大小和形态结构分为23对。

人的生殖细胞在发育、成熟、形成精子和卵子的过程中，其细胞内的染色体数目都会减少一半，变为23条。当精子和卵子结合成受精卵后，其内部又会恢复为46条染色体，一半来自父方，一半来自母方。它们按形态特征配为23对，每对染色体又叫同源染色体。它们的大小、形态相同，其上携带有相同的基因位点，称为等位基因，决定着同一性状的不同表现型。如棕褐色眼与蓝色眼就受1对等位基因控制。第1～22对染色体是两性体细胞内共有的，叫作常染色体；第23对染色体是性染色体，男女有别。女性的两条性染色体相同，叫作X染色体。男性的两条性染色体不同，一条叫作X染色体，另一条叫作Y染色体。这23对染色体控制着新个体的发育，并把父母双方的遗传特征传递给后代，使子女与父母的某些特征相像。遗传信息正是通过两性生殖细胞内染色体上的基因一代一代地传递下去，这就叫作生殖遗传。

不宜婚配的情况

准爸妈的身体健康是家庭幸福的重要条件，更是保证子女健康的先决条件。因此，在选择配偶时，除了注意对方的道德品质外，还必须注意对方的身体健康状况。有以下情况者，最好不要婚配。

男女双方均患有未愈的严重精神分裂症或重度智力低下者，不宜婚配生子。据调查，如果准爸妈都患有精神分裂症，其子女的精神分裂症发病概率为57.8%～68.1%。重度智力低下者生活多不能自理，如果双方同病，非但不能互补，而且需他人照顾，既无法承担家庭义务，又无能力教养子女，会加重家庭和社会的负担。

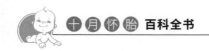

近亲结婚的危害

通常所说的近亲结婚，是指有血缘关系的人彼此结婚。这里所说的血缘关系是指群体中的两个人有一个或几个共同的祖先。有着共同祖先的直系血亲和三代以内的旁系血亲，称为近亲。

近亲结婚者生育之所以有可能对胎儿造成严重的危害，主要是因为近亲结婚的夫妻双方有较多相同的基因，他们携带相同的隐性致病基因的可能性很大，从而增加了下一代遗传病的发生概率。

有这些遗传病者不宜生育

❶ 进行性肌营养不良。这是一种原发于肌肉组织的遗传病，它主要侵犯肩胛骨、上臂、胸大肌、颜面肌、三角肌等，特点为进行性肌肉萎缩，这种病进展到晚期，患者几乎没有肌肉。

❷ 马方综合征。此病表现为患者身材细长，尤其四肢特别长，手指、脚趾细长呈蜘蛛脚状。它可能并发心血管畸形，并且合并高度近视和青光眼，容易使患者突然死亡。

❸ 软骨发育不全。这是一种表现为全身性软骨发育不良的遗传病。患者表现为面容很粗犷，头部较大，额头饱满，四肢短小，男性患者身高在132厘米以下，女性患者身高在125厘米以下。患者的肘关节活动受限，走路时全身摇摆。此病容易合并脑积水和瘫痪。

❹ 成骨不全。此病患者常易发生骨折，可能因骨折导致上下肢弯曲。可有脊柱侧凸，还有可能并发耳聋。

❺ 视网膜色素变性。这是慢性进行性视网膜上皮和光感受器的变性疾病。患者表现为夜盲，而且越来越严重，最终可能失明。

遗传病的三级预防

遗传病的预防可分为三个级别，一级预防是孕前预防，二级预防是产前预防，三级预防是新生儿筛查。

❶ 一级预防。主要措施：一是避免近亲结婚生育和大龄生育，进行孕前遗传咨询和遗传学检查；二是孕前3个月（至少1个月）到孕后3个月补充叶酸；三是食用加碘盐；四是孕前3个月接种风疹疫苗；五是妊娠早期早发现和早治疗妊娠糖尿病等疾病；六是远

离毒品，戒烟、戒酒；七是保证妊娠期用药安全；八是加强女性保健，避免接触有害物质。

❷ 二级预防。主要措施：一是产前筛查，筛查染色体异常；二是产前进行血清甲胎蛋白生化检查，筛查神经管缺陷等；三是孕16~24周时做超声检查，筛查80%的胎儿体表和内脏畸形。

❸ 三级预防。主要措施是对出生缺陷儿早发现和早治疗，对新生儿进行疾病筛查和儿童系统保健：一是筛查新生儿先天性代谢性疾病，进行早期干预；二是筛查新生儿听力障碍，早期发现、早期干预，减轻残疾程度；如先天性耳聋、内耳畸形等疾病。三是进行儿童系统保健，通过规范体检及早发现出生缺陷，如髋关节脱白、马蹄内翻足、先天性心脏病、唇裂、腭裂，适时进行手术治疗。

遗传、优生与胎教之间的关系

遗传是优生的基础，也是胎教的先决条件。在自然界中，素质良好的种子更有可能结出优良的果实。同样的道理，生育继承了父母双方良好遗传基因的健康胎儿，更能体现优生的目的，也才能最大程度发挥胎教的作用。正如我们所知道的，狭义的胎教就是对准妈妈腹中胎儿的感觉器官进行刺激，前提是胎儿应具备健全的感觉

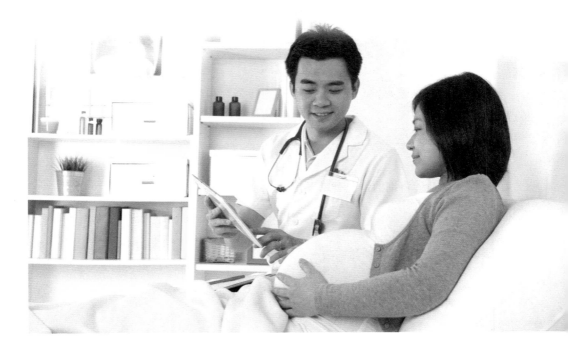

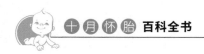

器官、神经系统及其他器官。

可能把疾病遗传给孩子的准爸妈

据遗传学家统计，下列准爸妈有生出患有遗传病的后代的风险。

① 35岁以上的高龄准妈妈。资料表明，越到生殖年龄后期，染色体偶然错误的概率越高。因为女性一出生，卵巢里就储存了她这一生拥有的全部卵细胞，当她年龄较大时，卵子会相对地老化，生出染色体异常患儿的可能性也会相应增加。

② 父母一方为21号染色体平衡易位的携带者。他们的子女中有1/4将流产，1/4可能是易位型先天愚型，1/4可能是平衡位染色体的携带者，只有1/4可能出生正常的孩子。如果通过染色体检查，发现夫妻中有一方是21号染色体平衡易位的携带者，则应该考虑不再生育或者在怀孕后进行产前诊断，以防止患儿的出生。

③ 有习惯性流产史的女性。统计资料表明，有习惯性流产史女性的染色体异常的概率比常人高12倍。因此，有习惯性流产史的女性要有所警惕，在妊娠前男女双方一定要做详细的体检及遗传咨询。

④ 已经生过一个唐氏综合征患儿的母亲，其第二个孩子为唐氏综合征患儿的概率约为3%。已生过一个常染色体隐性遗传病患儿（如白化病、先天性聋哑、侏儒、苯丙酮尿症等）的母亲，再次生育的孩子患相同疾病的概率约为25%。

⑤ 经常接触放射线或化学药剂的工作人员，有可能因工作导致自身基因突变而生出患病的下一代。

有以上情况的准爸妈，一定要做好孕前遗传咨询和产前诊断，尽量阻断遗传病的传递。

需要做孕前遗传咨询的夫妻

需要做孕前遗传咨询的情况有以下几种。

- 确诊为遗传病或发育畸形的患者及其家庭成员。

- 家庭成员连续发生不明原因的疾病。

- 染色体平衡易位携带者，以及其他遗传病基因携带者。

- 确诊为染色体畸变者。

- 曾生育过出生缺陷儿者。

- 两性畸形患者。

- 有习惯性流产史或不明原因的死胎史者。

- 有致畸物质和放射性物质接触史的准爸妈，如有放射线、放射性同位素、铅、磷、汞等物质接触者。

孩子智力与双亲的关系

研究认为，每个人都有范围相当广阔的智力潜力，这个范围的上限和下限是由遗传决定的，但又受外在环境与主观努力的影响。一个儿童，虽然其父母的遗传基因很好，但如果其生活环境差，无良好教育条件，个人努力也不够，那么他的智力发育就会受到限制；相反，虽然某儿童的父母遗传基因一般，但如果这个儿童得到了良好的教育，个人又勤奋努力，那么，他的智力就会得到充分发育。当然，如果父母的遗传因素很好，儿童又得到良好的教育，个人又勤奋上进，那么他的良好的遗传智力潜力与外界环境、教育及个人努力会相辅相成，他就会拥有较高的智商。因此，专家将先天的遗传因素、后天的环境（教育条件，包括胎教）、个人的主观努力程度称为决定人们智力高低的三要素。

先天性疾病不一定是遗传病

人们往往把先天性疾病都看成是遗传病，其实这是两个完全不同的概念。

先天性疾病一般是指在胎儿期患上的疾病，也就是胎儿在子宫内的生长发育过程中，受到外界或内在不良因素作用，导致发育不正常，出生时已经有疾病的表现或迹象。例如，风疹病毒感染引起的畸形、先天性髋关节脱位等。

遗传病是指父亲或母亲的基因异常，而导致胎儿发生器质性或功能性的不正常。这种病可以刚出生就表现出来，也可以在出生后长到一定年龄时才表现出来。例如，有的精神病是可以遗传的，多数到青春期才开始发病。

所以，先天性疾病和遗传病是不同的。先天性疾病是生下来就表现出来，但并不

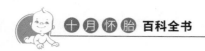
都与遗传有关，且多半可以通过做好妊娠期保健来避免；而遗传病多半不易治愈，常是终身存在的。

龋齿的易感因素具有遗传性

龋齿的易感因素具有遗传倾向。研究结果表明，口腔形态的各个方面均具有遗传性，如牙釉质的结构，牙齿的形态、大小及牙弓形态，牙齿咬合面窝沟的深浅，口腔唾液量及其缓冲力等，而它们都与龋齿的发生有关。以下做简要分析。

❶ 牙釉质钙化好，抗龋能力就高；反之，抗龋能力就低。

❷ 若牙齿形态不好或牙冠凸度不好，自洁能力差，食物残渣和牙菌斑容易附着，就会导致龋齿。

❸ 牙齿咬合面窝沟深浅具有遗传性，窝沟浅，食物残渣不容易附着，很容易被清除，牙菌斑难以形成，龋坏不易发生；窝沟深，嵌入的食物与细菌易积聚，窝沟深处的牙菌斑难以去除，易渐渐导致龋齿。

❹ 唾液量、唾液黏稠度与龋齿的发生有密切关系。比如唾液腺经放射治疗后，会使唾液分泌减少，黏稠度增加，龋齿会很快出现。

耳、鼻遗传

鼻子位于一个人面部的正中央，笔直、高挺、窄、小鼻孔的鼻子是许多人渴望拥有的。要拥有这样的鼻子，双亲必须是小鼻孔、窄鼻子，而且至少一方鼻子高直。一般来说，宽、高、鼻孔大的鼻子是显性遗传。有趣的是，鼻子的遗传特征有的到成年人阶段才会显现，也就是说，小时候是塌鼻子，长到成年时成为高鼻子的可能性也不是没有的。

就耳朵而言，人们常讲，某某宝贝耳朵又大又厚，将来一定有福气。民间认为那些有名的政治家、富贵人士很多都是"大耳垂肩"的，但这种认识其实并不科学。从遗传上来讲，耳朵的形状和大小也是会遗传的，而且大耳朵为显性遗传，小耳朵为隐性遗传。

个人爱好和才能可能会"遗传"给孩子

有人认为父母个人的爱好和才能可能"遗传"给孩子，这是有一定科学依据的。

遗传学中有一种"获得性状遗传"理论，认为通过遗传，生物体后代可以继承父母辈一定的形态特征或生理特征；生物体在个体发育过程中所获得的新性状，包括新的形态特征或生理特性，也可遗传给后代。

获得性状遗传的规律和作用，使我们能够理解父母个人的爱好和才能有可能传给孩子的奥秘。有些孩子之所以有相应爱好和才能，一方面是由于父母在个体发育过程中，即个体生活过程中，通过学习和实践锻炼，获得了某种才能，其作为一种新性状，传递给了孩子；另一方面是由于父母获得了某种才能的新性状后，通过有意或无意的胎教，影响胎儿的身心发育，使胎儿也具有了某种才能的新性状，加上胎儿出生后接受父母有意识的培养和训练，使孩子内在的这种新性状充分发挥出来，成为孩子的爱好和才能。如果以上两方面原因都存在，那么孩子的爱好和才能会更突出。

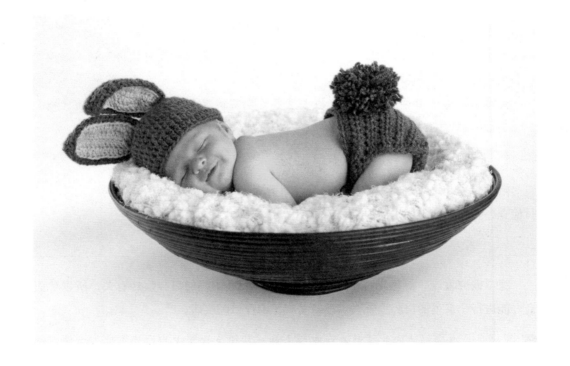

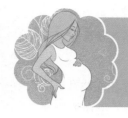

疾病防治

进行婚前检查的必要性

婚前检查是家庭幸福，生育健康、美丽、可爱孩子的重要前提。一些不利于优生和家庭生活的因素最好在婚前就发现并采取措施予以解决。如患有麻风病、急性传染病、结核病及严重的心、肝、肾等疾病者，要了解是否适宜结婚或生育，有的不宜马上结婚或生育，否则自己及后代的健康都很不利。

婚前检查的内容包括以下几方面。

- 健康询问。重点了解有无遗传病、传染病和精神病。

- 家族史调查。最好向上追溯3~4代，重点了解有无遗传病、出生缺陷、畸形、精神病患者。

- 体格检查。其中，生殖器官检查主要看发育情况是否与年龄相符，有无畸形，有无传染病，必要时要让医生检查性功能情况。

- 宣传性知识，指导性生活，协助安排生育计划。

婚前检查是关系到家庭幸福和母婴健康的大事，有生育计划的准爸妈一定及早进行检查，排除不利于优生的因素。

孕前要进行口腔检查

医学研究发现，妊娠期许多常见病的发生都和准妈妈的口腔疾病有关，所以孕前最好能进行一系列的口腔检查，以及时发现、治疗口腔疾病。

❶ 牙龈炎。准妈妈体内的雌激素会有所上升，从而使牙龈中的血管增生，血管的通透性增强，所以极易诱发牙龈炎，即"妊娠期牙龈炎"，严重时可引起牙齿松动、脱落。

❷ 龋齿。会诱发急性牙髓炎或根尖周炎。

❸ 部分阻生智齿。部分阻生智齿是指口腔中的第三颗磨牙，由于受颌骨及其他牙齿的阻碍，不能完全萌出，造成部分牙体被牙龈所覆盖。部分阻生智齿的牙体与牙龈之间存在较深的间隙（医学上称为盲袋），容易积留食物残渣，导致细菌滋生，从而引起急、慢性炎症。

受孕前不能服用安眠药

据专家分析，安眠药对男女双方的生理功能和生殖功能均有损害。男性服用安眠药可使睾酮生成减少，导致阳痿及性欲减退等，从而影响生育能力。女性服用安眠药则可影响下丘脑功能，引起性激素浓度的改变，造成月经紊乱甚至闭经，并引起性功能障碍，从而影响受孕能力，导致暂时性不孕。

为了避免影响男女双方的生育能力，准爸妈千万不要服用安眠药。一旦发生失眠现象，最好采取适当休息、加强锻炼、增加营养、调节生活规律等方法来解决。

孕前、孕后不宜养宠物

现在，养宠物的家庭日益增多，而宠物如小猫、小狗或鸟儿身上可能生存着一些更微小的生物，如弓形虫等。这些生物特别是弓形虫感染有可能使女性患上一些疾病，如果女性在妊娠期患上了这些疾病，则有使胎儿神经系统受损害的危险，胎儿出现脑积水、无脑畸形或视网膜异常等的概率也会增加。因此如果女性已妊娠或正准备妊娠，最好把宠物安置到其他地方，一旦接触了宠物，要马上去洗手。而如果女性在养宠物时妊娠了，千万别忘了去医院做一下检查确认自己是否感染宠物身上的病原微生物，排除不利于胎儿发育的因素。

孕前有阴道炎须注意

女性生殖器炎症是女性常见疾病，主要有外阴炎、阴道炎、宫颈炎及盆腔炎等。而引起女性生殖器炎症的病原微生物有许多，如淋病奈瑟球菌、梅毒螺旋体、衣原体、滴虫和白念珠菌等。

滴虫性阴道炎是由阴道毛滴虫在月经前后大量繁殖而引起的炎症。阴道毛滴虫通常隐藏在腺体及阴道皱襞中，消耗和吞噬阴道分泌物内的糖原物质，阻碍乳酸的生成，常会改变阴道的酸碱度，破坏其防御机制，约60%患者同时合并细菌性阴道炎。滴虫性阴道炎表现为外阴瘙痒和有稀薄的泡沫状白带，也可合并尿道感染出现尿频、尿痛等症状。严重的阴道炎常常会导致不孕，因为大量的白细胞和泡

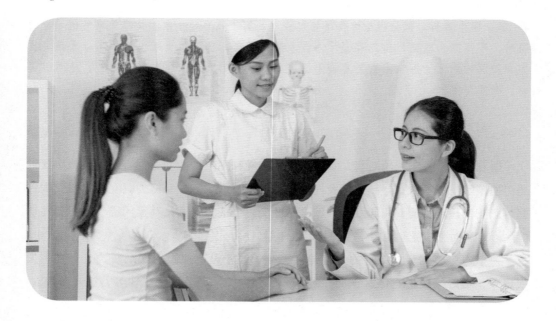

沫状白带会使精子的运动发生改变，使其不能到达输卵管与卵子结合。

阴道炎常常会引起新生儿的感染，因此在孕前、妊娠期应治疗阴道炎。不同病原微生物引起的阴道炎的治疗方法不同，应该在查清病原微生物后，遵医嘱使用抗感染药物治疗。

孕吐的知识

孕吐是由多种因素造成的，主要包括以下几个因素。

- 受到内分泌的影响。妊娠后，女性体内人绒毛膜促性腺激素（HCG）的水平会急速上升，这种激素在血液中的浓度越高，孕吐就会越严重。

- 营养因素。妊娠期间新陈代谢水平上升，需要较多营养，故容易出现维生素不足的现象，而加重孕吐症状。

- 与情绪、压力有关。通常承受生活压力较大，与其他家庭成员关系不良者，孕吐也较严重。

- 与代谢有关。妊娠后糖类代谢速率改变，准妈妈对血糖高或血糖低较敏感，所以过饱或饥饿过久就会想吐。

- 中枢神经系统控制呕吐的机制改变。这使有些女性在妊娠期间会对某些特殊气味，以及油炸、辛辣、含咖啡因的食物较敏感。

其实，孕吐不是病，会自行减轻并消失的，一般来说并不需要特别的药物治疗，只需在饮食习惯上稍做调整即可。孕吐时有以下应对办法。

❶ 少食多餐。少食是怕吃太多造成血糖过高；多餐是避免久饥。事实上，饥饿过久再进食，也可能造成呕吐。

❷ 随身携带小零食。零食最好是以富含糖类的食物为主，如小饼干。这样，一些准妈妈因工作错过正餐时，可以马上吃些东西解饥。

❸ 建议吃较清淡的早餐。平时则应避免辛辣、有特殊气味、油炸及脂肪含量高的食物。

❹ 进餐时，食物的水分不要太多，喝水最好在两餐之间，因为水分太多也会引起胃胀、呕吐。

除了准妈妈自身要注意外，在平日的生活细节上，家人也应给予准妈妈关心和精神支持，以帮助准妈妈顺利度过这段"非常时期"。

阑尾炎可影响妊娠

阑尾的位置靠近右侧输卵管。如果阑尾炎很严重，可以进一步发展成穿孔性阑尾炎，炎症可直接蔓延到相邻的输卵管，或发展为腹膜炎，累及双侧的输卵管，影响其功能，从而导致不孕。因此，阑尾炎患者必须治疗彻底，以免殃及生殖系统，造成不孕。

肺结核患者妊娠风险高

肺结核是一种呼吸道传染病，慢性肺结核患者多有长期不适、疲乏、低热、食欲减退、咳嗽、咳痰、咯血等症状。

如果肺结核患者婚后妊娠，会使身体各个脏器的负担增加，再加上早期妊娠反应大，准妈妈营养和休息方面的需要很难得到满足。更重要的是，随着妊娠时间的增加，需要的营养量也增加，会使准妈妈的营养水平更差，这就会大大降低准妈妈的免疫力。准妈妈免疫力下降，疾病又给准妈妈带来较大负担，会使胎儿的发育也受到影响。患肺结核的准妈妈在分娩的时候，因为腹腔里的压力突然下降，肺部扩张，可能会使肺结核病灶向周围扩散。另外，如应用药物治疗肺结核，还可能导致畸形儿或死胎。因此，肺结核患者妊娠风险高，应在肺结核治愈后再妊娠。

糖尿病对妊娠的影响

糖尿病不论轻重，都会对准妈妈和胎儿产生影响。对准妈妈而言，会加重糖尿病的病情；对胎儿而言，会影响各器官的发育，易出现畸形、早产、死产，新生儿死亡率高。

下述患者不宜妊娠：糖尿病病情严重，已有了糖尿病心脏病、糖尿病肾病或糖尿病视网膜病变者。若不慎妊娠，应在孕12周之前尽早终止妊娠。

下述患者可以妊娠：糖尿病控制较好，未发生严重病变者。

孕前注意事项：继续控制饮食，因口服降糖药会对胎儿产生不良影响，因此应将口服降糖药改为胰岛素。胰岛素不通过胎盘，所以可以在医生指导下使用。

肾炎对妊娠的影响

女性在正常妊娠过程中，循环血量逐渐增加，妊娠晚期时循环血量比未孕时增加30%以上。随着循环血量的增加，肾血流量及肾小球滤过率都会明显增加，因而女性妊娠后肾脏负担会加重。如果准妈妈曾患过肾炎而治疗不彻底，症状未缓解，并伴有高血压和蛋白尿，妊娠后会因为肾脏负担加重，导致肾小球病变加重，肾功能衰竭。慢性肾炎患者在妊娠后半期还容易并发妊娠高血压，加重对肾脏的损害，这会影响胎盘功能，使胎儿发生宫内缺氧，因而胎儿很难成活。

如果准妈妈患急性肾炎恢复较快，其症状一般1周左右即可消失，但还是有可能自然流产和早产。若肾脏病变持续超过2周，则应咨询医生是否需要终止妊娠。因为此时胎儿受到的危害较大。

心脏病对妊娠的影响

妊娠女性因为全身循环血量的增加，其心脏负担也会加重。研究表明，妊娠时心脏的负担比普通人长跑时都要重。所以，已诊断为心脏病的女性在准备妊娠前应先确定自己是否适合妊娠。

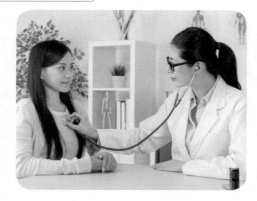

判断心功能等级的标准如下。

心功能Ⅰ级：一般体力活动不受限。

心功能Ⅱ级：休息时正常，但进行日常

体力活动时即感疲劳、心慌、憋气。

心功能Ⅲ级：休息时正常，但稍活动即觉心慌。

心功能Ⅳ级：休息时即感心慌、憋气。

可以妊娠的女性心脏病患者：心脏病变轻，心功能良好，心功能Ⅰ级和Ⅱ级者。

不宜妊娠的女性心脏病患者：心功能Ⅲ级和Ⅳ级者，及心脏病变重者。

心脏病患者最好经较全面的身体检查，并咨询产科医生，证实可以妊娠后再做妊娠的准备。妊娠前及妊娠中均应预防感冒，以免进一步加重心脏负担，或出现严重感染。

高血压对妊娠的影响

患有高血压的准妈妈和患有肾脏疾病的准妈妈一样，很容易出现妊娠高血压，而且易发展为重症。平时有高血压的患者，要让医生检查患高血压的原因，排除由于肾脏疾病或内分泌疾病引起的高血压。普通高血压患者最好在血压恢复到140/90毫米汞柱[①]以下再妊娠。即使如此，在妊娠期也应密切注意血压变化。

有些患者平时血压在140/90毫米汞柱上下，这类女性妊娠后，有30%～40%的人在妊娠早期及中期血压会降到正常，到妊娠7个月后血压又会逐渐升高。有些准妈妈是妊娠后才出现高血压的，一般发生在妊娠24周以后。此时，由于血管痉挛加重，影响子宫血流量，胎盘绒毛缺血使胎盘功能减退，胎儿在宫内缺氧，发育停滞，导致胎儿体重偏低，严重时胎儿会死亡。另外，胎盘绒毛缺血严重时会坏死、出血，导致胎盘早剥，也会威胁准妈妈及胎儿的生命。

肝炎对妊娠的影响

肝炎病毒可通过胎盘使胎儿在宫内受到感染，而妊娠会加重肝脏负担，使肝炎患者病情恶化。因此，处于肝炎急性期的育龄女性应避孕，待痊愈后至少半年，最好经医生同意后再妊娠，在妊娠前还要加强营养。如在患病期间妊娠，宜在早期终止妊娠。乙型肝炎（简称乙肝）病毒携带者可检查乙肝病毒DNA，如为阳性，可向医生咨询如何处理。

如果准妈妈没有感染过乙肝病毒，为预防准妈妈得乙肝，并使胎儿免遭乙肝病毒侵害，可以在孕前接种乙肝疫苗。

---

① 1毫米汞柱≈133帕，下同。

建议准妈妈在妊娠前9个月时进行注射，它的免疫有效率可达95%，免疫保护期可达30年。

甲肝病毒可以通过水源、饮食进行传播。准妈妈因为内分泌的改变和营养需求量的增加，肝脏负担加重，抵抗病毒的能力减弱，极易感染。因此，专家建议高危人群（经常出差或经常在外面吃饭者）应该在妊娠前注射甲肝疫苗防病、抗病。

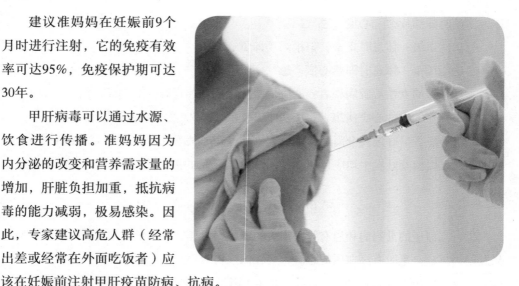

一般甲肝疫苗在接种后4周左右便可使人体产生很高水平的抗体，使人体获得良好的免疫力。

淋病患者不宜妊娠

准妈妈患淋病后如果不及时治疗，将会对妊娠造成很大危害，可引起胎膜早破、宫内感染、胎儿感染、早产、死胎、胎儿生长受限、新生儿体重较轻等情况，使新生儿死亡率增高。含有淋病奈瑟球菌的羊水经新生儿口腔感染新生儿，有可能引起新生儿脑膜炎、肺炎、败血症。另外，胎儿经阴道分娩时，常会被含有淋病奈瑟球菌的宫颈分泌物感染，引起新生儿淋菌性眼炎，出现双眼睑红肿、眼结膜充血、有较多的脓性分泌物，如不及时治疗会引起角膜溃疡，甚至导致失明。因此，淋病患者不宜妊娠。

甲亢对妊娠的影响

患有甲状腺功能亢进（简称甲亢）的女性常有月经异常和无排卵的情况，故不易妊娠。患甲亢的女性妊娠后发生流产、死胎、早产的概率都明显高于正常女性。妊娠对甲亢患者造成的生理负担是很重的，心悸、心动过速、气短、畏热、多汗、食欲亢进、神经过敏等症状可能加重。甲亢对胎儿也有很大的不良影响，有可能导致胎儿畸形、体重过轻，甚至发育停滞等。

甲亢患者妊娠属于高危妊娠。为保证甲亢患者的健康和达到优生的目的，患甲亢的女性最好在痊愈之后妊娠，这样对母婴都有益。

梅毒患者不宜妊娠

梅毒是由梅毒螺旋体引起的疾病。梅毒螺旋体是一种很小的微生物，进入人体以后可以造成多个器官、系统的损害，尤其会造成人体心血管系统和神经系统的损害，严重的可以导致患者死亡。患者如果妊娠的话，梅毒螺旋体可通过胎盘传播给胎儿，使胎儿患上先天性梅毒。因此，梅毒患者需要接受正规治疗，在病愈后才能考虑妊娠。

系统性红斑狼疮患者不宜妊娠

系统性红斑狼疮是一种结缔组织疾病，由免疫系统反应引起患者关节、肾脏、皮肤、心脏、血管、肺和大脑等多器官损害。

系统性红斑狼疮患者大多数为女性，占患者数80%以上，其中以20～40岁女性多见。系统性红斑狼疮对准妈妈、胎儿及新生儿均有一定影响，其治疗的药物对胚胎及胎儿也有不良作用。因此，一般认为不论病情是否已经控制或缓解，患者都不宜妊娠。

良性肿瘤对妊娠的影响

肿瘤一般分为良性肿瘤和恶性肿瘤。女性生殖系统的良性肿瘤以子宫肌瘤较为多见。这类肿瘤体积小的时候可不影响妊娠，但应在医生的监护和指导下按期进行妇科检查。

当肿瘤较大时，准妈妈易发生流产和早产，或临产时肿瘤易阻碍正常分娩。子宫肌瘤由于与胎儿共同处于子宫内，所以对胎儿的影响较大。子宫肌瘤体积较大的时候，可以使宫腔变形，加之宫腔内压力增加，容易引起流产。子宫肌瘤的存在还会造成准妈妈临产时子宫肌肉收缩无力，引起大出血。

哮喘患者不宜妊娠

哮喘是一种常见疾病，由多种因素引起支气管痉挛而反复发作喘息、咳嗽等症状，全称支气管哮喘。哮喘对母婴的影响取决于哮喘的严重程度。患慢性哮喘的患者，由于心肺功能受到严重损害，通常不能承受妊娠后的生理负担，因此不适合妊娠。哮喘发作时准妈妈呼吸困难，严重时会出现全身性缺氧，包括胎儿的缺氧，造成胎儿生长受限和早产，或使胎儿及新生儿死亡。

精神病患者不宜妊娠

从优生优育角度讲，精神病患者患病未愈期间不宜结婚生育。精神病患者之间的结合会使子女患精神疾病的概率增大。而且由于精神病患者自身缺乏自理能力，无法独立生活，所以也无法照护子女。

精神病患者经过长期治疗，如果已经治愈可以考虑结婚，但婚后最好不要急于生育，至少在精神病完全治愈2～3年，已停服治疗性药物的情况下再考虑生育，因为妊娠还易造成精神病复发。

关于妊娠前注射水痘疫苗

准妈妈在妊娠早期感染水痘可导致胎儿先天性水痘或新生儿水痘。如果在妊娠晚期感染水痘，准妈妈可能会患严重肺炎甚至有生命危险。水痘疫苗的注射时间至少应该在受孕前3个月。其免疫保护期可达10年。

关于妊娠前注射风疹疫苗

风疹病毒可以通过呼吸道传播，如果妊娠早期准妈妈感染上风疹病毒，有25%的概率会出现先兆流产、流产、胎死宫内等严重后果；也可能会导致胎儿出生后出现先天性畸形、先天性耳聋等。最好的预防办法就是在妊娠前注射风疹疫苗。

风疹疫苗的注射时间至少在孕前3个月，因为注射后大约需要3个月的时间人体内才会产生抗体。其有效率在98%左右，可以起到终生免疫的效果。

关于妊娠前注射流感疫苗

流感疫苗属短效疫苗，抗病时间只能维持1年左右，且只能预防几种流感病毒，适用于儿童、老人或免疫力相对较弱的人群。对于妊娠期女性，其防病、抗病的意义不大。因此，专家建议妊娠前女性可根据自己的身体状况自行选择。

男性要防止患腮腺炎

研究表明，腮腺炎病毒对男性睾丸的健康有着一定的影响。腮腺炎患者中合并睾丸炎者占1/5～1/4，其中2/3为单侧患病，1/3为双侧。

青春期前腮腺炎合并睾丸炎较少见，即使受影响通常也可完全康复，所以不会对生育造成太大的影响。青春期以后患腮腺炎者则容易并发睾丸炎，并且可导致睾丸受到严重损伤，严重时可造成睾丸萎缩。双侧睾丸炎患者约有半数有睾丸轻度萎缩。萎缩若发生在一侧睾丸，对婚后的生育影响较小。如果双侧睾丸均受影响，则很可能

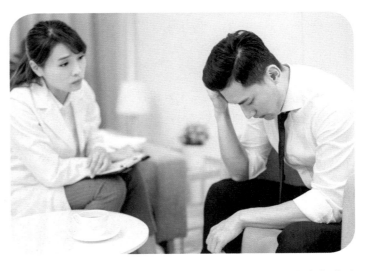

导致不育。此外，成年男性的双侧腮腺炎、睾丸炎还可能引起精子数目严重减少或无精症。所以当青春期后男性患上了腮腺炎时，一定要配合医生进行积极地治疗，注意休息与卫生，以防患上睾丸炎。

不孕不育

不孕不育的几种情况

不孕是指婚后同居、有正常性生活、未避孕达1年而未能妊娠。根据婚后是否受过孕又可分为原发性不孕和继发性不孕。原发性不孕指从未妊娠过；继发性不孕指曾有过妊娠，此后1年以上未避孕而未再妊娠。

不孕不育根据其原因可分为相对不孕不育和绝对不孕不育。相对不孕不育是指夫妻一方因某种问题出现受孕阻碍或生育力降低，导致暂时性不孕不育，一般该问题得到纠正后，仍有可能妊娠。绝对不孕不育是指夫妻一方有先天或后天的生理方面的缺陷，并因无法纠正而不能妊娠。

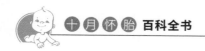
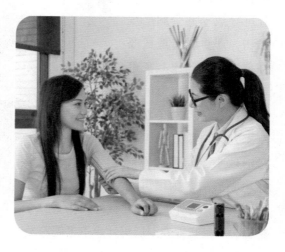

影响女性受孕的主要原因

💙 月经紊乱

月经紊乱一般表现在三个方面：月经周期改变，月经提早或延迟；经量改变，经量过多或过少；经期延长，常见于黄体功能不足及子宫内膜炎。

💙 闭经

闭经一般分为年龄超过18岁尚无月经来潮和月经来潮后又连续停经超过6个月两种情况。

💙 痛经

当有子宫内膜异位症、盆腔炎、子宫肌瘤、子宫发育不良、子宫位置异常等疾病存在时，女性可出现痛经。一般痛经不至于引起不孕，但有些情况可导致不孕。

💙 白带异常

当女性患有阴道炎、宫颈炎、子宫内膜炎、附件炎、盆腔炎及各种性传播疾病时，会出现白带增多、色黄、有异味、外观呈豆腐渣样或水样，或伴有外阴瘙痒、疼痛等，严重的可能会影响受孕。

💙 腹痛

女性出现慢性下腹、两侧腹隐痛或腰骶痛，常常是有盆腔炎、子宫肌炎、卵巢炎、子宫内膜异位症、子宫或卵巢肿瘤。

💙 溢乳

非哺乳期乳房自行或挤压后有乳汁溢出，提示可能有下丘脑功能不全、垂体肿瘤或原发性甲状腺功能低下、慢性肾功能衰竭等疾病，可能会影响受孕。

月经稀发对妊娠的影响

月经稀发是指月经周期在40～50天或更长的时间。月经稀发常由下丘脑-垂体-卵巢轴功能失调，使卵泡生成期延长或排卵异常所致。月经稀发患者无排卵或卵巢黄体功能不足的比例高于正常月经周期者，月经周期越延长，月经越不规律。

月经稀发的常见原因有：下丘脑-垂体-卵巢轴功能低下；多囊卵巢综合征；月经稀发合并溢乳、甲状腺、肾上腺功能不足等。上述原因均可导致不孕或受孕困难。

极少数女性虽有月经稀发，但其排卵功能正常不影响妊娠。

检验输卵管是否通畅的方法

输卵管的通畅与否，是决定能否生育的重要因素。如果未采取避孕措施一年以上未妊娠，最好做一次输卵管检查，检查的方法通常有以下两种。

输卵管通液法

具体方法：将液体注入宫腔内，并进行观察。如果注入的液体量大于宫腔的容量却并没有阻力，停止注射后又无液体回流入注射器，或从宫颈流出，就说明液体已通过输卵管进入腹腔，因而可以确诊至少有一侧输卵管是通畅的；如果注射时有阻力，或有液体回流或漏出，则可能是输卵管阻塞或输卵管发生了痉挛。

子宫输卵管造影法

此法是将造影剂注入子宫和输卵管，然后拍X线片。根据X线片可以观察子宫颈管、管腔和输卵管腔内及管壁是否有病变，如子宫肌瘤、子宫内膜息肉、宫腔粘连、子宫畸形等。如果输卵管不显影就表明有阻塞。因为造影法比较复杂，所以通常都先用简单的通液法检查，若有阻塞或结果不能确定，或半年以上仍不怀孕者才考虑采用造影法。

压力会造成不孕

正值生育年龄的女性，如果长期处于极大的精神压力下，其神经递质会抑制下丘脑释放促性腺激素释放激素，从而抑制垂体的功能，垂体释放促性腺激素减少，进一步抑制卵巢功能，使卵巢减少甚至不再分泌雌激素并且不排卵、月经出现紊乱甚至无月经，进而导致难以受孕。

妊娠前应该接受咨询的一些情况

超过3个月没来月经。

有两次或两次以上的流产记录（无论人工流产还是自然流产）。

月经周期等于或短于3周。

有盆腔炎病史。

女方有肺结核病史。

女方有腹部手术史。

女方有子宫内膜异位症。

女方年龄超过30岁。

男方患有急性或慢性前列腺炎。

男方有精索静脉曲张。

男方有腮腺炎病史。

男方有毒物接触史。

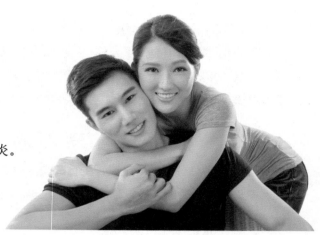

宫腔镜检查

宫腔镜也是内镜的一种，可通过宫颈插入宫腔内进行观察，以了解子宫内有无病变，如宫颈管黏膜的病变，宫颈内口是否松弛，宫腔内有无粘连，有无息肉、肌瘤、畸形等。

宫腔镜检查通常用于经其他各种检查仍未明确病因，而需要排除宫腔内是否有病变可能的不孕患者。有盆腔内炎症、正处于月经期或有严重的全身性疾病的女性，均不宜做宫腔镜检查。

腹腔镜检查

腹腔镜检查是将内镜通过腹壁上的小切口插入腹腔，以观察盆腔器官有无炎症粘连、结核、子宫内膜异位症、畸形或肿瘤等，可以观察到其他检查所不能发现的微小病变。但腹腔镜检查是进入腹腔的一次手术，因此必须严格掌握检查的适应证。通常用于有下列情况者：经多种检查未发现不孕的原因，经过一个阶段的治疗仍无效果者；妇科检查时查到盆腔部分有增厚、粘连、小结节或肿块而不能确诊者；或有内外生殖器畸形通过其他检查不能确诊者。

男性不育

男性不育分为原发性男性不育和继发性男性不育。原发性男性不育是指一个男性与一个女性拥有正常的性生活且没有采取任何避孕措施，却从未使对方妊娠过。继发性男性不育是指一个男性曾经使一个女性受孕过，而最近1年不避孕的性生活却没有让对方受孕。通常而言，继发性男性不育恢复生育能力的可能性比较大。

　　男性不育还可以分为相对不育以及绝对不育。相对不育指的是一个男性的生育能力遭受了某种程度的损伤及破坏，不过依然可以过正常性生活和射精，并未完全丧失生育能力，只要通过合理的治疗和调养，就还有恢复生育能力的可能性。绝对不育指的是患者已经完全失去了生育能力，以目前的医疗水平无法治愈。

男性不育相关检查

　　判断男性生育功能最主要的方法就是做精液检查，医生会以精子的数目、活力、形态以及存活率作为指标来判断被检查者是否患有不育。精液检查一般1～2周做一次，至少需要2次才能做出准确的判断。

　　有的时候男性不育还需要进行其他项目的检查，例如前列腺液及精囊分泌液的化验、睾丸活组织检查、免疫学检查等。

预防不育

　　导致不育的原因虽然有很多，不过只要有良好的生活习惯以及掌握正确的卫生护理知识，可以在一定程度上预防和避免不育。

❶　了解男性的生理特征以及卫生保健知识，这样才能及时发现问题。一旦男性发现自己的睾丸出现异常，如肿大、变硬、凹凸不平或者疼痛等，要及时去医院诊治。

❷　避免睾丸升温。睾丸的正常温度比人的体温要低1摄氏度左右，假如温度太高，精子的产生就会受到影响。因此，长时间骑自行车、长时间泡热水澡、穿过紧的牛仔裤等一切可能使睾丸升温的事情都要避免去做。

❸　远离烟酒、烧烤、油腻食物，因为它们会影响精子活力。保持规律的作息，尽量避免熬夜。

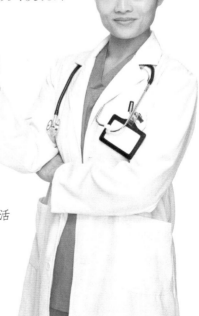

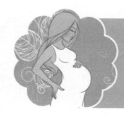

流产和异位妊娠

流产

流产是指妊娠28周内，由于某种原因而发生妊娠终止的现象。其中，妊娠终止发生在妊娠12周以内者称为早期流产；发生在12周以后者，称为晚期流产。流产可分为两类：一类是人为的终止妊娠，即人工流产；另一类是胎儿在子宫内尚未发育到能存活的时期，妊娠就自然终止了，叫作自然流产。

习惯性流产

习惯性流产又称反复自然流产，指连续两次以上在同一妊娠期内发生胎停育或死胎的现象，是许多影响妊娠疾病的共同结局，发病率为5%，近年来有上升的趋势。习惯性流产的病因很复杂，有免疫性因素、遗传性因素、感染性因素、内分泌性因素、解剖因素等。

先兆流产

凡有流产先兆如阴道少量流血、腰酸、阵发性下腹痛，但胎盘与胎儿并未排出，子宫大小与停经月份相符者称为先兆流产。如病情进一步发展，妊娠可能中断，但有些患者经过适当的治疗，仍能继续妊娠。

流产的原因

流产的原因很多，大体可归纳为以下两个方面。

胚胎方面：由于父亲的精子和母亲的卵子本身的缺陷；或早期外界因素影响，使胚胎不能正常发育，以致胚胎死亡；或者由于胎盘绒毛异常，不能正常供应胚胎营养而致胚胎死亡。

母亲方面：如果妊娠期发生急性传染病或感染各种病毒，病原微生物可通过胎盘使胎儿患病导致死亡；母亲如果患有某些全身性疾病或代谢性疾病，都可能影响胚胎的发育；母亲如果有子宫发育不良、畸形、子宫肌瘤、宫颈内口松弛等问题，会因为子宫肌的发育不良及子宫内压异常而流产。此外，手术外伤、药物、放射线，甚至母亲情绪过度紧张或激动都可造成流产。

预防流产的方法

流产后首先应寻找流产原因，对原因进行处理后再妊娠。但有些流产并不能找到确切的原因。此类女性再次妊娠后，应注意以下几点以预防流产的再次发生：

注意营养均衡、充分休息和睡眠；

避免做使腹部紧张或受压迫的动作，如弯腰、搬动重物、伸手到高处去取东西，以及频繁地上楼下楼、剧烈跑步等活动；

不要乘坐颠簸厉害的交通工具，如坐汽车时应尽量坐在前排；

禁忌性生活；

稳定情绪，不过度紧张、兴奋，因情绪过于激动会诱发宫缩。

输卵管妊娠的病因

慢性输卵管炎可使输卵管黏膜皱襞粘连，导致管腔狭窄，黏膜破坏，上皮纤毛缺失，输卵管周围粘连，管形扭曲，影响受精卵在输卵管中的正常运行和通过，是造成输卵管妊娠的主要原因。

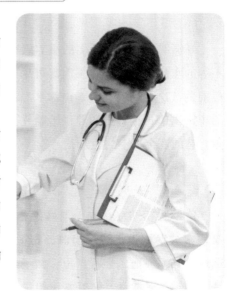

输卵管发育异常如输卵管过长、肌层发育不良、黏膜纤毛缺失、双输卵管、额外伞部等，均可成为输卵管妊娠的原因。输卵管绝育术后，形成输卵管瘘管或再通，均有导致输卵管妊娠的可能。输卵管绝育术后复通术或输卵管成形术后瘢痕使管腔狭窄、不通畅亦可致输卵管妊娠。

输卵管妊娠的症状

输卵管妊娠流产或破裂前，症状和体征均不明显，女性除出现短期停经及妊娠表现外，有时出现一侧下腹胀痛。超声检查时可出现输卵管部位的异常影像。除输卵管间质部妊娠停经时间较长外，患者大都停经6～8周，然后发生腹痛、阴道出血等症状。

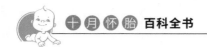

腹痛为患者就诊时最主要的症状。腹痛是由输卵管胀大、破裂及血液刺激腹膜等多种因素引起。输卵管破裂时患者突感一侧下腹撕裂样疼痛，常伴恶心、呕吐。胚胎死亡后，常有不规则阴道出血，色深褐，量少，一般不超过月经量，但淋漓不尽。

由于腹腔内急性出血，可引起血容量减少及剧烈腹痛，轻者常有晕厥，重者出现休克。

葡萄胎

什么是葡萄胎

妊娠时，胎盘绒毛上的滋养细胞出现不正常的分裂和增殖，使胎盘绒毛形成大小不等的水泡，小的仅勉强肉眼可见，大的似手指头，水泡之间还有细蒂相连成串，形似葡萄，这就是葡萄胎，也称水泡状胎块。由于细胞变性为水泡样，所以影响了胎盘的正常构造，更难把营养供给胎儿。因此，准妈妈子宫内仅有部分胎盘或完全没有胎盘，有的完全见不到胎儿。

葡萄胎的症状

葡萄胎初期症状和一般妊娠相似，但停经后两三个月时，开始有反复的阴道流血，常被误认为是流产出血，特征为时出时止或连续不断。子宫增大也比正常妊娠迅速，妊娠高血压症状严重。到了妊娠四五个月时，一般还摸不到胎儿，听不到胎心音，感觉不到胎动。尿妊娠试验呈强阳性。葡萄胎是一种良性妊娠滋养细胞疾病，大约15%的人可能发生恶变。患过葡萄胎后并不影响女性再次妊娠，但再次发生葡萄胎的可能性仍然存在。

发生葡萄胎的原因

葡萄胎的发病原因目前尚不清楚，可能与营养不良、病毒感染、细胞遗传学异常等有关。所有葡萄胎患者，皆应定期随诊，最好长期与医生保持联系，更要在2年内坚持定期复查，目的在于早期发现恶变，或是否有残存的水泡状胎块。患者应至少在2年内采取有效避孕措施。最初半年应每月复查1次。如发生不规则阴道流血、咯血、头痛或其他不适，应立即到医院检查。

葡萄胎必要时要多次刮宫

正常胚胎的胎盘绒毛只有一团，检查吸出物中如有像棉絮团样的绒毛，就可以知道确实已经将胚胎全部取出来了。葡萄胎有数不清的水泡，这些内容物很难一次清除干净，一旦怀疑葡萄胎，建议到正规医院请有经验的妇科医师进行清宫。因葡萄胎子宫大而软，出血多且容易发生子宫穿孔，所以清宫需要在手术室进行。通常一次清宫即可刮净葡萄胎组织，若有持续子宫出血或超声提示有妊娠物残留，需要第二次刮宫。

假如不再进行第二次清理会有什么害处呢？如果宫腔内还残留有小水泡，小水泡可能继续生长，就会影响子宫收缩，还有随时发生大出血的危险。

因此，在确诊葡萄胎之后，即便宫腔内容物已经清理干净且不再出血，也应该至少再随访2年，患者须定期到医院进行血中人绒毛膜促性腺激素放射免疫测定，并注意检查卵巢是否出现黄素囊肿和子宫大小有无变化，必要时还须注意观察阴道和肺部有无转移病灶。

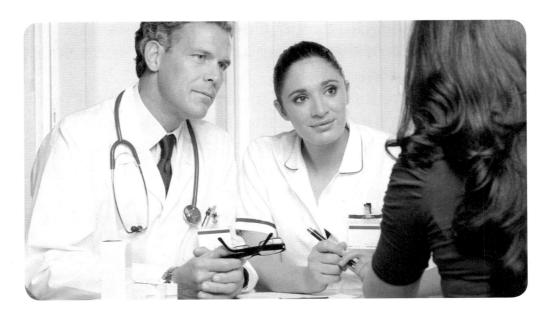

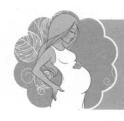

双胎妊娠和多胎妊娠

双胎妊娠的特征

妊娠期中主要有以下几点特征能表明是双胎妊娠。

双胎妊娠早期的妊娠反应较重，恶心、呕吐较为常见。从第10周起子宫体积大于单胎妊娠子宫体积，增长迅速，常并发羊水过多。准妈妈体重过度增加，同时有明显的腹胀。由于双胎妊娠，准妈妈在整个妊娠期间对蛋白质、维生素及铁元素等需求量大增，所以双胎准妈妈常伴有缺铁性贫血及巨细胞性贫血。

双胎准妈妈妊娠晚期时，由于子宫过大而挤压内脏器官，常出现呼吸困难、心慌、胃部饱胀、食欲不振、下肢水肿、外阴静脉曲张及体位性腰背痛等症状。

双胎准妈妈的妊娠高血压及先兆子痫的发病率高于一般准妈妈。

当准妈妈有以上情况时，即有双胎妊娠的可能性，应立即去医院妇产科做进一步检查，以便及时进行妊娠期监护。

双胎妊娠注意事项

由于双胎准妈妈对铁元素的需求量比单胎者明显增大，因此极易发生贫血。准妈妈在妊娠期应尽可能多吃些营养食品，特别是含铁量高的食物，并根据血红蛋白的情况及时补充铁元素，以预防和纠正贫血。

双胎准妈妈的子宫明显比一般的更大，这不仅增加了准妈妈的身体负担，而且由于双胎对心、肺及下腔静脉的压迫，使准妈妈易产生心慌、呼吸困难及下肢水肿等不适。双胎准妈妈还易并发妊娠高血压，或因子宫过度膨胀或子宫内压力不均而发生早产。因此，双胎准妈妈须提前住院待产，保证充足的休息时间，尽量减轻压迫症状，预防、治疗妊娠高血压并避免早产。

双胎一般均可经阴道顺利分娩，在少数情况下由于子宫过度膨胀使其收缩力变差或胎位异常而需要剖宫产。

多胎妊娠的形成原因

到了生育年龄的女性，在一般情况下，每月排一个卵子，而性生活时男方排出的精液里有几千万甚至两亿个精子，一般只有一个精子捷足先登，钻进卵子内，与之结合成为受精卵。卵子的染色体和精子的染色体会合，经过不断的、复杂的变化，会发育成一个胎儿。由一个受精卵分裂形成的双胎妊娠称为单卵或同卵双胎。因为这两个胎儿是由一个受精卵分裂而成的，所以，必然是同性别、同血型的，面貌也会极为相似，而且胎盘也融合在一起，绒毛膜也是共用的，只是两个胎儿可各自有一层薄且光滑的羊膜囊互相隔开。在少数情况下也有两个胎儿同在一个羊膜囊内，这种情况的双胎往往易发生脐带互相扭结，严重的会威胁胎儿生命。

有的女性一次同时排两个卵子，也可以先后排两个卵子，然后分别与精子结合成为两卵双胎，生下的两个孩子，可以性别不同，外貌不如单卵双胎那样酷似。三胎以上的多胎妊娠，其成因比较复杂，有的是排卵数目多，同时或先后受精而形成，有的则是受精卵发生多次分裂而形成。

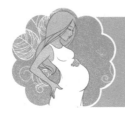

优生的准备

妊娠前准备

妊娠前先做一个周全的计划会给妊娠带来好的开始。这样，准妈妈不但可以在心理上做好妊娠的准备，而且能够采取一些措施，以增加受孕的机会，最终拥有一个健康聪明的宝宝。

理想的妊娠前准备在妊娠前半年就应该开始，在此我们给出以下几个建议，以供参考。

● 受孕前半年要完全停止服用避孕药，使身体恢复到正常的月经周期。最好等到三次正常月经周期后再妊娠，在此期间可用避孕套进行避孕。在未恢复正常的月经周期前就妊娠的话，预产期就不好计算。

● 确定夫妻的工作环境是否对胎儿有危害，如有无放射线、噪声等，有条件者可调换工作岗位。

● 确定女性是否进行过风疹疫苗的接种，在妊娠3个月前接种风疹疫苗对保护胎儿有利。

● 开始服用叶酸等营养制剂，以保证均衡、充足的营养。

● 锻炼身体，使身体、情绪处于最佳状态。

● 假如女性长期患有某种疾病，如糖尿病或癫痫等，并且是在治疗中，在女性打算妊娠之前应该先看医生，医生可能会对女性是否适宜妊娠、是否需要更换治疗用药做出综合评价，一般须停用对胎儿有影响或会使女性较难受孕的药物。

● 戒除不良习惯。吸烟、饮酒、吸毒等对精子、卵子及受精卵均有毒害作用，应在妊娠之前先戒除，如果等妊娠后再戒往往为时已晚。

女性在妊娠前要注意营养均衡

一般来说，人们比较重视妊娠后准妈妈的营养，但实际上，孕前营养也很重要。

孕前饮食要均衡多样，不要太精细，最好食用一些五谷杂粮，加上花生、芝麻等富含有促进生育的微量元素和各种维生素的食物，适量的含动物蛋白质较多的瘦肉、奶、蛋，以及新鲜蔬菜和各种水果。

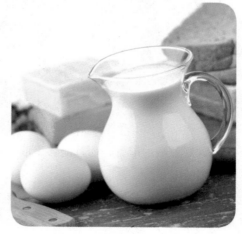

均衡的饮食除能促进精子、卵子发育健康外，还给准备妊娠的女性提供了足够多的营养。在妊娠早期，胚胎需要的营养还不是靠准妈妈每日饮食、通过胎盘来输送的，而主要是从卵黄囊和子宫内膜储存的营养中摄取的。倘若女性在妊娠前营养不足，身体无法储备营养，妊娠后又因妊娠反应较大、呕吐频繁、不思饮食而缺乏营养，势必会影响胎儿发育所需的营养供给。

男性也应该注意饮食

男性应多注意锌和维生素A的补充。锌有助于维持精子细胞膜的完整性和通透性，以及精子的活力。如果缺锌，会导致睾酮、双氢睾酮减少，不利于精子生成。缺锌易使前列腺炎、附睾炎不愈。这些都可造成男性不育。所以，男性不可缺锌。如果发现精液中锌含量过低，可以采取以下两种办法补锌。

❶ 增加锌的摄入量。锌主要来源于食物，在膳食中可多吃富含锌的食物，如牡蛎、猪肝、蛋黄、瘦肉、花生、核桃、苹果等。

❷ 可用补锌药物。最常用的是硫酸锌糖浆或片剂，遵医嘱补锌一个疗程后复查血与精液中的锌含量和精子数量、活力。如锌含量仍不足，可重复1个疗程。但应注意的是，补锌不可太过，锌含量过高反而会抑制精子的生成。

缺乏维生素A的男性，其精子的生成和精子的活力都会受到影响，甚至易产生畸形精子，影响生育。维生素A及维生素A原主要来源于动物肝与肾、乳汁、蛋黄、胡萝卜、辣椒、杏、柿子、苜蓿、南瓜及鱼肝油等。

对于男性而言，保护睾丸需要养分；持续产生健康的精子，需要养分；产生伴随精子运动的各种分泌物也需要养分，而这一切都需要高质量的食物。因此，夫妻在计划要孩子时，绝不仅仅是女性需要在妊娠几个月前进行必要的食补，男性也不可忽视食补。生命起源于精子与卵子的结合，妊娠是男女双方的责任。

女性在妊娠前补充叶酸

叶酸不足可引起巨幼红细胞贫血，胎儿畸形发生率增加，甚至出现葡萄胎、胎儿神经管缺陷等。所以，女性最好在孕前半年多进食动物肝脏、绿叶蔬菜、谷物、豆类等食物。

同时，在医生指导下，应每天服叶酸400微克，以避免胎儿死亡、无脑儿、脊柱裂等严重后果。但同时要注意，服用过多的叶酸，往往会掩盖维生素B_{12}缺乏症，这也可能导致胎儿神经受到损害，所以孕前女性每天服叶酸的剂量最好不超过1毫克。

男性也要补充叶酸

叶酸是女性在孕前必须补充的一种维生素，因为它有利于胎儿神经系统的健康发育。男性其实也需要补充叶酸，因为最新的研究结果显示：男性精子稀少也与体内缺乏叶酸有关，叶酸可以帮助DNA的合成。因此，男性精子稀少时就要考虑多摄入叶酸

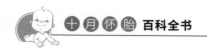

含量高的食物。

此外，叶酸在人体内能与其他物质合成叶酸盐，如果男性体内缺乏叶酸盐，还会增加胎儿出现染色体缺陷的概率，使胎儿长大后患癌的危险性增加。

妊娠前补充其他维生素

维生素是维持人体正常生理功能、促进人体生长所必需的一类化合物。如果女性缺乏维生素，其妊娠概率就会低得多。此外，如果缺少了维生素，即使其他营养素进入体内，也无法充分发挥作用，如人体对钙的吸收，就少不了维生素D的作用。因此，女性在妊娠前，还要注意补充其他各类维生素，补充的时间以妊娠前2~3个月为宜。

富含维生素的食物有绿叶蔬菜、动物肝脏、瘦肉、蛋、牛奶及橘子、草莓等。

研究证明，孕前口服B族维生素1个月以上，胎儿出生缺陷的发生率可以减少50%，尤其是神经系统的缺陷。

妊娠前要多吃含钙食物

钙是骨骼与牙齿的重要组成成分，而妊娠时准妈妈对其需求量为平时的两倍。妊娠前未摄入足量的钙，易使胎儿发生佝偻病、缺钙性抽搐。准妈妈因失钙过多可患骨软化症并易发生抽搐。所以，应多进食牛奶等含钙丰富的食物。

妊娠前要多吃含铁食物

铁是血红蛋白的重要成分，铁缺乏会导致贫血。胎儿生长发育迅速，每天吸收约5毫克铁元素，且妊娠期准妈妈的血容量较非妊娠期增加30%，如果缺铁，易导致准妈妈妊娠中、晚期贫血。铁在体内可储存4个月之久，在孕前3个月即开始补铁很有好处。含铁多的食物有瘦肉、鸡蛋、大豆、海藻等。

妊娠前不能吸烟

专家认为，对女性妊娠影响最大的因素首推吸烟。香烟中的尼古丁有致血管收缩的作用，女性子宫血管收缩，不利于精子着床。

吸烟与不孕有极大的关系。香烟在燃烧过程中所产生的物质有致细胞遗传突变的作用，对生殖细胞不利，可能导致胎儿畸形和出生后智力低下。应该注意的是，不吸烟的女性如果与吸烟的人在一起，也会受到影响。妻子和吸烟的丈夫生活在一起，她便会吸入飘浮在空气中的烟焦油和尼古丁。所以，如果夫妻计划生孩子，最好在妊娠前戒烟，妊娠后再戒烟往往为时已晚。

妊娠前女性不能饮酒

酒的成分主要是乙醇，当乙醇被胃、肠吸收进入血液并运行全身以后，除少量从汗、尿及呼出的气体中排出体外，其余大部分由肝脏代谢。肝脏首先把乙醇转化为乙醛，进而变成乙酸加以利用，但这种功能是有限的。所以，随着饮酒量的增加，血液中的乙醇浓度也随之增高，对身体的损害也相应增大。乙醇在体内达到一定的浓度时，对大脑、心脏、肝脏、生殖系统都会有危害。

乙醇可使生殖细胞受到损害，使受精卵变得不健全。酗酒的女性受孕，可造成胎儿生长受限，出生后智力低下。因此，为了使后代健康成长，发育正常，女性在妊娠前千万不要饮酒，最好在妊娠前3个月停止饮酒，因为妊娠前1周内即使"适量"饮酒，也会抑制胎儿生长，使新生儿体重减轻。

咖啡对妊娠前女性的影响

咖啡中含有丰富的咖啡因，咖啡因摄入过量会使女性体内的雌激素水平下降，影响卵巢的排卵功能，从而降低受孕机会。喜欢喝咖啡的育龄期女性，建议一天的咖啡因摄入量不超过400毫克，即一天喝1～2杯咖啡就够了。所以，有妊娠计划的女性不宜多喝咖啡，同时应少饮或不饮含咖啡因的饮料。

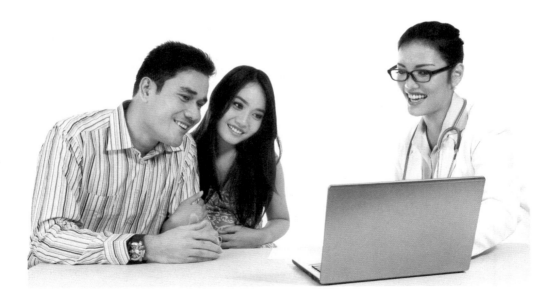

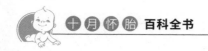
男性最好不要饮酒

众所周知，男性过量饮酒可能造成阳痿。同时，长期大量饮酒会造成男性生育能力减退。

科学家研究发现，乙醇不仅能伤害生殖系统，还易导致精子或卵子遗传基因的突变，而且乙醇对生殖细胞有强烈的毒害作用，能损伤精子、影响胚胎发育。男性长期酗酒可使70%的精子发育不全或运动能力差，如果这种精子和卵子相遇并形成受精卵，那么由此发育形成的胎儿就不一定健康。

由于现代人生活压力大，所以有些人喜欢在周末饮酒、玩乐，此种情况下夜间同房后女性妊娠所生婴儿在国外被称为"星期天婴儿"。这些婴儿大多体质较弱、发育迟缓、智力低下，常有出生缺陷。这就是乙醇严重损害生殖细胞的结果。

所以，男性必须在生育前相当长的一段时间开始少喝酒甚至不喝酒。在生育前1周最好不喝酒，以保证精子的质量，这有利于胎儿的健康成长和发育。

咖啡因对男性的影响

咖啡、浓茶、可乐、巧克力等食物中含较多的咖啡因，咖啡因会使交感神经活动频繁，这也是它可以提神的原因，同时它会让控制人体夜间活动的副交感神经受到抑制，使得男性性欲减退。

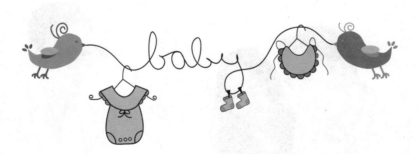

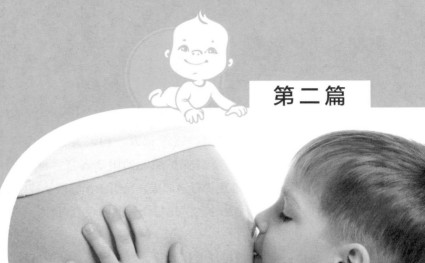

第二篇

孕期知识

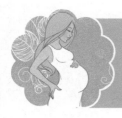

妊娠1月

胎儿情况

胎儿身体发育

受精卵在输卵管中行进4天后到达子宫腔，然后在子宫腔内停留3天左右，等待子宫内膜准备好了，便在那里找个合适的地方埋进去，这就叫作着床。受精卵经过多次分裂，形成一个细胞团，逐渐长大，同时开始分化，一部分变成胎儿，另一部分变成了供给胎儿营养并保护胎儿的附属器官。这是生命的第1周。

第2周，小生命生长得非常迅速，脊索形成，脑组织、脊髓及神经系统，还有眼睛都有了雏形。脊索的一头是一个小小的"尾巴"。此时仅有血管，心脏尚未形成，但在心脏生成的部位出现了心管。

第3周时出现心跳，又过1周出现肢体萌芽，眼睛、耳朵随即出现，肺、肝也开始出现雏形。此时，胎儿脑的重量增加很快，明显快于其他动物。

胎儿大脑发育

在胎儿的整个生长发育过程中，脑是最先发育的部分。

由脑、神经及各种感觉器官（眼、耳、鼻等）组成的头部，在胚胎早期约占整个身体的一半。第3周时，神经外胚层开始形成神经管；第4周时，便分化出3个原始的脑泡，即菱脑、中脑和前脑。

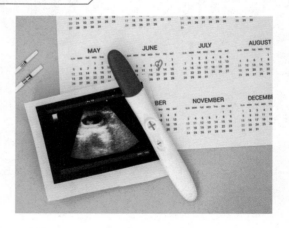

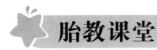

⟨ 胎教的含义 ⟩

广义的胎教，是指为了促进胎儿生理上和心理上的健康发育，同时确保准妈妈能够顺利地度过孕产期所采取的精神、饮食、环境等各方面的保健措施。

狭义的胎教是指根据胎儿各感觉器官发育成长的实际情况，有针对性地、积极主动地给予适当合理的信息刺激，使胎儿建立起条件反射，进而促进其大脑机能、躯体运动功能、感觉功能及神经系统功能的成熟。换言之，就是在胎儿发育成长的各个阶段，科学地提供视觉、听觉、触觉等方面的刺激，如光照、音乐、对话、拍打、抚摸等，使胎儿神经系统和各个器官的功能得到合理的开发和训练，从而最大限度地发掘胎儿的智力潜能。

⟨ 正确认识胎教 ⟩

有人不相信胎教，认为胎儿根本就不可能接受教育。这是因为这些人还不了解胎儿的发育情况，不了解胎儿的能力。但这里所说的"教育"，不同于出生后的教育，主要是对胎儿六感功能的训练，即皮肤的感觉、鼻的嗅觉、耳的听觉、眼的视觉、舌的味觉和躯体的运动觉。胎教是通过各种适当的、合理的信息刺激，促进胎儿各种感觉功能的发育与发展，为出生后的早期教育，即感知觉的开发打下一个良好的基础。

⟨ 胎教的开始时间 ⟩

医学研究结果表明，胎儿的神经系统在第2周时已经开始建立；第8～11周时，胎儿对压触刺激有了反应；第16～19周时，胎儿的听力形成；从妊娠期第20周起，胎儿视网膜形成，开始对光线有了感应。因此，胎教的方法应与胎儿的发育程度相符合。当胎儿的触、视、听、味觉等都发育到一定程度时，有针对性地进行各种合适的胎教，有助于促进胎儿身心的健康发育。

⟨ 胎教的四个阶段 ⟩

胎教作为一个完整的教育体系，可分为四个阶段：第一个阶段是胎教的前期准备阶段，包括心理和物质两个方面的准备；第二个阶段，从受精到妊娠5个月，这一时期是胚胎发育、胎儿器官和组织迅速分化和形成、大脑开始初期发育的阶段，这个阶段的胎教，以保持准妈妈良好的情绪为主要目标；第三个阶段，即从妊娠5个月到出生前，这个阶段，是胎儿大脑迅速发育到比较完善的阶段，此时，胎儿不仅能接受刺激并做出反应，而且具有初步的学习能力，并能形成最初的记忆，所以此阶段应以积极胎教为主要目标；第四个阶段，从临产到胎儿娩出，这时胎儿经历产程的考验而来到世间，尽管时间短暂，但对胎儿完成出生前的最后发育意义重大，影响深远，这个阶段应以全力保护胎儿顺利降生为主要目标。

胎教的可行性

生活在准妈妈子宫里的胎儿是个能听、能看、能感觉的小生命。准妈妈和胎儿之间存在着相互沟通、相互作用的三大信息系统。

❶ 生理信息传递系统。胎儿的存在促使母体分泌各种激素，以满足妊娠的需要。此外，母体也在积极地向胎儿传递生理信息，如准妈妈情绪不安时所分泌出来的激素可使胎儿产生不安反应，可能导致胎动异常、心动过速等。

❷ 行为信息传递系统。行为是一种不说话的语言，人们通过观察发现，每当胎儿感到不适、不安时，就会"拳打脚踢"向准妈妈报警；准妈妈可以隔着肚皮轻轻抚摸胎宝宝，将触摸讯息传给胎儿，刺激胎儿大脑发育。

❸ 情感信息传递系统。准妈妈和胎儿间具有心灵、情感相通的关系，彼此可传递情感信息。准妈妈通过读故事，去感知故事里的人或事，去想象美好的东西，用好的心情来感染宝宝并将此传递给宝宝，以丰富胎儿的精神世界。

进行科学的胎教

科学地实施胎教是非常有益的。准爸爸、准妈妈要创造一个安逸优美的居室环境，避免噪声、尖锐声响的刺激，如果外出，提前做好计划，办完手头事务就离开，尽量少到声音嘈杂、空气污浊的地方去。和谐、柔美、节律鲜明的音乐是有益于胎儿的。准妈妈还要保持坦然舒畅、愉快豁达的心境，避免沮丧、忧虑等不良心态，避免精神刺激等。准妈妈可以听音乐，欣赏美术作品，看轻松愉快的小说，追忆美好的往事，力求使自己不断产生美的感受，以刺激胎儿大脑的发育。游览公园、漫步田野、欣赏湖光山色，能促进准妈妈分泌酶与血管活性物质，从而改善胎盘的供血状况，对大脑神经细胞具有正向的兴奋作用，促进胎儿智力和全身各器官的迅速发育。家庭和睦，爱人体贴，父母关心，以及准妈妈自身多阅读有关妊娠与分娩方面常识的书籍，增加准妈妈自身的卫生保健知识，减少准妈妈对妊娠与分娩的恐惧，均可使准妈妈保持心情舒畅、情绪安定、生活规律。

情绪与胎教的关系

人的个体差异在胎儿期就有所表现。有的安静沉稳，有的活泼好动，有的淘气顽皮。这既与先天神经型有关，也和胎儿所处的内外环境有关。正常情况下，胎动多是好事，不但预示着胎儿发育正常，而且也预示着出生后孩子的抓、握、爬、坐等各种动作将发展较快。

必须注意的是，准妈妈情绪过分紧张、极度疲劳、腹部的压力过大及外界的嘈杂的噪声等，都可使胎儿躁动不安，甚至易引起流产、早产。

准妈妈精神状态的突然变化，如惊吓、恐惧、忧伤或其他原因引起的精神过度紧张，都能使大脑皮质与内脏之间的关系失去平衡，引起循环紊乱，严重的会引发胎盘早剥，甚至造成胎儿死亡。

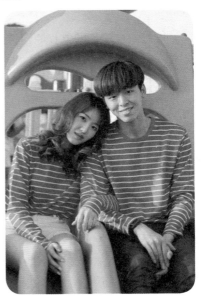

准妈妈的情绪问题可引起其内分泌的变化，会促使其机体分泌出不同种类、不同数量的激素，有些物质会通过血液经胎盘和脐带进入胎儿体内而影响胎儿的身心健康。

受过胎教的宝宝的优势

宝宝接受胎教和不接受胎教会有较大区别，主要表现为以下几方面。

❶ 睡眠好、少哭闹。经过胎教的宝宝身体健康，体内营养充足，很少有不适感，自然睡眠良好，较少哭闹。

❷ 成长快。经过胎教的宝宝说话早、悟性高、懂事快，而且学会坐、立、行都较一般的宝宝早一些。

受孕当月的生活要点

受孕当月，准妈妈应经常散步，听舒心乐曲，积极调节早孕反应，避免繁重劳动和不良环境。准爸爸应体贴照顾准妈妈，主动承担家务，常陪准妈妈散心，把居室环境收拾干净，摒除嘈杂吵闹的干扰因素，做到不饮酒、不抽烟，禁止性生活。

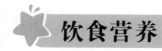

饮食营养

准妈妈应遵循的饮食原则

准妈妈应遵循的饮食原则包括以下几个方面。

● 需能量较高。特别是妊娠中期以后，摄入的能量应比平时高10%～25%，但是不宜摄入过多的脂肪。

● 饮食多样化。不偏食、挑食。鱼、肉、蛋、动物内脏、豆类不但可以供给胎儿成长所需和准妈妈自己日常所需的蛋白质，还可以供给一部分矿物质、维生素和脂肪。

● 多吃新鲜蔬菜和水果。准妈妈多吃新鲜蔬菜和水果可补充维生素C、维生素A和矿物质，且新鲜蔬菜中含有膳食纤维，可增加肠蠕动、防止便秘。

● 主食最好搭配一些糙米面或杂粮等。糙米面或杂粮不但可以供给能量，还可以供给一部分矿物质、蛋白质和B族维生素等。

妊娠期应戒烟、戒酒

准妈妈不论是自己吸烟，还是处于有人吸烟的环境中（称为被动吸烟），对准妈妈和胎儿都是极为不利的。因为在烟草燃烧产生的烟雾中，含有尼古丁、氰化物、一氧化碳及烟焦油等有害化合物。尼古丁可引起末梢血管痉挛，血流速度减慢，使胎儿供血不足，从而影响胎儿发育，严重的还可使胎盘早剥，胎死宫内；氰化物会阻碍组织器官的氧化过程，使其供氧不足；一氧化碳会与血红蛋白结合，妨碍氧气的运输，使胎儿处于低氧状态，进而影响胎儿发育。所以，如果准妈妈自己吸烟或被动吸烟，可能导致胎儿出生后体重轻、智力低下；吸烟还可能会使新生儿患先天性心脏病、肺炎及支气管炎的概率升高；此类准妈妈也容易发生流产、早产或出现胎膜早破、妊娠高血压等。因此，有吸烟嗜好的准妈妈应戒烟，而且应避免被动吸烟。

准爸爸或准妈妈经常喝酒或酗酒，可使精子或卵子的活力减弱或发育异常，影响受精卵及胚胎的发育，并易引起流产。乙醇也是一种致畸物，准妈妈如过多饮酒，可造成胎儿慢性中毒，医学上称为胎儿酒精综合征。这类新生儿常有头颅和颜面部发育的多种畸形、四肢和内脏畸形、智力低下及染色体畸变。因此，整个妊娠过程中准妈妈最好不要饮酒，以免影响胎儿。

三大营养素的补充和均衡饮食

一般来说，三大营养素在日常饮食中的摄入比例按照能量分配应为蛋白质10%～14%，脂类20%～30%，糖类58%～68%。准妈妈因子宫扩大压迫肠道，比一般人更容易便秘，所以还需要更多的能促进肠道正常蠕动的膳食纤维。除此之外，亚麻酸和次亚麻酸也非常重要，因为它们是胎儿脑部发育所需的脂肪酸，且两者的比例最好维持在（4～10）：1，可有助于胎儿脑部和视网膜的发育。

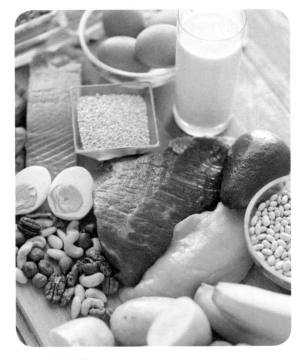

准妈妈要均衡摄取各类食物，包括奶类、鱼肉、蛋、豆类、谷薯类、蔬菜类、水果类及油脂类，须自我调整饮食习惯，尽量从各类食物中摄取所需营养。

妊娠期营养不良对胎儿或新生儿的影响

♥ 新生儿死亡率高

据世界卫生组织统计，在新生儿及产妇死亡率较高的地区，准妈妈和胎儿营养不良的情况比较普遍。营养不良的新生儿的生命力较差，不能经受外界环境中各种不利因素的冲击。此外，某些先天性畸形也与准妈妈和胎儿期的营养缺乏有关。

♥ 新生儿体重下降

调查表明，新生儿的体重与准妈妈的营养状况有密切的关系。据国外对216名准妈妈的营养状况调查显示，营养状况良好者，新生儿的平均体重为3 866克；营养状况极差者，新生儿的平均体重仅为2 643克。

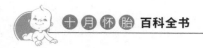

贫血

营养不良会导致准妈妈贫血，准妈妈贫血往往会造成胎儿早产，并使新生儿死亡率增高。准妈妈贫血还会使新生儿肝脏缺少铁储备，让新生儿也易患贫血。

智力发育受到影响

人类脑细胞发育最旺盛的时期为妊娠最后3个月至出生后1年内，在此期间，发育水平最易受营养不良的影响。准妈妈营养不良会使胎儿脑细胞的生长发育延缓，DNA合成过缓，也就影响了脑细胞增殖和髓鞘的生成，所以准妈妈营养状况可能会直接影响胎儿脑组织的发育和其智力的发展。

准妈妈要补充蛋白质

蛋白质是人类生命的物质基础，且在正常情况下，由蛋白质供给机体的能量占人体所需总能量的10%～14%。妊娠期膳食中蛋白质供给不足，会对胎儿的生长发育产生多方面的负面影响。首先，会使胎儿生长发育缓慢，体重偏轻；其次，会影响胎儿头围的大小和脑的重量及功能，使胎儿智力发育不良。

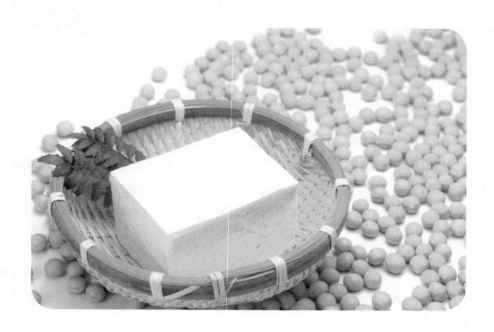

补充蛋白质的食谱

姜爆鸭丝

原料：熟新鲜鸭肉250克，姜40克，红甜椒25克，青蒜苗25克，植物油25毫升，料酒适量，酱油8毫升，白糖1克。

做法：1.先给鸭肉剔骨，切成长4厘米、粗0.5厘米的丝，姜切丝，红甜椒切成粗1厘米的丝，青蒜苗切成小段。

2.把鸭丝放入烧至五成热的油锅中翻炒数下，加入料酒、姜丝、红甜椒丝，再放入酱油、白糖、青蒜苗段，炒出香味，起锅装盘即成。

玉兰五花鱼

原料：鱼750克（各种鱼均可），五花肉片100克，玉兰片50克，葱花、蒜片、姜末、酱油、味精、盐、醋、料酒、香油、菜籽油、高汤各适量。

做法：1.将鱼洗净，两面打上花刀，过油炸一下，捞出待用。

2.用菜籽油、葱花、姜末、蒜片炝锅，炒五花肉片和玉兰片，炒好后加酱油、料酒、味精、醋和盐少许，再放5勺高汤，把鱼放锅内大火烧开，用微火煨大约15分钟，汁剩一半时，将鱼翻面，放入盘中，将调料也同时捞出，放在鱼上。然后将原汁加上香油和酱油搅匀，淋在鱼身上即成。

偏吃素食对胎儿的危害

素食一般是指植物性食品，这些食品虽含有较多的维生素，但却普遍缺少一种被称为牛磺酸的营养成分。而准妈妈尤其不可缺少牛磺酸。临床研究发现，缺乏牛磺酸的新生儿均患有严重的视网膜退化症，个别甚至会失明。可见准妈妈偏吃素食对胎儿危害较大。

由于动物性食品中大多含有一定量的牛磺酸，再加上人体自身也能合成少量的牛磺酸，因此，正常饮食的人不会出现牛磺酸的缺乏。但由于准妈妈对牛磺酸的需要量比平时增大了许多，此时其自身合成牛磺酸的能力又有限，因此，从外界增加摄取一定量的牛磺酸就十分必要了。含牛磺酸的食物较多，如鲜肉、鲜蛋、牛奶、虾等，准妈妈要注意多吃。

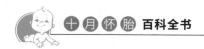

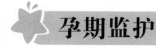

孕期监护

妊娠的征兆

女性最主要的妊娠征兆是停经。假如平时月经很规律，有性生活又未采取避孕措施，那么当月经逾期10天时就应怀疑妊娠。

有的人停经后出现头晕、乏力、嗜睡、畏寒、食欲不振、不同程度的恶心、偏食、爱吃酸食或厌恶油腻和特殊气味等情况；有的人胃口、嗜好会发生变化，一会儿想吃这个，一会儿又想吃那个，平时爱吃的东西突然不想吃了，以前不爱吃的东西反倒想吃，伴有乳房胀痛，乳头和乳晕发黑并有刺痛，以及尿频等自觉症状。有以上反应者一般就需要考虑是妊娠了。

到医院检查妊娠情况

女性停经6周左右就应到医院去检查，主要通过妇科检查、尿妊娠试验和B超检查验证是否已妊娠。

妇科检查：在检查过程中，医生会发现受检女性妊娠后子宫开始变大，宫颈及子宫下段变软和发紫，阴道黏膜颜色变深等。妊娠2周的女性经此种检查而得出的诊断结

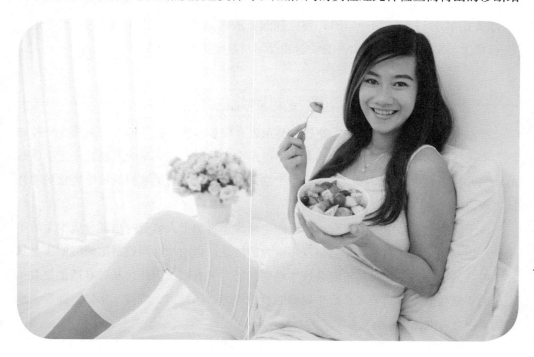

果准确性几乎为100%。

尿妊娠试验：此试验可以诊断早期妊娠及与妊娠有关的疾病，其可靠性达95%。女性妊娠后20天左右（即停经35天），尿中开始含有胎盘产生的人绒毛膜促性腺激素，此后该激素含量逐渐增加，到妊娠60天时达到高峰。通过尿妊娠试验，可测定尿中有无这种激素的存在，从而达到确诊是否妊娠的目的。

B超检查：这是一种简便易行的方法。妊娠5周后，用一个超声探头，在腹部检查，从屏幕上可见到子宫里有幼小的胚胎。

妊娠分期

妊娠的分期一般采取以下分法。

妊娠早期——妊娠第1～3个月（满12周末）。

妊娠中期——妊娠第4～7个月（满13～27周）。

妊娠晚期——妊娠第8～10个月（满28周以后）。

妊娠第10个月称为临盆月（满36周末以后）。

产前检查项目和频率

产前检查除行双合诊检查（阴道腹部联合检查）以了解软产道及盆腔内生殖器官有无异常外，还必须测量基础血压，检查心肺功能，测尿蛋白及尿糖。有遗传病家族史或分娩史者，应行绒毛组织活检或抽取羊水做染色体核型分析，以降低出生缺陷儿及遗传病患儿的出生率。经上述检查未发现异常者，应于妊娠20周起进行产前系列检查，于妊娠20～36周，每4周检查一次；自妊娠36周起每周检查一次，即于妊娠第20、24、28、32、36、37、38、39、40周共做9次产前检查。凡属高危妊娠者，应酌情增加产前检查次数。

首次产前检查的内容

在首次产前检查时，医生会详细询问准妈妈以往月经周期和全面健康状况：是否有不正常的分娩史；这次妊娠的前两个月内是否患过病毒性流感或出过风疹；是否为近亲结婚；双方直系亲属中是否有患遗传病、高血压或糖尿病的人；有没有生过畸形儿；有没有对某种药物的过敏史等。

妊娠早期的健康检查具有无病早防、有病早治的功效。有些妊娠期病症如轻度贫血，通过服药和加强营养即可在早期治愈。如果心、肺、肝、肾等重要脏器有较严重的不适于妊娠的疾病，可以及早采取人工流产方法终止妊娠，以免对准妈妈健康造成难以挽回的损失，甚至是发生威胁母子生命的事件。所以，产前检查也是妊娠期监护的主要组成部分。

推算预产日

预产日的推算法如下。

一般的妊娠日数平均为280日，大概是9个月零7天，所以只要将最后一次月经来潮的第一日的月份加"9"，日期加"7"，就可简单地计算出预产日。

现在我们举个实例计算看看。假定最后一次月经来潮的第一天是1月12日，那么：

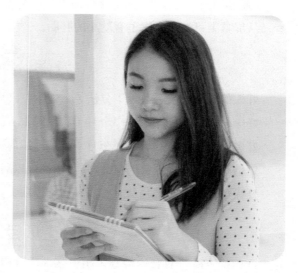

1+9=10（预产月）

12+7=19（预产日）

预产日为10月19日。

但如果最后一次月经是在4月以后，则月数加"9"会超过"12"，也就是预产月是在隔年的月份，因此，可以在一开始就减掉其差"3"，如此便能得到正确的答案。

此外，当预产日的日数超过预产月份的总日数时，超过的日数应该加在下个月份，所以预产月份也要变成下个月（原预产月份加1）。

例如，最后一次月经的第一天是7月28日时。

（7+9）-12=4或7-3=4，4+1=5（预产月）

（28+7）-30（4月有30天）=5（预产日）

预产日为5月5日。

有剖宫产史准妈妈的注意事项

有的准妈妈曾有过剖宫产史，这一类准妈妈应注意以下事项。

❶ 剖宫产后未超过两年者最好不要妊娠，因为术后恢复时间长一些，其子宫上的伤口愈合得会结实一些，发生破裂的危险性就小一些。

❷ 以往有剖宫产史的准妈妈，妊娠后不必精神紧张，并不一定第一次是剖宫产，第二次也须是剖宫产。

剖宫产手术有各种原因，有的是固定不变的，有的是因为妊娠过程中出现了异常情况。固定不变的原因是骨盆狭窄、子宫畸形等先天因素，这些情况在第二次妊娠时仍然会存在，这就需要再次剖宫产。第一次剖宫产若是因为前置胎盘、胎盘早剥、巨大胎儿或宫缩无力等，第二次妊娠时这些情况可能会不存在，一切检查结果均正常时，便可以考虑自然分娩。但是需要在有经验的医护人员的监护下分娩，以防止子宫破裂。

总之，有剖宫产史的准妈妈，应警惕再次妊娠过程中前次手术瘢痕裂开的可能，重视产前检查及妊娠前咨询。

准妈妈要保持良好的心境

大多数女性在妊娠早期会有择食、厌食、轻微恶心、头晕、倦怠等症状，称为早孕反应，一般无须治疗，于妊娠3个月左右会自然消失。如果早孕反应严重，呕吐不止，甚至不能进食、进水，则称之为妊娠剧吐。首先，准妈妈要明确早孕反应不是病，可采取转移注意力的办法，如和准爸爸一起去看电影、去朋友家做客、逛公园、观花赏景，以减轻妊娠期反应；其次，为了胎儿的健康发育，一定要坚持进食；再次，可多听一些轻松愉快、诙谐有趣、优美动听的音乐，使不安的心情得以缓解，在精神上得到安慰；最后，初次妊娠的准妈妈，容易产生心理负担，如担心妊娠和哺乳使自己的体形发生变化，对分娩过分害怕，对胎儿性别想得太多等，这就需要准爸爸、长辈、医生给予关心和耐心的解释，及时消除这些多余的担心，使其正确地认识妊娠。

另外，在准妈妈妊娠期间，准爸爸对调理准妈妈的心境很重要。此时的准爸爸更应该体贴、关心准妈妈，对准妈妈因妊娠反应造成的烦恼多采取谅解和忍让的态度，并多给予其精神上的抚慰，努力料理好日常生活，帮助准妈妈尽快度过这段焦虑的日子，切实保护好胎儿，为其正常生长发育提供最好的条件。

准妈妈要进行适度的运动

运动既可增强准妈妈的体质，又有利于胎儿的健康发育，因此准妈妈在妊娠期间进行适当的锻炼是非常有必要的。适合准妈妈的运动项目有很多，准妈妈要根据自己的实际情况选择适合自己的运动项目来进行锻炼。如果准妈妈妊娠前就一直爱好运动，妊娠后没有什么特殊的情况，可以继续进行，但运动要有限度，不要运动到令自己感到疲劳或上气不接下气的地步。注意不要尝试那些剧烈的运动，尤其在妊娠早期易流产的时候要避免任何有可能损伤腹部的运动。如果是在妊娠前一直不怎么运动的准妈妈，那么在妊娠后最好选择一些简单易行的运动，如散步、打太极拳、做孕妇体操等。

准妈妈运动的好处

运动可以防止妊娠中的准妈妈体力衰弱，使之逐渐有较强的肌力和耐力。

因过度肥胖而烦恼的准妈妈确实很多，若想维持适当体重，最重要的是饮食规律、正常，做做运动也十分有效。根据资料统计，整个妊娠期没有特意做运动的准妈妈体重平均增加12.9千克，一直进行运动的准妈妈体重平均只增加12.2千克。

合适的运动强度

做同样的运动，有些人感到很吃力，有些人则觉得轻松，合适的运动强度因人而异。根据消耗掉的氧气量来估算运动的强度是较科学的方法，但氧气消耗量难以自己测量，所以一般以每分钟心跳数（脉搏）的多少来判断运动强度。

一般来说，妊娠中的运动强度以脉搏一分钟不超过140次为宜。运动结束之后，准妈妈可计算一下自己的脉搏次数，看看一分钟跳了多少次，核查一下运动是否过度。

准妈妈也可以一边做运动，一边感受自己的承受力，以此来了解运动量，称为自觉性运动强度。根据这种自觉性的标准，将运动强度把握在稍感轻松的运动（持续不断地运动，到稍稍出汗的程度）到稍感吃力的运动（一直持续到有点紧张感、汗流浃背的程度）之间，应是适宜的。

准妈妈不宜拔牙

拔牙对一般人（排除患有严重心血管疾病及血液病患者等）来说不是什么大事，但准妈妈应特别注意，因准妈妈拔牙时的精神紧张及疼痛刺激易诱发宫缩，可能会引起流产或早产。临床资料表明，在妊娠最初3个月内拔牙可诱发流产；妊娠8个月后拔牙有时可诱发早产；在妊娠4~7个月时拔牙相对安全。另外，准妈妈由于受雌激素的影响，拔牙时易出血过多，因此妊娠期应尽量避免拔牙。总之，妊娠期拔牙弊端较多，如必须拔牙，也应在妊娠中期（4~7个月）进行。拔牙前应充分休息、做好口腔护理，放松精神；拔牙时充分麻醉，避免受刺激产生宫缩而诱发流产与早产。准妈妈若有习惯性流产或习惯性早产史，应禁止拔牙。

准妈妈洗澡时应注意

在妊娠的最初几周内，处于发育中的胎儿的中枢神经系统特别容易受到热的伤害。无论是何种原因引起的准妈妈体温升高，如感染所致发热、夏日中暑、高温作业过长时间等，都可能使早期胚胎受到伤害。有一项研究表明，准妈妈体温比正常体温升高1.5摄氏度时，可使胎儿脑细胞的数量增殖和发育停滞；上升3摄氏度，则有杀死脑细胞的危险，而且这种脑细胞的损伤常常是不可逆的。

因此，从妊娠的第一个月起，准妈妈就最好不要再洗过热的热水澡（指水温超过42摄氏度），因为洗澡水过热，可使准妈妈体温超过正常体温，可能导致胎儿脑细胞损伤，造成智力低下、发育畸形。通常来讲，准妈妈的洗澡水温以35～37摄氏度为宜，而且准妈妈最好洗淋浴。

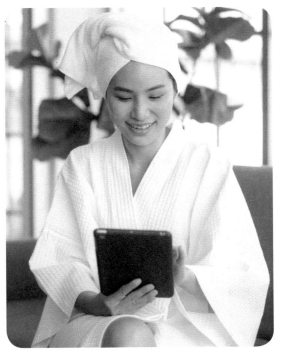

另外，准妈妈在洗澡时，不要用力搓腹部等部位，因为这样做有可能会刺激子宫收缩进而引起流产；要注意清洗会阴部位；还要注意不要用含有刺激性化学成分的洗浴用品。

对准妈妈睡眠的要求

妊娠以后，为了给胎儿创造一个良好的环境，准妈妈一定要保证有充足的睡眠时间，且应比平时多一些，每晚最少睡8个小时，每日午间最少要保证1个小时的睡眠时间，但时间也不宜过长。妊娠早期，准妈妈的身体变化不大，此期在子宫内发育的胎儿仍在母体盆腔内，外力直接压迫或自身压迫都不会很严重，不必过分强调准妈妈的睡眠体位，可随意选择舒适的睡眠体位，如仰卧位、侧卧位均可。妊娠晚期，由于子宫增大压迫周围脏器，最好采取左侧卧位，这也有利于胎儿的正常发育。

准妈妈要注意养成良好的睡眠习惯，早睡早起，不熬夜，以保持充沛的精力。还要改变以往不良的睡眠习惯，如趴着睡觉或搂抱一些东西睡觉，因为趴着睡觉或搂抱

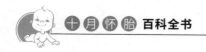

东西睡觉均会造成腹部受压，影响胎儿生长发育。

准妈妈骑车应注意的事项

一般来说，健康的准妈妈是可以骑自行车的，但须注意以下几方面。

❶ 要有良好的骑车技术，注意遵守交通规则。骑车往返路程不宜太长，以免过于劳累；天气不好、路面湿滑时应避免骑车。

❷ 鞍座的高度要合适。要根据自己的身高和腿长来调整鞍座。如果鞍座太高，蹬车时腿部就不得不尽量伸直，这样就会使会阴部和双手受到较大的压力，不太安全。一般应将鞍座调到不致使脚完全伸直的高度，鞍座平面到脚踏板的距离应短于脚尖到会阴部的距离。

❸ 鞍座前倾的角度不能大于20度。鞍座要柔软富有弹性，最好加海绵座套。

❹ 注意骑车姿势，双手握把要轻，两肘略微弯曲，上身微微前倾，臀部要坐得舒适。

❺ 准妈妈在妊娠早期（头3个月），因胎盘功能不健全，容易发生流产，故此期间应避免骑车。

❻ 妊娠期准妈妈体内各系统都有相应的变化，其中变化最大的是生殖系统。妊娠期子宫胀大，准妈妈身体重心前移，腰部曲度也增加。由于这些变化，妊娠晚期的准妈妈不应再骑车，以免发生意外造成骨折、胎盘早剥或早产等。

❼ 妊娠期间有流产、早产症状，或已确诊为双胎、前置胎盘、胎盘功能不全者，不应该骑车；患有妊娠高血压、妊娠水肿或其他系统疾病的，也不该再骑车，以免增加危险。

准爸爸需要做的事情

保持家庭和睦是非常重要的。夫妻之间接触最多、最亲密，准爸爸的一举一动、情感态度都会直接影响准妈妈。准爸爸对准妈妈可适度地开开玩笑，幽默风趣地说话，使准妈妈心情平和愉快，或陪伴准妈妈观看文艺节目，拜访久别重逢的亲人，尽可能地让准妈妈的情绪处在良好的状态，使准妈妈身体的内环境稳定，从而有利于胎儿的发育。

准爸爸需要做的事主要有以下三个方面。

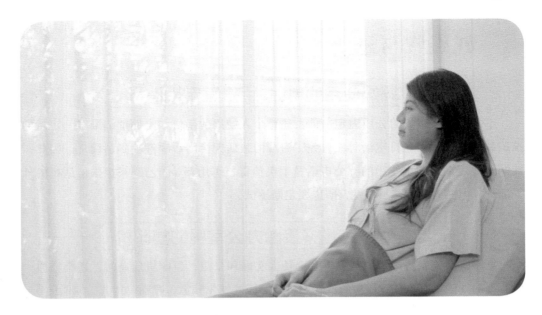

💜 激发准妈妈的为母之情

妊娠期间，准爸爸首先要保证准妈妈有良好的情绪，当准妈妈情绪不佳时，要多与准妈妈谈论胎儿的情况，多关心准妈妈出现的妊娠反应，要多和准妈妈描绘胎儿在子宫内的情形。要经常和准妈妈一道猜想宝宝长得有多漂亮、眼睛有多明亮等，以此增加母子在生理上和心理上的联系，增进母子感情，消除准妈妈因妊娠反应所引起的不愉快情绪，始终保持着期待做母亲的美好心情。

💜 做好准妈妈的后勤工作

妊娠以后准妈妈需要增加营养，准爸爸要主动承担采购适合准妈妈口味的各类食品的责任，做些准妈妈平时最爱吃的饭菜；尽力多担当各种各样的家务劳动，设法将家庭环境安排和布置得更温馨、更舒适些。总之，要尽量减轻准妈妈的负担，使她生活得更惬意。

💜 协助准妈妈进行胎教

妊娠第1周胎教已可开始，主要是让准妈妈在妊娠期心境平和、情绪愉快，尽量避免抑郁、悲伤、烦躁和惊恐的情绪。准爸爸还要适时地安慰和鼓励准妈妈，尽量使准妈妈生活有规律，保证环境卫生、饮食可口，努力协助准妈妈过好"情绪胎教"的第一关。

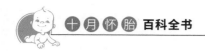

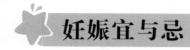

妊娠宜与忌

准妈妈使用的电话、手机宜定期消毒

不论是办公室里的公用固定电话，还是个人使用的手机，上面都沾染了一定量的细菌和病毒。人们在打电话时，口腔中潜藏的致病菌会随着唾液喷到话筒上。因此，准妈妈要定期给固定使用的办公电话及手机消毒，可用75%的乙醇来擦拭电话机的外壳部分，但因为乙醇容易挥发，所以要定期擦拭。

准妈妈不宜过多接触办公室里的复印机

复印机会使空气中产生臭氧，它会使人头痛和晕眩，复印机启动时，还会释放一些有毒的气体，有些过敏体质的准妈妈可能会因此发生咳嗽、哮喘。

如果准妈妈的办公室里有复印机的话，准妈妈可以跟同事商量，把它放在一个空气流通比较好的地方。准妈妈还要尽量减少使用复印机，平时还应注意适量吃富含维生素C和维生素E的饮食，因为它们可帮助准妈妈抵御复印机带来的危害。

准妈妈不宜涂指甲油

目前，市场上销售的指甲油大多是以硝化纤维为基料，配以丙酮、乙酯、丁酯、苯二甲酸等化学溶剂和增塑剂及各色染料制成，这些化学物质对人体有一定的毒性。有些准妈妈喜欢吃零食，指甲油中的有毒化学物质很容易随食物进入体内，并能通过胎盘和血液进入胎儿体内，日积月累，会影响胎儿健康。

准妈妈去医院做产前检查时尤应注意不要涂指甲油。因为甲床的颜色有时可作为医生诊断疾病的参考，如贫血、心脏病等，如果涂了指甲油医生便难以做出正确的判断。

准妈妈不宜喝浓茶

茶叶中含有2%～5%的咖啡因，每500毫升浓茶大约含咖啡因0.06毫克，如果每日喝5杯浓茶，就相当于服用约0.3毫克的咖啡因。咖啡因具有兴奋神经的作用，服用过多会刺激胎儿，使胎动增加，甚至危害胎儿的生长发育。此外，茶叶中还含有大量的鞣酸，大量饮浓茶后，茶中的鞣酸可与食物中的铁元素结合成一种不能被机体吸收的复合物，降低铁吸收率，造成缺铁，不利于准妈妈健康及胎儿发育。

准妈妈不宜多吃油条

在制作油条时，有的商家会加入一定量的明矾，每500克面粉就要用15克明矾，而明矾是一种含铝的无机物，如果摄入过多，明矾中所含的铝可能通过胎盘，造成胎儿大脑发育障碍，这会增加其智力低下的发生概率。因此，准妈妈应尽量少吃油条或只吃无矾油条。

准妈妈不宜盲目多吃菠菜

有人认为菠菜富含铁，多吃菠菜可供给人体较多的铁，有利于补铁，对胎儿生长发育有益。其实，菠菜含铁量并不丰富，每100克菠菜中只含铁2.9毫克左右，而每100克苋菜含铁5.4毫克左右，每100克芹菜含铁6.9毫克左右。而且菠菜中含有较多的草酸，而草酸会妨碍人体吸收所需的重要营养素锌、钙。

锌和钙是人体内不可缺少的元素，尤其是锌有促进胎儿神经系统发育的作用。如果人体缺锌，会感到食欲不振，味觉不灵敏，进食减少；胎儿一旦缺钙，就会影响骨骼的钙化，出生后有可能发生佝偻病，出现鸡胸、膝内翻及牙齿生长迟缓等现象。所以，准妈妈过多食用菠菜，反而会对胎儿健康不利。

如果在烹调菠菜前，用开水焯一下，其所含草酸可减少一大半，其对锌、钙吸收的妨碍作用也会大大降低。

准妈妈宜吃红枣

被人们称为天然维生素丸的红枣，维生素C的含量比梨高出多倍；还富含蛋白质、脂肪、有机酸、钙、磷、铁、胡萝卜素及B族维生素等多种营养成分，是滋补的佳果。红枣性温味甘，具有补血安神、补中益气、养胃健脾等功效。

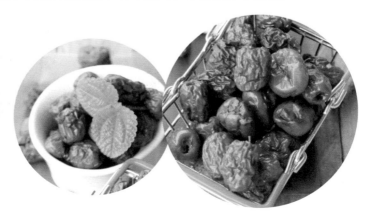

准妈妈宜吃花生

花生又称长寿果或植物肉。它味甘气香，脆润可口，有和胃、健脾、滑肠、润肺、养气之功。花生所含的脂肪是由亚油酸、花生酸、硬脂酸、棕榈酸、甘油酯等组成的优质植物油。花生含人体必需的不饱和脂肪酸，其含量较猪油等动物油的含量多得多。此外，花生中糖类、钙、磷、卵磷脂、胆碱、维生素A、B族维生素、维生素E及维生素K等的含量也较丰富。所以，花生是一种含营养素比较全面的食品。

花生煮熟后味甘性平，炒熟后味甘性温。早餐时或者饭后吃25克花生很有补益作用。准妈妈常吃花生可以预防产后缺乳。花生衣（即红薄皮）中含有止血成分，能够对抗纤维蛋白溶解，增强骨髓制造血小板的功能，缩短出血时间，防止血小板减少，是准妈妈预防再生障碍性贫血的食物之一。

准妈妈不宜盲目过量食用水果

水果富含维生素，营养也比较丰富，适合准妈妈食用。但是，如果准妈妈不加节制，盲目过多地食用水果，也会使体重迅速增加，甚至引起高脂血症。

水果中除含有90%的水分外，还含有果糖、葡萄糖、蔗糖和维生素C，且水果所含的糖类很容易被人体消化、吸收。如果摄入过多果糖和葡萄糖，它们经代谢转化成中性脂肪，不但会使人体体重增加，而且很容易引起高脂血症。所以，一般主张准妈妈每天的水果摄入量不应超过800克，而且应该在饭后食用，才不至于影响食欲。

准妈妈不宜多吃山楂

山楂可开胃消食，酸甜可口，很多人都爱吃，尤其是妊娠后有些准妈妈常有恶心、呕吐、食欲不振等反应，会更愿意吃些山楂或山楂制品，调调口味，增强食欲。但是，山楂对准妈妈有不利影响，不宜多吃。

研究表明，山楂对子宫平滑肌具有兴奋作用，倘若准妈妈大量食用山楂和山楂制品，有可能会造成宫缩进而导致流产。尤其是以往有过自然流产史或妊娠后有先兆流产症状的准妈妈，更要忌食山楂及其制品。

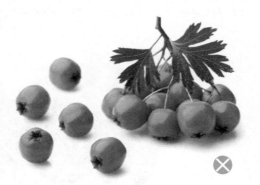

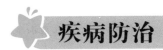

准妈妈宜适量吃板栗

板栗又称栗子。它与红枣、柿子一起被称为三大木本粮食。板栗富含蛋白质、脂肪、糖类、钙、磷、铁、锌及多种维生素，有健脾养胃、补肾强筋之功效。准妈妈适量吃板栗不仅可以健身壮骨，还有消除疲劳的作用。

疾病防治

准妈妈用药需谨慎

一些治疗疾病的药物常会令准妈妈担忧其是否会对胎儿有影响，不同妊娠阶段胎儿对药物的敏感度是不同的，准妈妈用药时可参考以下原则。

❶ 孕3周（停经3周）以内，较为安全。在此期间服药的准妈妈，如果没有流产征象，一般表示药物未对胚胎造成影响，可以继续妊娠。

❷ 孕3周至孕8周，高度敏感。此阶段胚胎对药物最为敏感，有些药物可产生致畸作用，但不一定会引起自然流产。此时用药应根据药物毒副作用的大小及有关症状加以判断，如果出现与用药有关的阴道出血，则不宜盲目保胎。

❸ 孕9周至孕5个月，中度敏感。此阶段胎儿对药物的毒副作用较为敏感，但用药后多数不会引起自然流产。此阶段准妈妈用药后是否终止妊娠，应咨询医生，根据药物的毒副作用大小等，全面考虑、权衡利弊后再做决定。

❹ 孕5个月以后，低度敏感。此阶段胎儿对药物的敏感度较低，用药后一般不会出现明显畸形，但可能会出现一定程度的发育异常或局限性损害，所以用药前还是应咨询医生。

感冒

♥ 感冒对胎儿的影响

妊娠期间尤其在妊娠早期，准妈妈由于免疫力较低，很容易患感冒。

准妈妈患感冒对胎儿可有两方面的影响。一是病毒的直接影响，病毒通过胎盘进入胎儿体内，可能引起先天性畸形，如先天性心脏病、唇裂、脑积水、无脑儿等；二是病毒的感染及准妈妈患病发热可能会诱发流产。一般来说，普通感冒不会造成以上影响，而感染病毒如风疹病毒、巨细胞病毒、疱疹病毒等则可能对胎儿造成危害，治疗上应在医生指导下用药，到妊娠中期应做产前诊断，以便及早发现胎儿可能出现的异常。

💗 早期感冒的防治

患轻度感冒的准妈妈，可多喝开水，注意休息、保暖。感冒较重有高热者，除一般处理外，应尽快地采取措施去热降温。可用物理降温法，如在额、颈部放置温毛巾等；也可使用药物降温，且应在医生指导下使用。

准妈妈患感冒时应注意两点：一是不要大意；二是不要随意自行服药治疗，应去医院诊治。

发热对胎儿的影响

有的准妈妈在妊娠早期发热，于是担心对胎儿健康不利。对此，首先要找出发热原因。短时间的低热对胎儿危害不大，但长时间发热或高热，不但会导致准妈妈各器官功能紊乱，还会刺激宫缩或引起宫内感染而流产。细菌、病毒感染可能干扰胎儿组织器官的正常分化和发育，严重的会引起胎儿畸形或死亡。另外，准妈妈单纯的高热也可致胎儿畸形。

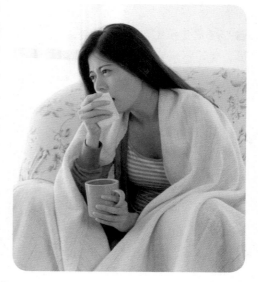

准妈妈一旦发热，应立即去医院就诊，查明病因，以判断是否可继续妊娠，并由医生对症治疗。准妈妈一定不要随意自行服药，因不少药物对胎儿有不利的影响，甚至有致畸作用，如四环素、卡那霉素、链霉素、庆大霉素等，用药前必须征得医生的同意。

预防宝宝近视要从妊娠开始

准妈妈在妊娠期间，就应注意对孩子眼睛的保护。现代医学研究证明，胎儿的眼球发育主要在准妈妈妊娠的前40天内进行。这时准妈妈应做好自身的保健工作，加强疾病预防，注意进食富含蛋白质和维生素的食物，增加抵抗力，不可饮酒、吸烟和随意用药。

如果准妈妈在此时患风疹、病毒性感冒或其他病毒感染性疾病，再加上用药不当，就可能给胎儿眼球的正常发育带来不良影响，造成先天性眼病，近视即是其中的一种。如果父母均有高度近视，由于遗传原因，其子女患近视的概率会高于一般人，但如能注意妊娠期保健，情况会有所改善。

农药对胎儿的影响

许多蔬果上残留的农药可随食物经胃肠道被人体吸收，有的还可以经皮肤被吸收，被吸收后的农药经血液和淋巴分布到全身，且大部分能通过胎盘进入胎儿体内，成为流产、早产和胎儿宫内死亡的重要原因之一，胎儿即使幸存也可能发生生长受限、脏器畸形或功能障碍。尤其在妊娠前3个月，胚胎处于脏器形成、分化的关键时期，对外界有害因素的干扰与损害特别敏感，准妈妈在此期间接触农药或食用有农药残留的食物，非常容易使胎儿受损，不可不防。

妊娠剧吐

造成妊娠剧吐的原因主要为人绒毛膜促性腺激素分泌旺盛，胃酸分泌减少，胃肠蠕动减少，饮食消化吸收减缓。精神紧张、情绪抑郁、恐惧妊娠及神经系统功能不稳定的准妈妈尤其容易发生妊娠剧吐。

准妈妈不可滥用保胎药

准妈妈不能滥用保胎药，如因病情需要使用保胎药时，应遵医嘱并注意用药的针对性和使用方法，只有这样才能正确保胎。流产被分为习惯性流产、先兆流产、难免流产、完全流产、不全流产、稽留流产、流产合并感染7种。其中，适于使用保胎药的有先兆流产和习惯性流产两种，其他流产不能继续保胎。

先兆流产

先兆流产的特点是停经后出现少量的阴道出血，少于月经量，无血块，伴下腹轻微胀痛或无腹痛，妊娠早期反应仍存在。妇科检查宫颈口未开大，未破膜，尿妊娠试验阳性。如果胚胎正常，经使用保胎药治疗，可继续妊娠。常用的药物有孕酮和维生素E。

💗 先兆流产的防治

先兆流产应以预防为主，具体应做好以下几个方面。

● 配合医院的宣传教育工作，了解流产的可能原因，消除不必要的顾虑和紧张情绪。要了解必要的妇科检查对胎儿无害。

● 注意休息，但不必绝对卧床。有出血时应卧床休息并通知医生。

● 注意阴道出血量和性状，随时观察排出液中是否有组织物。必要时保留会阴垫供医生观察。根据出血量及腹痛情况随时了解先兆流产的发展情况。

● 减少刺激，禁止性生活，避免不必要的妇科检查。

● 如下腹阵痛加剧，而出血量不多，应检查是否有其他并发症，并及时向医生反映。

● 如有组织物排出或出血量增加，应携带排出的组织物去医院就诊。

● 如有阵发性下腹剧痛伴出血量增多，应立即去医院就诊。

● 先兆流产的处理原则是以保胎为主，但由于受精卵异常是流产常见的原因，勉强保胎往往会留住畸胎儿或缺陷儿，故从优生角度出发，如确诊为胎儿不健全，应听从医生的建议，终止妊娠。

习惯性流产

习惯性流产是指自然流产连续发生3次或3次以上者。如经检查胎儿没有问题，妊娠后为防止再发生流产，可在医生指导下服用维生素E和进行孕酮注射。

另外，在使用保胎药的同时，准妈妈应注意休息，减少妇科检查，禁止性生活，以便提高保胎药的疗效。

影响胎儿生长发育的药物

抗生素：四环素、土霉素与多西环素，其可抑制骨骼发育，使乳牙色黄、釉质发育不良，易造成龋齿，还可致先天性白内障、畸形等；链霉素、卡那霉素与庆大霉素可致胎儿听力障碍、泌尿系统畸形；红霉素可致先天性白内障、脑膨出、四肢畸形；氯霉素可致新生儿灰婴综合征，骨髓抑制性白细胞减少或再生障碍性贫血；磺胺类药物可致新生儿高胆红素血症、胆红素脑病；呋喃妥因可致溶血。

解热镇痛药：阿司匹林、非那西丁，孕妇用后很可能造成胎儿的骨骼、神经系统或肾脏畸形，有的导致新生儿出血倾向、溶血引起头部血肿等出。

镇静安眠药：甲丙氨酯可导致胎儿发育迟缓、先天性心脏病；巴比妥类引起指趾短小、鼻孔通连。

激素类：雌激素造成上肢短缺，女婴阴道腺病，男婴女性化；孕激素可造成女婴男性化，男婴尿道下裂；可的松可致无脑儿、唇裂、腭裂、低体重畸形；甲状腺素也可导致畸形。

降糖药：格列本脲、格列齐特、甲苯磺丁脲等可导致胎儿畸形或死亡。

抗疟疾药：奎宁、氯奎、阿的平等可导致胎儿先天性耳聋、神经损伤及血小板减少。

抗癌药：环磷酰胺导致四肢缺损、腭裂；抗精神病药氯丙嗪会造成视网膜病变；抗癫痫药苯妥英钠可导致手指畸形、胯裂；抗过敏药氯苯那敏、苯海拉明能引起肢体缺损；避孕药能造成胎儿先天性心脏病及肢体短小或缺损。

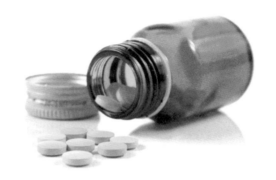

口服避孕药影响胎儿生长发育

妊娠早期无意中大剂量服用口服避孕药，可致胎儿多器官畸形，如脊柱、心、气管、食管、肾、肛门、肢体的畸形及染色体畸变。此外，睾酮可致女胎男性化、阴蒂肥大、阴唇融合。

- 雌孕激素合剂的避孕药，对胎儿往往不会造成影响。

- 其他的避孕药，如米非司酮，会对胎儿会造成影响，引起胎儿的畸形。

所以，建议最好把所服用的避孕药带到医院咨询医生，了解究竟吃了哪一种避孕药，判断对胎儿是否会造成影响。如果会造成影响，能够导致胎儿畸形，建议尽快终止妊娠。另外，建议女性一定要计划怀孕，这样才会对日常的用药、饮食有所注意，便于优生优育。

过量服用可影响胎儿生长发育的维生素类药物

过量服用可影响胎儿生长发育的维生素类药物有：

❶ 过量服用维生素A，可致胎儿骨骼异常、先天性白内障。

❷ 过量服用维生素D，可致新生儿血钙过高、智力障碍、肺动脉狭窄及高血压。

❸ 过量服用维生素K，可致胎儿和新生儿高胆红素血症、胆红素脑病。

❹ 过量服用维生素B_6，胎儿容易产生维生素B_6依赖性。胎儿出生后，维生素B_6的来源不如母体里充分，易出现兴奋、哭闹不安、易受惊、眼珠颤动。

❺ 过量服用维生素C会导致流产。

❻ 服用过多的叶酸也会对身体产生不良的影响。如可能会影响体内锌的代谢而造成锌缺乏，致使胎儿发育迟缓；会掩盖维生素B_{12}缺乏的早期表现，而导致严重的神经系统损伤等。

❼ 过量服用维生素A可能导致婴儿骨骼畸形、泌尿生殖系统缺损以及硬腭豁裂。

❽ 过量服用维生素E会使胎儿大脑发育异常。

❾ 过量服用维生素D则会导致胎儿的大动脉和牙齿发育出现问题。

风疹病毒感染

♥ 风疹病毒感染的症状

风疹是由风疹病毒感染引起的呼吸道传染病。患病后症状往往较轻，表现为突然发热、头痛、乏力，并伴喷嚏、咳嗽、咽痛等不适，随之出现从面部至全身的皮疹。不过，皮疹会在3天后消退，体温也会下降，病情会很快痊愈。

♥ 风疹病毒感染对胎儿的危害

风疹病毒如果存在于准妈妈体内，特别是在妊娠3~4个月时，也就是胎儿的组织器官发育的关键阶段，会侵犯胎盘并感染胎儿，是引起胎儿先天发育异常的主要原因。病毒可在胎儿的某些组织细胞中进行繁殖，但并不杀死细胞，最终导致胎儿组织器官分化、形成异常，诱发神经性耳聋、先天性心脏病、小头、前囟门不闭合、智力低下等先天畸形；会使胎儿生长受限发生率、死亡率增高，导致低体重儿、出生后发育缓慢等。

❤ 风疹病毒感染的防治措施

目前，对风疹病毒主要以预防为主。接种风疹疫苗后，免疫时间可达10~30年。风疹病毒感染的防治具体应注意以下三点。

❶ 在接种疫苗前，一定要确定未妊娠，并在3个月以内不应妊娠，避免疫苗中的减活病毒对胚胎造成感染。

❷ 已妊娠的准妈妈最好尽量少去人多、空气不洁的公共场合，避免与风疹患者接触。如果妊娠后不慎与风疹患者接触，应在接触后5天内注射丙种球蛋白，可有一定的保护作用。

❸ 如在妊娠早期疑被风疹病毒感染，应去医院做风疹病毒免疫性抗体测定。一旦确诊风疹，要由医生判断是否终止妊娠。

巨细胞病毒感染

❤ 巨细胞病毒感染对胎儿的危害

巨细胞病毒感染非常普遍，很多人在儿时就已经被感染过，巨细胞病毒是常见的导致宫内感染的病毒之一。通常，巨细胞病毒感染人体后大多侵入唾液腺、乳腺、肾脏、白细胞中，并不断地向外排出病毒，然后通过口腔、生殖道、胎盘、输血等途径传播。

一般情况下，巨细胞病毒感染多为隐性感染，患者症状轻微或没什么表现，对身体无多大影响。但在妊娠期间，准妈妈由于免疫力下降，感染后病毒的活动力更强。这样，可使隐性感染转变为活动性感染。巨细胞病毒会通过胎盘侵袭胎儿，在妊娠早期可致胎儿多种先天性畸形及流产。

❤ 防治巨细胞病毒感染的措施

巨细胞病毒感染引起的先天性畸形，大多在胎儿出生后几个月甚至几年才表现出来，主要表现为智力低下。准备妊娠或妊娠期的准妈妈，应对此特别的重视。要避免去人多、空气不洁的地方，注意讲究卫生，发生可疑症状应及早就医治疗；妊娠期间尽量避免接触巨细胞病毒感染患者，坚持适量运动，均衡饮食，以增强免疫力；妊娠期间如果被确诊为巨细胞病毒原发性感染，应当由医生判断是否终止妊娠。

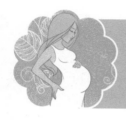
妊娠2月

胎儿情况

胎儿的发育

妊娠2月时，胎儿已初具人形。已经能辨别出头、躯干的轮廓，尾巴也小了一些，身长约12毫米，重量约为4克。手脚已分明，甚至手指、脚趾都有了。

胎儿的运动能力

早在第7周开始，胎儿就可以在母体内蠕动了，但这时由于活动幅度很小，准妈妈还不能感觉到胎儿的活动。

胎儿神经细胞的发育规律

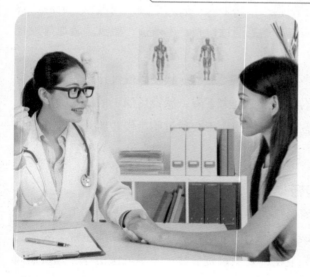

神经细胞的数量及神经纤维的长度由遗传因素决定，而突触的形成则受制于子宫内的环境。经常接受多变的外界刺激，胎儿脑的发育较快，增重明显，突触数也越来越多，突触的形成略迟于神经细胞和神经纤维。

这些神经细胞在胎儿时期已经开始形成，在胎儿出生之后会以惊人的速度增加，将直接决定其大脑的功能和智力发展水平。

胎教课堂

中医的逐月胎教法

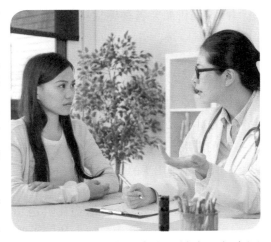

我国唐代名医孙思邈在他的医著《千金翼方》中描述了胎儿的生长发育过程："凡儿在胎，一月胚，二月胎，三月有血脉，四月形体成，五月能动，六月诸骨具，七月毛发生，八月脏腑具，九月谷入胃，十月百神备，则生矣。"并提出了"逐月养胎法"，对准妈妈的饮食起居作了详细指导。

胎儿在母腹中并不是"两耳不闻宫外事"的。中国宋代名医陈自明在总结前人经验的基础上，提出了"子在腹中，随母听闻"的观点，认为母亲心平神安，气血调顺则胎安，妊娠时须"无悲哀，无思虑、惊动""无大言，无号哭"。若惊恐、愤怒则气血逆乱，胎失所养则会发生畸形或流产，因胎儿和母体是血肉相连的，准妈妈的营养、情绪、健康状况，不仅能影响自己血液中的生化成分，同时还影响着胎儿赖以生存的子宫内环境，如压力、温度、羊水成分等。

妊娠2月胎教要点

散步，听音乐，做孕妇体操，避免剧烈运动，尽量不与小动物接触，保持环境清洁，排除噪声，情绪调节稳定，制怒节哀，无忧无虑，停止性生活以防流产。准爸爸应主动关心准妈妈的饮食状况，及时为其烹制可口的饭菜。

促进胎儿大脑发育

准妈妈应摄入富含蛋白质、维生素、微量元素、卵磷脂的鱼、蛋、奶、禽畜肉，以及蔬菜、水果等植物性食品，以满足胎儿大脑神经细胞发育的需要；多读书，多听音乐，到秀美景色中去陶冶自己的情操；常与准爸爸进行感情交流，让自己心情舒畅，以此给胎儿大脑的发育提供良好的条件。

胎教误区

💗 误区1：胎教就是教胎儿唱歌、说话、算算术

胎教的目的不是教胎儿唱歌、说话、算算术，而是通过各种适当的、合理的信息刺激，促进胎儿各种感觉功能的发育成熟，为出生后的早期教育打下一个良好的基础。

💗 误区2：胎教做好了，宝宝长大一定是神童

经过胎教的宝宝，也不一定个个都是神童。我们提倡胎教，并不是因为胎教可能培养神童，而是因为胎教可以发掘个体的素质潜能，让每一个胎儿的遗传素质获得最大限度的发展。如果把合适、正确的胎教和出生后的早期教育很好地结合起来，我们相信，每位正常出生的宝宝都可能成为"天才"。

💗 误区3：胎教就是给胎儿听音乐

"胎教"这个词在很早以前就已产生，许多年轻的准爸妈认为胎教就是让准妈妈和胎儿一起听音乐，有的说听古典音乐，有的说要培养孩子开朗的个性就要听摇滚乐，甚至还有听流行歌曲、京剧的。其实，妊娠期适当听音乐是正确的，但要讲究方法、时间和音乐种类的选择，并根据胎动的情况进行调整。此外，胎教还包含其他方面的内容，如准爸妈与胎儿的对话，调整准妈妈的情绪、睡眠的姿势等。各大医院妇产科开办的准妈妈课堂会对妊娠期胎教的细节问题进行指导和操作演练，教会准爸妈们正确的胎教方法。

胎教要遵循的原则

胎教原则是对人们的胎教实践经验的概括和总结，可对具体的胎教活动起指导作用。

💗 自觉性原则

准妈妈在正确认识胎教意义的基础上，要主动学习和运用胎教方法，有目的、有计划地进行胎教。

💗 及时性原则

发育过程具有不可逆转性，因此胎教必须尽早、及时地进行。如果错过了胎教的

最佳时机，后面就难以弥补。一般来说，胎教最关键的时期是妊娠5～7个月。

💗 科学性原则

要以科学的教育学、心理学、生理学和优生学等理论为指导，根据胎儿成长的基本规律，恰当地选择胎教方法，引导胎儿更顺利、更健康地成长。

💗 个体性原则

要根据准妈妈本人及其家庭的具体情况，选择适宜的方式、方法。由于准妈妈本人的能力、气质、性格等存在着个体差异，所以，胎教的方式和方法也应随之而异。

妊娠2月准妈妈最适宜的胎教活动

散步是准妈妈最适宜的活动。准妈妈适量散步可以提高胎儿神经系统和心、肺的功能，促进新陈代谢。有节律而平静的步行，可使准妈妈腿部、腹壁、胸廓肌肉和心肌加强活动，还可使血管舒张，血液循环加快，增加身体细胞的营养供给。因此，散步是增进准妈妈及胎儿健康的有效方法。

首先，散步的地点要选择好，最好选择那些空气清新、氧气浓度高、尘土和噪声都比较少的场所。准妈妈经过一天的工作和生活，心理上受到刺激，身体也会感到疲乏不适，置身于宁静的环境中散步，无疑是一次极好的身心调节。

如果所住的地方没有那样的场所，也可选择一些干净的街道作为散步的地点，应注意避开那些空气污染严重的地方，如闹市区、交通要道等，这些地方往往空气污浊、烟雾弥漫，在这种地方散步，不仅不能起到胎教的作用，反而会给准妈妈及胎儿带来不良的影响，可以说是得不偿失。

其次，散步的时间要适宜。准妈妈要有意识地避开空气污染相对严重的时段，并根据个人的工作、生活情况安排好散步的具体时间。

准妈妈到大自然中去有利于胎教

大自然清新的空气对人的健康有极大的益处，对准妈妈更是如此。

大自然的美景多种多样，各具风格。日月星辰、山水花鸟、草木鱼虫、田林原野等皆能陶冶人们的情操，激发人们对生活的热爱。它们能给人们带来欢乐，激发人思索，使人们的精神世界得到极大地丰富。

总之，大自然是无限美妙的。多欣赏大自然的美，不仅能使准妈妈从中得到休息、娱乐，从宁静的美景中获得清爽、舒畅之感，还可以使准妈妈大开眼界、增长知

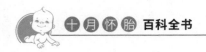

识、增添活力。这些都是极有利于准妈妈和胎儿身心健康的。

胎儿也会发脾气

大量的研究表明，胎儿在妊娠5周起就能对外界刺激做出反应；8周时能做诸如蹬脚、摇头等动作来表示他的喜好或厌恶；从妊娠6个月起，胎儿就有着丰富的情绪，不满意时也会发点儿小脾气。

准妈妈的情绪对胎儿的影响很大。准妈妈的焦虑、恐惧、愤怒和不安所引起的一系列生理变化，会影响胎儿的生活环境。这些消极因素会导致母体对胎儿的供氧量减少，使胎儿也处于不安与恐惧之中。准妈妈发怒时体内还会分泌大量的肾上腺素，使血压上升、胎盘血管收缩，可能引起胎儿缺氧，从而影响其身心健康。因此，准妈妈应注意保持良好的情绪状态，使胎儿能够健康发育。

准妈妈要当好胎教的主角

众所周知，准妈妈既是胎儿赖以生存的物质基础，又是胎教的主体。准妈妈为胎儿的生长发育提供了一切必要的物质条件，准妈妈的身体素质和营养状况直接关系到胎儿的身体健康。因此，孩子生命中第一任教师的重任便责无旁贷地由准妈妈承担。

一般情况下，从发现自己的腹内已孕育一个小生命时起，多数准妈妈便意识到保护和培养这一幼小生命的重大责任。也许有些准妈妈会因为自己的文化水平不高等因素而感到气馁，对胎教缺乏信心。其实，胎教最为关键的莫过于准妈妈的爱心，只要尽可能地倾注自己的理性的爱意，那么胎教就一定会顺利进行。

准爸爸在胎教中的作用

妊娠第2个月是胎儿大脑发育的敏感期，准爸爸在营造良好的胎教环境、调节准妈妈的情绪等方面发挥着重要作用，如能实施与胎儿对话、给胎儿唱歌等胎教手段，将发挥无可比拟的作用。

❤ "爱子先爱妻"

准爸爸应加倍关心、爱护、体贴妊娠的准妈妈，让准妈妈时时体会到家庭的温暖；主动承担家务活，保证准妈妈有充足的休息和睡眠时间；尽量给准妈妈营造安静、舒适、整洁的环境；切忌惹准妈妈生气，更不要与她发生争吵，避免准妈妈被不良情绪刺激；不要吸烟，要节制性生活；与准妈妈同听悠扬的乐曲，共赏优美的图画；经常陪伴准妈妈散步，到公园及户外去欣赏大自然的美景，使准妈妈心情愉快、情绪稳定地度过妊娠期。

💗 要把父爱带给腹中的胎儿

胎教不仅是准妈妈一个人的事，同样也应由准爸爸实施。美国的优生学家认为，胎儿很喜欢准爸爸的声音和爱抚。当准妈妈妊娠后，准爸爸可隔着肚皮经常轻轻抚摸胎儿，胎儿对准爸爸手掌的移位动作能做出积极的反应。也许是因为男性特有的低沉、粗犷的嗓音更能促进胎儿听觉发育，也许是因为胎儿天生就爱听准爸爸的声音，总之，胎儿对准爸爸的声音会有积极的反应。

此时胎儿尚小，感觉能力还弱，但准爸爸参与胎教仍会有潜移默化的作用。这样做，对准妈妈也是极大的慰藉。

两种音乐胎教

音乐胎教可分为以下两种。

一种是提供给胎儿欣赏的，特点主要是轻松、活泼、明快、悦耳动听，能够较好地激起胎儿的反应。可因胎动特点不同而选择不同类型的音乐，如对于那些胎动频繁的胎儿，可为他们选一些柔和、缓慢、平稳的曲子；对那些胎动比较弱的胎儿，可选一些轻松活泼、节奏明快的曲子。总之，胎儿的生长发育状况，准妈妈了解得最清楚，应具体情况具体对待，因人而异，因材施教。在一般情况下，那些轻松愉快、活泼明朗或旋律流畅的圆舞曲、摇篮曲、民乐、古典乐曲等都比较适合胎儿。

另一种是给准妈妈听的，特点是以优美、轻柔为主，可使准妈妈感到轻松愉快、心情舒畅、精神饱满、情绪稳定，从而有利于胎儿的健康生长。

进行音乐胎教的方法

由于在妊娠第2个月胎儿的听觉器官已经开始发育，而且神经系统也已初步形成，尽管发育得还很不成熟，但已具备了可以接受胎教的基本条件。因此，从妊娠第2个月的月末开始，可以给准妈妈和胎儿放一些优美、柔和的乐曲。每天放1~2次，每次放5~10分钟。这不仅可以激发准妈妈的愉快情绪，还可以适当地刺激胎儿的听觉，促使其神经系统更好地发育，为进一步实施音乐胎教和听觉胎教开个好头。

音乐胎教的误区

为了让胎儿出生后能健康成长、聪明伶俐，现在许多家长都在学做音乐胎教，但是错误的音乐胎教会伤害胎儿。常见的音乐胎教有如下几个误区。

给胎儿听轻柔的乐曲。这会引起胎儿躁动不安，长期下去，胎儿体力消耗太大，可能出生时体重过轻，有时还会出现不良神经系统反应。节奏过分强烈和音量较大的音乐，还可能使胎儿的消化系统发生紊乱，甚至伤害胎儿的听力。一般给胎儿听的音乐频率以500~1 500赫兹为宜。

给胎儿听音乐的时间过长。虽然要让胎儿反复聆听音乐才能给予其适当的刺激，但是音乐胎教一般每次以5~10分钟为宜，超过这个时间，胎儿的听觉神经和大脑会疲劳。

音乐胎教的美学意义

培养审美情趣是胎教的主要部分。对胎儿进行音乐审美的培养可以从心理作用和生理作用两方面来实现。

● 心理作用方面。优美的音乐能使准妈妈心旷神怡、浮想联翩，从而使其情绪达到最佳状态，并通过神经系统将这一信息传递给腹中的胎儿，使其深受感染。同时，轻松、悠闲的音乐节奏可以给胎儿创造一个平静的环境，使躁动不安的胎儿安静下来，使他朦胧地感觉到世界是多么和谐、多么美好。

● 生理作用方面。怡人悦耳的音乐能激起准妈妈自主神经系统的良性活动，自主神经系统控制着内分泌腺体的激素分泌，这些激素通过血液循环进入胎盘，会使胎盘的血液成分发生变化，有利于胎儿健康的化学成分增多，从而加强胎儿大脑及各系统的功能和活动。

饮食营养

此时营养很关键

妊娠第2个月是胎儿器官形成的关键时期，大脑已初具雏形，准妈妈要注意摄入含有适量蛋白质、脂肪、钙、铁、锌、磷、维生素的食物，这样才能使胎儿得到生长必需的营养素。倘若这个时期营养供给不足，胎儿就会发育不好。

保证妊娠早期的营养

妊娠早期正是胚胎细胞增殖分化和主要器官形成的重要阶段。大部分准妈妈可出现不同程度的妊娠反应，而这往往易使准妈妈改变饮食习惯，影响营养素的摄入。

如果准妈妈早晨起床就想吐，往往是胃内无物所致，要减轻症状，应睡前加餐，这样可以使夜间有较多的能量供给胚胎细胞生长利用。如晨起呕吐症状明显，最好立即往嘴里放点咸味食物，假如怕吐而不吃，则症状会持续更长时间。

准妈妈不断呕吐会引起体内水分丢失，为维持正常的新陈代谢，必须补充水分。所以，应尽量保证液体食物的摄入量，如多摄入牛奶、豆浆、含水分多的蔬菜和水果。

总之，妊娠早期应合理调配膳食，以防止剧烈妊娠反应导致准妈妈严重缺乏营养引起胎儿发育不良。

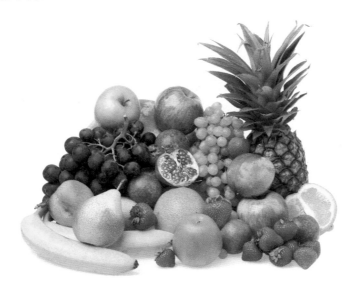

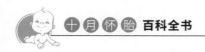

⟨ 妊娠2月食谱 ⟩

💗 止吐食品

橙子煎：取橙子1个，去皮后用水泡去酸味，加蜂蜜煎汤服用。

甘蔗姜汁：取甘蔗汁加少量姜汁，频频缓饮。

葡萄藤煎：取干葡萄藤用水煎服，连服数天。

柚子皮煎：取柚子皮用水煎服，连服数天。

生姜米汤：取生姜汁数滴，放入米汤内，频服。

牛奶韭菜末：牛奶煮开，调入少量韭菜末服用。

紫苏姜橘饮：紫苏梗9克，生姜6克，红枣10克，陈皮6克，红糖5克，煎水取汁当茶饮，每日3次。

益胃汤：取沙参、玉竹、麦冬、生地黄等适量，用水煎取汁，加冰糖，每日1次饮服。

竹茹蜜：将竹茹15克煎水取汁，兑入蜂蜜30克服用。

生地黄粥：用白米煮粥，将熟时，加入生地黄汁，搅匀食用。

白术鲫鱼粥：白术10克洗净，煎汁1 000毫升。鲫鱼肉30～60克，将鱼和粳米30克煮粥。粥熟后加药汁和匀，每日1次，连服3～5天。

💗 安胎食谱

鸡蛋粥

原料：鸡蛋、阿胶、糯米、精盐、猪油。

做法：将鸡蛋打破搅匀，糯米用清水浸泡1小时。锅内放清水，烧开后加入糯米，待开后，改用文火熬煮成粥，放入阿胶、淋入鸡蛋，烧开后，再加入猪油、精盐，搅匀即成。

功效：养血安胎。适用于妊娠胎动不安，小腹痛，胎漏下血等。

⟨ 不利于保胎的食品 ⟩

饮食对胎儿影响极大，准妈妈饮食必须慎重。妊娠第2个月是易流产的时期，准妈妈在饮食上宜多吃对胎儿有益的食物，避免食用对胎儿不利的食物，以保证胎儿的正常发育，防止流产、早产。

💟 活血类

可能导致流产的活血类食物主要有山楂等。这类食物会活血祛瘀，诱发流产。《神农本草经疏》说，山楂能"行结气，消瘀血"。现代医学也指出，山楂对女性子宫有收缩作用，准妈妈大量食用，易刺激宫缩，导致流产。《中药大辞典》中提到，蟹爪能"堕生胎，下死胎"。故以上食物准妈妈均应忌食。

💟 辛热类

部分辛热类食物有破血堕胎作用，主要有肉桂、干姜、胡椒、川椒及鳗鲡等。这类食物能助热动火，旺盛血脉，伤损胎元。《中药大辞典》中提到，桂性辛散，能通子宫而破血，破血则易引发流产。《随息居饮食谱》说，胡椒"多食动火烁液，耗气伤阴，破血堕胎……"，川椒"多食动火堕胎"，鳗鲡"多食助热发病，孕妇及时病忌之"等，故辛热食物准妈妈应慎食。

💟 滑利类

部分滑利类食物易导致流产，主要有冬葵叶、落葵、苋菜、马齿苋、薏苡仁等。这类食物能通下焦，伤损肾气，使胎元不固。《神农本经会通》中记载，冬葵叶"孕妇临产煮叶食之，则胎滑易产"。《本草纲目》中记载，马齿苋"利肠滑胎"，苋菜则性冷，利"滑胎"；《本草经疏》中记载，薏苡仁"妊娠禁用"，现代医学指出，薏苡仁对子宫有兴奋作用。凡上述滑利类食物准妈妈都应忌食。

准妈妈要注意补钙

钙在保证胎儿骨骼及牙齿的健康发育上是很重要的。在妊娠8周左右，胎儿的骨骼和牙齿开始发育，准妈妈需要摄取更多钙。钙的来源有奶制品、鱼虾类、豆腐及多叶的绿色蔬菜。但是，奶制品的脂肪含量也很高，所以，最好选择低脂肪的品种，如脱脂奶。

准妈妈要适量补充糖类

胎儿大脑发育需消耗较多能量，虽然大脑的重量只占体重的2%左右，但其消耗的能量却可占全身总消耗能量的20%。糖类是大脑活动能量的主要来源，大量的糖类能刺激胰岛素分泌，使血液中色氨酸含量提高，从而增强大脑神经细胞的活动，提高智力。糖类能将能量细水长流地提供给大脑，是为大脑供能的最佳来源，但是如果摄入过多，会增加患妊娠糖尿病的风险。所以，准妈妈在妊娠期间摄入糖类要适度。

准妈妈要适量补充脂肪

脂肪的主要功能之一是储存机体能量，脂肪氧化产生的能量多（同等重量的脂肪产生的能量是糖类、蛋白质的2倍左右），而且储存在体内的脂肪构成了巨大的"燃料基地"。当人体缺乏能量时，机体就从这个"基地"中将脂肪动员出来，产热供能，这样，宝贵的蛋白质就可以避免被过度消耗。

脂肪组织是构成人体的重要成分，存在于皮下及器官之间，对重要的脏器起到保护作用；脂肪还可以为机体提供必需的脂肪酸。此外，脂肪还是脂溶性维生素吸收的促进者。如果缺少脂肪，脂肪酸和脂溶性维生素都会缺乏，从而给机体发育带来不利影响。

脂肪还可以改善食物的性状，赋予食品以特殊的风味，增加人们的食欲。由于脂肪导热性差，故能防止体温外散，在维持体温恒定和抵御寒冷方面有不可替代的作用。

妊娠2月时，准妈妈对脂肪的需求量相应增加，从妊娠早期开始准妈妈某些部位就有脂肪存积。整个妊娠期准妈妈增加体脂2 000~4 000克。此外，妊娠晚期准妈妈体内的脂肪还要供给胎儿用作脂肪储备，那时胎儿体内的脂肪重量可为其体重的5%~15%。脂肪也是构成脑及神经系统的重要成分。脑组织的脂肪酸中约1/3为亚油酸和亚麻酸，不饱和脂肪酸对髓鞘和细胞膜的生成具有重要作用。

因此，准妈妈膳食中应含有适量的脂肪，并有足够的饱和脂肪酸和不饱和脂肪酸。一般认为，准妈妈膳食中脂肪供给量应占总能量的20%~30%。

脂肪的主要来源有油脂、动物性食品和坚果类食品。

各种油脂类植物种子及坚果类食品中，亚油酸类必需脂肪酸含量较高，如花生、大豆、芝麻及核桃等，是准妈妈们首选的油脂食物。一般鱼类及贝类食品含有较丰富的二十二碳六烯酸（DHA）；芝麻油、玉米油、瓜子仁、松子及动物脑、心、肺和瘦肉中则含有较丰富的其他不饱和脂肪酸。

准妈妈要适量补锌

锌作为人体内一系列重要酶类的组成部分，对维持准妈妈的生理功能有着不容小觑的作用；在分娩过程中，锌也起着不可低估的作用。

锌在人体内的总量不超过3克，其对分娩的影响，主要是影响子宫的收缩力。

锌可以增强子宫肌细胞内有关酶的活性，促进肌细胞收缩，从而把胎儿娩出子宫。因此，准妈妈缺锌，可造成宫缩乏力、难产，还会增加产后出血等产科并发症的风险。

据测定，准妈妈在妊娠的第2个月，血中锌含量即开始下降，到妊娠晚期准妈妈血锌浓度较未妊娠的正常女性低20%左右。可见妊娠期补锌的必要性。动物

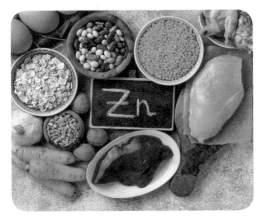

性食物含锌量较高，而且易被人体吸收，如肉、奶、鱼、蛋、牡蛎等，其中每100克鲱鱼的锌含量甚至超过100毫克，可称含锌食品之王，应注意选食。

准妈妈要适量补铁

如果没有足够的铁的补充，准妈妈生理性贫血会加重，将会出现贫血症状，如头疼、头晕、耳鸣、目眩、疲倦乏力、记忆力减退，严重的可引起贫血性心脏病，甚至心力衰竭；易发生早产，对出血耐受性差，易休克；产后抵抗力低，易感染。准妈妈贫血还会使胎儿氧供应量减少，影响胎儿的生长发育，胎儿体重会比正常胎儿低；宫内缺氧严重可导致死胎，新生儿易发生窒息。妊娠2月时，准妈妈须注意补铁。

含铁量较高的谷类有糙米、玉米、燕麦；豆类有绿豆、紫芸豆；蔬菜中有芹菜、土豆等；各种动物的肝脏，其中尤以猪肝、鸭肝为好；菌藻类有紫菜、海带、发菜、口蘑、杵蘑、黑木耳；海产品有海蜇、虾等。总之，铁的来源是多方面的。准妈妈要注意饮食搭配适当，讲究食品的质和量，饮食多样化，保证每天都会有足够的铁摄入。

准妈妈不能缺碘

人体内约含有25毫克的碘，其中约10毫克在甲状腺中。碘是甲状腺素和三碘甲腺原氨酸的重要组成成分，甲状腺素能促进蛋白质的生物合成，促进胎儿的生长发育。妊娠初期准妈妈甲状腺功能活跃，碘的需求量增加，若妊娠期碘摄入量不足，准妈妈易发生甲状腺肿大、功能减弱，会影响胎儿的发育。

准妈妈缺碘可能造成流产、死胎、胎儿聋哑和先天性畸形。胚胎期和婴儿期严重缺碘可能导致孩子以后呆傻。研究还发现，缺碘对胎儿脑的损害最为严重，出生时即

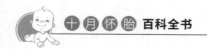

使有轻度的碘缺乏，也可影响其智力的发育。

成人每日碘供给量为120微克，准妈妈每日应再加110微克。

富含碘的食物有海带、紫菜、海虾、海鱼及海盐等，而谷类、豆类、根茎类和果实中碘的含量均较低。

长期摄入过量的碘会影响甲状腺对碘的利用率而造成甲状腺肿大。故对碘的摄入与对其他营养素的摄入一样，贵在平衡、合理。

准妈妈需要补硒

人体缺乏硒可导致克山病，患者往往有心悸、头晕、气短及心功能不全等症状，严重者常因心力衰竭而死亡。由克山病流行病学调查得知，克山病好发于育龄女性。准妈妈处于低硒水平，也易患克山病。

准妈妈每日膳食中，硒供给量应为60微克。

硒的地理分布很不均匀，贫硒地区的食物中含硒量低。一般地区中，动物的肝、肾和虾中含硒量较高，芝麻、糙米、普通面粉、大豆、蘑菇、芦笋、胡萝卜、蒜、橙子和香蕉等含硒量较高，海带、发菜和贝类含硒量也较高。

准妈妈不能缺镁

镁可参与核酸的合成，维持核酸结构的稳定，还能激活脱氧核糖核酸酶，因而镁对遗传过程具有十分重要的作用。

准妈妈缺镁往往易出现情绪不安、激动及妊娠高血压、水肿、蛋白尿，严重时还会发生昏迷、抽搐等，这对胎儿的正常发育是极为不利的。因此，准妈妈要注意多吃些含镁丰富的食物。镁广泛存在于绿叶蔬菜和其他食物中，每100克绿叶蔬菜含镁30～80毫克；豆芽含镁量较高，每100克含镁523毫克；大豆每100克含镁322毫克。含镁丰富的食物还有大麦、豌豆、麦芽、荞麦、蛋黄、香蕉、红糖、核桃、山楂、大茴香、黄瓜及枸杞等。

准妈妈喝水有讲究

目前，市场上销售的饮用水和饮料层出不穷，花样不断翻新，有纯净水、超纯水、太空水、蒸馏水、离子水、富氧水、矿泉水，还有各种果汁、汽水等，不胜枚举。准妈妈在选择饮用水时应注意：纯净水、太空水等，都属于超纯水，只是称呼上不同。它们的优点在于干净卫生，但缺点是缺乏矿物质。所以，准妈妈不宜一直喝这类水。

　　蒸馏水是普通水通过蒸馏而成，一些低沸点的有机物被蒸馏，但一些有毒的有机物仍有可能留在水中，因此其纯度不如纯净水，而且有用的微量元素也含得不多，因此不宜作为准妈妈的饮用水。

　　饮料的品种更是繁多。虽然某些饮料中含有一些营养素，但其含量很有限，即使是含乳饮料，其蛋白质含量也远不如牛奶和鸡蛋，因而准妈妈很难从饮料中获取足够的人体所需的营养素，饮料充其量只是为人体补充水分。有的饮料中还含有大量的糖分，对人体有害无益，所以，准妈妈应慎重选择饮料，尽量不喝或少喝饮料。

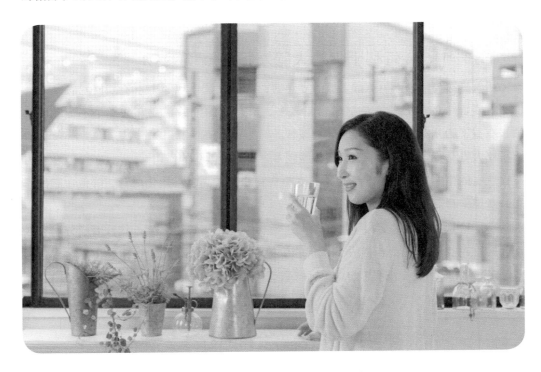

选择孕妇奶粉要注意

　　孕妇奶粉是指针对准妈妈的生理特点，为促进胎儿的正常发育，满足准妈妈和胎儿所需营养而特别配制的奶粉。准妈妈们面对各种品牌、各具特色的孕妇奶粉应该怎样选择呢？

　　首先，需要了解各种品牌奶粉的特点，有的奶粉含脂肪量较低或几乎不含；有的不含乳糖，不会引起胃肠道反应；有的强化了普通奶粉所没有的而胎儿发育急需的叶酸；有的提供了亚油酸、亚麻酸等胎儿成长必需的脂肪酸或DHA；大多数孕妇奶粉都提供了充足的微量元素，如铁、锌、铜等，还提供了充足的钙、磷，准妈妈选择奶粉时应注意营养的均衡。

其次，准妈妈还要照顾自己的口味，在妊娠反应较重的妊娠早期，有些准妈妈的口味非常敏感，会酷爱某些食物的口味，反感另一些食物的口味。因此，不应只看广告宣传，准妈妈也要根据自己的口味选择产品。

除此之外，还应注意吃孕妇奶粉的时机，虽然称为孕妇奶粉，但是女性应在孕前几个月就开始选用，以便为漫长的妊娠期打下良好的营养基础。

最后是奶粉的每天用量。孕妇奶粉并非喝得越多越好，每天喝1～2杯，配合营养均衡的各类食物，就能够达到营养充足且均衡的目的。

有利于胎儿大脑发育的麦类食物

用大麦芽与糯米面熬炼加工成的麦芽糖，富有营养，为准妈妈的滋补佳品。

荞麦面中的赖氨酸、色氨酸含量较多，其含有的油酸、亚麻酸都是不饱和脂肪酸，有益于胎儿健康，更有益于健脑益智。

裸大麦又称青稞，含不饱和脂肪酸较多，有益智健脑的作用。

燕麦的蛋白质和脂肪含量与其他麦类食物相比较高，有软化血管、降低血脂的作用，对健脑有益。

小麦粉营养丰富，但由于加工不同，有标准粉、富强粉之分，其营养成分略有区别。标准粉比富强粉营养损失少，营养价值更高些。一般每100克标准小麦粉含蛋白质9.4克，脂肪1.9克，糖类72.9克，钙43毫克，磷330毫克，铁5.9毫克，维生素B_1 0.1毫克，烟酸4毫克。

有利于胎儿大脑发育的谷类食物

谷类食物有健脑作用，主要有大米、小米、糯米、大黄米等。

这四种谷类食物结构基本相同，都是由谷皮、糊粉层、胚乳和谷胚四部分组成。谷皮主要由纤维素、半纤维素组成，也含有一定量的蛋白质、脂肪和维生素。糊粉层中纤维素含量较多，蛋白质、脂肪和维生素含量也较高，如果经过细加工，大部分会被扔掉；如果粗加工，则保存较多。胚乳是整个谷粒的主体部分，绝大部分是淀粉。谷胚由胚芽、胚轴、胚根和子叶等部分组成，其B族维生素和维生素E、蛋白质、脂肪、矿物质的含量都比较丰富。

大米蛋白质的营养价值比较高，但是不能全面地向人体提供8种必需氨基酸，所以以大米为主食的南方人，最好搭配其他主食以均衡营养。

小米含蛋白质、脂肪、铁的量都比大米高。人体对小米的营养的吸收率高，蛋白质吸收率达83.4%，脂肪为90.8%，糖为99.4%，但小米中8种必需氨基酸也不全含有，应与其他食物配合食用。

糯米的蛋白质、脂肪含量与大米差不多，但其对人体的营养价值比大米高。

大黄米的营养成分与小米相近，脂肪和蛋白质含量高于小米。

有利于胎儿大脑发育的豆类食物

有利于胎儿大脑发育的豆类食物中首推大豆，每100克大豆含蛋白质约40克。每100克大豆中含脂肪20克，这些脂肪的80%以上由油酸、亚油酸、亚麻酸等优质不饱和脂肪酸构成。此外，每100克大豆还含钙240毫克，铁9.4毫克，磷570毫克，维生素B_1 0.85毫克，维生素B_2 0.156毫克，烟酸2.2毫克。这些营养素都是大脑发育所必需的。

与大豆相近的还有黑豆，其健脑作用比大豆还明显。

毛豆是灌浆后尚未成熟的大豆。带豆荚的毛豆含有较多的维生素C，每100克毛豆中维生素C可达30毫克，煮熟后仍含有27毫克，是较好的健脑食品。

豆制品中，首先值得提倡的是发酵大豆。经发酵，整个大豆变成黑色，此时称豆豉，其含维生素B_2非常丰富，每100克豆豉含0.3毫克维生素B_2，发酵前每100克大豆只含0.156毫克，发酵后含量提高了将近1倍。维生素B_2在谷氨酸代谢中起着非常重要的作用，而谷氨酸是人脑中的重要物质，可提高人的记忆力。因此，豆豉是良好的健脑食品。

豆腐也是大豆制成的，它是非常好的健脑食品。豆腐制品像冻豆腐、豆腐干等都有益于健脑，可交替食用。

有利于胎儿大脑发育的果品

有些果品是健脑佳品，准妈妈多吃这类食物，对胎儿的大脑发育十分有益。

♥ 鲜枣和干枣

鲜枣维生素C的含量非常高，每100克鲜枣可食部分维生素C含量可达540毫克，酸枣中维生素C含量最高，每100克酸枣可食部分含维生素C 830～1 170毫克。鲜枣中的维生素C在人体中利用率高达86.3%。

干枣每100克含蛋白质3.3克，脂肪0.4克，糖类73克。此外，还含有相当多的有机

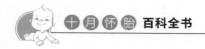

酸、胡萝卜素、B族维生素、维生素C。

花生

每100克花生含蛋白质26.5克，脂肪45克，糖类20克，还含有钙、磷、铁等。蛋白质大部分是球蛋白，脂肪中脂肪酸的组成是油酸、亚油酸、花生酸。这些营养素对人脑都有很好的保健作用。

柿子和柿饼

鲜柿子中每100克含水分约76.5克，蛋白质0.4克，糖类14克，胡萝卜素0.85毫克，维生素C 43毫克，烟酸0.1毫克。柿子是有利于健脑的食品。柿饼由鲜柿子晾干而成，其营养价值比鲜柿子高。

鲜葡萄和葡萄干

鲜葡萄每100克含水分84～92克，蛋白质0.3～0.9克，脂肪0.1～0.8克，糖类8.5～13.4克，胡萝卜素0.01～0.41毫克，维生素B_1 0.01～0.18毫克，维生素B_2 0.01～0.03毫克，烟酸0.1～0.8毫克。此外，还含有维生素C、钙、磷、铁等成分。

葡萄干是由葡萄晾干制成的，其含糖、铁量较高。

柑橘

柑橘品种很多。以金橘为例，每100克含水分81.1克，蛋白质1克，脂肪0.1～0.4克，糖类7.3～16.8克，胡萝卜素0.1～0.64毫克，维生素B_1 0.4毫克，维生素B_2 0.4毫克，维生素C 16～56毫克，维生素E 0.36～0.52毫克，钙60毫克，磷15毫克，铁1.05毫克。柑橘以富含B族维生素和维生素C为特点，是健脑益智食品。

核桃、栗子

日本研究自然疗法及健脑食物的专家，把核桃、栗子、花生三种食物称为健脑食品的"三杰"。

核桃仁100克含蛋白质15.4克，脂肪63克。此外，还含有钙、磷、铁及各种维生素。在脂肪酸的组成中，不饱和脂肪酸占比较大。其维生素B_6的含量也相当高。

栗子每100克含蛋白质5.3克，脂肪1.7克，糖类65～70克，胡萝卜素0.3～0.4毫克，维生素B_1 0.6毫克，维生素B_2 0.15毫克，烟酸0.5～2.2毫克，维生素C 34毫克，维生素E 2.04～23.85毫克，钙25毫克，磷93毫克，铁1.5毫克。其所含的脂肪酸大部分是不饱和脂肪酸，可有效补充大脑发育所需要的营养素。栗子所含蛋白质的氨基酸组成方面谷氨酸的含量很高。这些都是健脑成分。

有利于胎儿大脑发育的蔬菜

蔬菜中的健脑食品主要有香菇、金针菇、黄花菜、南瓜等。

♥ 香菇

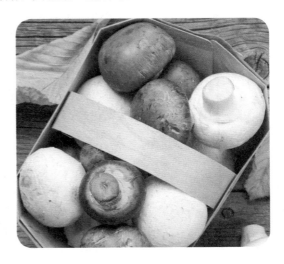

香菇营养丰富，每100克含蛋白质21克，脂肪1.3克，膳食纤维32克，其他糖类29克，胡萝卜素20～120微克，维生素B_1 0.19毫克，维生素B_2 1.3毫克，烟酸24.8毫克，钙35毫克，磷289毫克，铁7.3毫克。另外，香菇还含有其他维生素、矿物质及30多种酶和18种氨基酸，因其含有全面、丰富的营养素，所以是很好的健脑食物。

♥ 金针菇

金针菇营养全面、丰富，每100克干品含蛋白质31.2克，脂肪5.78克，膳食纤维3.34克，其他糖类60.2克，钙16毫克，磷280毫克，铁9.8毫克，烟酸23.4毫克。此外，还含有维生素B_2、维生素C及胡萝卜素等，并含有8种必需氨基酸，其中赖氨酸的含量特别高，是健脑佳品。

♥ 黄花菜

黄花菜又名金针菜，其营养价值高，含有丰富的蛋白质、脂肪、钙、铁等有健脑作用的营养素，还含有较多的维生素B_1，其安神健脑作用明显。

♥ 南瓜

南瓜每100克含蛋白质0.5克，脂肪0.1克，钙30毫克，磷9毫克，铁1.1毫克，胡萝卜素0.2毫克，维生素B_1 0.05毫克，维生素B_2 0.06毫克，维生素C 5毫克，是健脑食物。

妊娠早期一日营养供给量

妊娠早期一日营养供给量可参考表2。

表2　妊娠早期营养供给表

名称	供给量
能量	2 300 千卡[①]
钙	800 毫克
锌	15 毫克
铁	18 毫克
蛋白质	70 克
维生素 E	10 毫克
维生素 B$_1$	2 毫克
维生素 B$_2$	2 毫克
烟酸	12 毫克
维生素 C	50 毫克
维生素 A	800 微克
维生素 D	5 微克

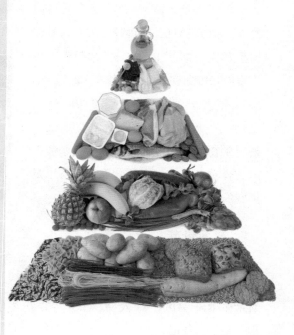

调料对准妈妈的影响

调料即调味品，包括传统的调味品如香料、盐、酱油等，以及制成品如鸡精、沙拉酱、番茄酱等。准妈妈食用制成品前，要仔细阅读其配料表，含防腐剂、色素的制成品少用为好。

---

① 1千卡=4.184千焦，下同。

❤ 盐

准妈妈必须严格控制盐用量。许多准妈妈在妊娠晚期出现水肿，可见足踝及小腿皮肤绷紧光亮，用手按压出现凹陷，长时间站立行走、不午睡则更加严重。这是由于准妈妈体内内分泌变化，易导致水潴留；同时，增大的子宫压迫下肢静脉，使血液回流受阻，下肢易出现水肿。摄入盐过多，这种现象则更加严重。

❤ 酱油

酱油中也含有盐，准妈妈在计算盐的摄入量时要把酱油计算在内。不过准妈妈不必忌食酱油，但饮食以清淡为好。

❤ 茴香、桂皮、花椒

研究表明，天然香味调味品如茴香、桂皮、花椒往往辛燥大热。准妈妈的食物中，应尽量少用或不用这类调味品。

❤ 味精

联合国粮农组织及世界卫生组织食品添加剂联合专家组取消了对于成人每天摄入味精限量的规定，但婴儿食品仍须慎用味精。味精可使食物味道鲜美，还含有一定的营养素，没有研究证实其会产生毒素。因此，准妈妈只要食用适量即可，不必禁用味精。

准妈妈不宜节食

准妈妈妊娠以后，体内的新陈代谢变得旺盛起来，体重增加、身体胖一些，这都是必然的、合理的、正常的，若不是这样，反而不正常。

准妈妈过分控制饮食，会造成胎儿先天营养不足。俗话说"先天不足，后天难养"，准妈妈营养不足，会给胎儿发育带来严重的后果。如果缺乏蛋白质，就会影响胎儿神经细胞的增殖，造成智力低下；缺乏钙、磷等元素，就会影响其骨骼、牙齿的生长发育，使宝宝日后易得软骨病、佝偻病；缺乏维生素，免疫力就要下降，影响其健康生长发育，甚至可能导致发育不全，出现畸形；缺乏脂肪，再加上心脏、肝脏内储存的糖原（能量来源）明显减少，胎儿就经不住即将出生时的宫缩和经过产道时产道压力压迫的考验，出生后还容易发生低血糖和呼吸窘迫综合征。总之，准妈妈营养缺乏，胎儿、新生儿就会出现很多不健康的症状，很难达到优生目标。

准妈妈服用阿胶有讲究

中医学认为，女性妊娠之后，全身精血多数都集中于下焦以孕育胎儿，因此妊娠期女性所需营养比平时更多，稍一疏忽就容易出现血虚现象。而在产后，一般情况下随着女性各种营养物质的亏耗，身体也有一个虚弱阶段。在这两个特殊时期，适当服一些滋补药物是必要的。由于阿胶的滋阴、补血功能显著，常常被选用，但是必须应用得法。例如，准妈妈和产妇如果胃口不好，不思饮食，服用阿胶后可能会加重该症状，这时就应请医生调整用药。有些产妇可能是阳虚，有小腹冷痛、腰膝酸软、白带过多、恶露不净等，这时就不应用阿胶而应用助肾阳的中药了。总之，阿胶是中药的一种，在服用前还是要先咨询医生。

准妈妈吃姜有讲究

常言道："冬吃萝卜夏吃姜，不劳医生开处方。"生姜有益于防暑、度夏。鲜生姜中的姜辣素能够刺激胃肠黏膜，使消化液分泌增多，有利于食物的消化和吸收，令人开胃。姜辣素对心脏和血管都有刺激作用，能使心跳及血液循环加快、人体毛孔张开，有利于体内的废物随汗液排泄，并带走体内余热。准妈妈吃生姜应该注意以下几点。

❶ 进食适度。炎夏容易口干烦渴，生姜辛温，属于热性药物，根据中医"热者寒之"的原则，准妈妈要少吃生姜。

❷ 准妈妈如有痱子、疖疮、痔疮、肾炎、咽炎或者上呼吸道有感染时，须暂时禁食生姜，以防病情加重。

❸ 生姜红糖水只适用于风寒感冒或淋雨后的畏寒发热，不能用于暑热感冒或风热感冒及其他类型的呕吐，包括妊娠呕吐等。

❹ 腐烂的生姜会产生一种毒性很强的有机物——黄樟素，能损害肝细胞。所以，千万不能用烂姜调味。以往有"烂姜不烂味"的说法，实属误解、误用。

准妈妈吃蒜的讲究

大蒜性温味辛、香醇可口。它具有较强的抗病毒及杀菌作用，准妈妈吃大蒜可以防治感冒。食用的方法是取大蒜20克，捣烂为泥，糖水冲服，能散寒健胃，预防感冒、流行性脑脊髓膜炎，缓解头痛、肺炎、痢疾、恶寒发热等，也可助消化及增食欲。

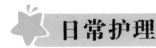

日常护理

妊娠早期准妈妈的身体变化

准妈妈妊娠后，基础体温将出现一定程度的升高，这种状态将持续14～19天。

准妈妈的身体变化具体体现为身体慵懒发热，下腹部和腰部稍凸出，乳房发胀，乳头时有胀痛、颜色变暗，排尿次数增加，心情烦躁，恶心。有的人会出现孕吐情形，还有些人甚至会出现头晕、鼻出血、心跳加速等症状。这些都是妊娠早期特有的现象，不必过于担心。

此时，子宫如鹅卵一般，比未妊娠时稍大一点，但腹部表面还没有明显凸起的变化。

冬季准妈妈应多晒太阳

准妈妈可别忽视了日光"进补"。最新研究表明，准妈妈是最需要接受冬季阳光照射的人群，冬季阳光照射对准妈妈有以下几方面的好处。

- 冬季常晒太阳，可降低准妈妈患骨质疏松症的风险，减少佝偻病患儿的发生率。

- 冬季常晒太阳可增强准妈妈的抵抗力，有助于预防各种感染。因为阳光中的紫外线有杀灭病原微生物的作用。

- 冬季常晒太阳有利于防止准妈妈情绪波动，防止冬季抑郁症的发生。在妊娠期，由于受妊娠或内分泌变化引起的不适的影响，准妈妈很容易出现情绪波动或情感障碍，而冬季又是季节性情感障碍——冬季抑郁症的高发期。在冬季，晒晒太阳是准妈妈防治冬季抑郁症的最好办法。

妊娠2月准妈妈的坐姿要点和放松活动

坐椅子的方法：在妊娠期，尽量坐有靠背的椅子，这样可以减轻上半身对盆腔的压力。坐之前，两脚并拢，左脚向后挪一点儿，然后轻轻地坐在椅垫的中部。坐稳后，再向后挪动臀部，把后背靠在椅背上，深呼吸，使脊背伸展放松。在妊娠早期，准妈妈应练习学会"坐"。

脚部运动：活动踝骨和脚趾部位的关节。由于胎儿的发育，准妈妈体重日益增加，脚部的负担增加，因此必须每日注意做脚部运动。

（1）脚心不离开地面，脚尖尽量往上翘，呼吸一次，把脚放平。同样的运动要反复做几遍。

（2）坐在椅子上把脚搭起来，上面那条腿的脚尖和脚腕慢慢地上下活动，然后换另一条腿。

妊娠早期工作注意事项

一般来说，如果不是从事重体力劳动的话，准妈妈是可以坚持工作的。当然，如果从事需长时间站立、震动大、接触放射线等有害物质的工作，在妊娠后应改换其他工作或申请换岗。

工作时，准妈妈要根据自己的情况随时调整工作强度和时间，一旦感觉累了，应及时休息。在休息时间，可以吃一点水果或点心，并到室外呼吸一下新鲜空气。中午吃完饭以后，要尽可能睡上一会儿，即使完全没有条件午睡，也要在桌上趴一会儿。

上下班时，要注意保暖以防感冒。如果条件允许，尽量不要挤公共汽车，以免人多时撞到腹部或感染时疫。离家较近的准妈妈，尽量步行上下班。

焦虑对胎儿的影响

大量临床调查表明，在妊娠5～10周，准妈妈情绪过度不安，可能会导致胎儿口唇畸变，出现腭裂和唇裂。在妊娠晚期，准妈妈精神状态的突然改变，如惊吓、恐惧、忧伤，以及严重受刺激或其他原因引起神经过度紧张时，其大脑皮质与内脏之间的平衡状态会失调，可引发妊娠并发症，如早产、胎儿生长受限、妊娠高血压等。

准妈妈要控制不利于胎儿的情绪

准妈妈应控制不利于胎儿发育的情绪，具体做法如下。

- 凡事要往好处想，不要生气，不要着急。
- 遇到不开心的事情要往好处想，离开不愉快的情境，转移注意力。
- 跟自己说话，相信有办法解决难题，说话慢一点儿、平和一些。
- 坐下来，身子往后靠，使心情平静下来。
- 按摩头部，如太阳穴。
- 用温水洗澡。

- 把眼睛闭上几秒钟。

- 置身于欢乐的人群中，给自己的情绪以积极的感染。

- 到附近草木茂盛的宁静小路上散步。

- 听自己喜爱的乐曲，翻翻自己喜爱的书籍，想一想未来小宝宝的模样，构思一下他的名字，等等。

　　总之，准妈妈要善于控制和稳定自己的情绪，尽量创造良好的心理环境，以利于胎儿的生长。

准妈妈打鼾对胎儿的影响

　　睡觉打鼾很不受欢迎，容易影响他人的休息。而准妈妈打鼾还会影响胎儿，更应引起重视。睡觉打鼾的准妈妈的胎儿体形容易比正常同孕龄的胎儿小。打鼾是妊娠中经常碰到的问题，专家在对502名准妈妈的研究中发现，与不打鼾的准妈妈相比，打鼾准妈妈患高血压的风险增加了1倍多，胎儿生长受限的风险增加了2倍多。因此，有打鼾习惯的准妈妈应尽早请医生诊治。

准妈妈不宜去拥挤的场所

　　人多嘈杂、热闹拥挤的公共场所，存在许多对准妈妈及胎儿不利的因素。因此，准妈妈应尽量减少去公共场所的次数。公共场所中不利于准妈妈的因素有下面几类。

💗 空气浑浊，氧气含量低

　　许多公共场所，如电影院、剧院、车站等，人多拥挤、空气浑浊；抽烟者多，烟雾缭绕，二氧化碳多而氧气少，长时间处于这种环境中，准妈妈会缺氧，导致胎儿宫内缺氧。另外，准妈妈吸入过多的浑浊空气、烟雾、一氧化碳及其他有害成分，可造成准妈妈和胎儿"被动吸烟"或吸入其他有害成分，影响胎儿正常发育。

💗 易染上疾病

　　准妈妈的抵抗力差，而公共场所中各种病原微生物的密度远远高于其他地区，尤其在传染病流行期间，准妈妈很容易被传染病毒或细菌。这些病毒和细菌对于普通人来说可能影响不大，但对抵抗力相对较弱的准妈妈来说，则可能诱发疾病，尤其病毒对处于生长发育过程中并且生命力较弱的胎儿来说，是非常危险的。

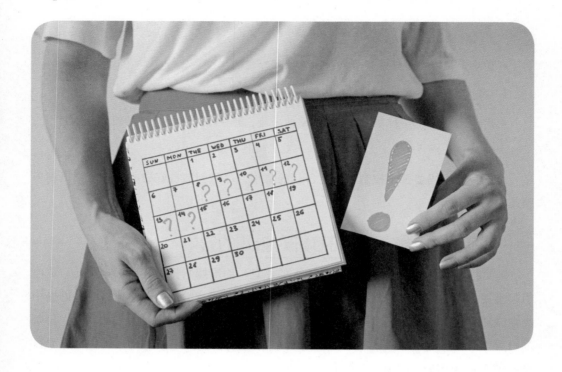

💟 噪声对胎儿的不利影响

许多公共场所有高音喇叭、各种车辆的轰鸣声和人的嘈杂声。这些噪声对胎儿是很不利的。噪声会使准妈妈的神经系统受到强烈的刺激，并影响其心脏及血管系统的正常功能，使其机体中去甲肾上腺素的分泌增多，从而使准妈妈子宫平滑肌收缩，易造成胎儿血液循环受阻，或胎盘供血不足，引起胎儿发育不良。同时，这也是造成流产或早产的原因之一。有人还特别指出，准妈妈最好不要到机场去，因为飞机起飞和降落时的噪声对胎儿有明显的损害。

💟 易造成损伤和意外

公共场所人多、杂乱，交通秩序往往不好，容易发生拥挤、冲撞等。准妈妈因行动笨拙，遇到突发事件时不能及时、有效地保护自己或迅速脱离现场，常常易被绊倒、摔倒或被冲撞，轻则受轻伤、精神高度紧张，影响胎儿健康；重则不仅准妈妈本人受损害，而且胎儿可能流产、早产，甚至死亡。因此，准妈妈切不可凑热闹、频繁地去人多嘈杂的公共场所。

妊娠宜与忌

妊娠期不宜使用风油精

夏天，风油精是人们喜欢随身携带的备用药物，它具有提神醒脑、解暑避邪、祛风镇痛、驱蚊止痒等功效。然而，它的主要成分之一樟脑却具有一定的毒性作用，可能影响胎儿的正常发育，因此不建议准妈妈使用风油精。

准妈妈吃火锅要注意

准妈妈可以适当吃火锅，但在吃火锅时，需要注意以下事项。

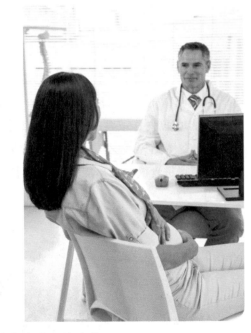

❶ 假如火锅的位置距准妈妈太远，不要勉强伸手夹食物，以免加重腰背压力，导致腰背疲倦及酸痛，最好请同桌人代劳。

❷ 避免生食与熟食用同一双筷子，这样容易将生食上的细菌带进肚子里，造成腹泻及其他疾病。

❸ 最好自己在家煮火锅，食物卫生是最重要的。

❹ 任何食物一定要煮至熟透，才可进食，特别是肉类食物，如牛肉、羊肉等，这些肉中都可能含有弓形虫的幼虫。幼虫可通过胎盘感染胎儿，严重的会导致胎儿小头畸形、脑积水或无脑儿等。

❺ 吃火锅最好先吃蔬菜，然后吃肉。这样，才可以合理利用食物的营养，减轻胃肠负担。

准妈妈宜适量吃腰果

腰果的营养丰富，含蛋白质达21%，含油率达40%，各种维生素含量都很高。因此，准妈妈应每天摄入5～8粒（10～16克）腰果。腰果对准妈妈具有补充体力和消除

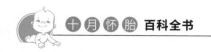

疲劳的良好功效，还能使皮肤的干燥得到改善，同时还可以为准妈妈补充铁、锌等营养元素。

准妈妈不宜长期服用鱼肝油

食用鱼肝油的主要目的是补充维生素A和维生素D。适量服用鱼肝油有利于胎儿的发育，也可促进准妈妈对钙的吸收，防止因缺钙而出现"抽搐"。许多人把鱼肝油看作是营养品，认为吃得时间越长、量越多越好，其实不然。鱼肝油食用量太大或食用时间太长，会损害准妈妈和胎儿的健康，因为维生素A用量过大，可能导致胎儿畸形，甚至流产。如果维生素D过量，可引起胎儿血中含钙过高，造成其主动脉或肺、肾动脉狭窄，主动脉发育不全及智力发育迟缓等。

准妈妈不宜多吃腌制品

腌制品虽然风味独特，但维生素、蛋白质、矿物质、糖类等多种营养素丧失较多，且致癌物质亚硝酸盐含量比一般食品高，过多食用对准妈妈、胎儿的健康无益。所以，喜吃酸食、咸食的准妈妈，最好选择既有酸味又营养丰富的番茄、樱桃、杨梅、石榴、橘子、酸枣、葡萄、青苹果等新鲜水果，这样既能改善胃肠道不适的症状，也可增进食欲、加强营养，又有利于胎儿的生长发育，一举多得。

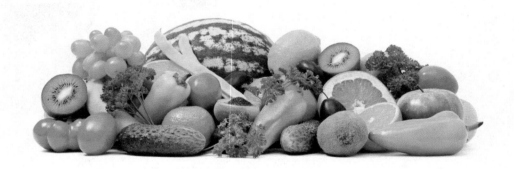

绒毛组织活检

孕育过患遗传性疾病孩子的准妈妈，由于再次妊娠时胎儿有一定再次患遗传性疾病的概率，因此在再次妊娠的妊娠早期，医生会建议准妈妈做绒毛组织活检。绒毛组织是妊娠胎儿身体组织的一部分，从这些组织可以很清楚、准确地检查出胎儿是否存

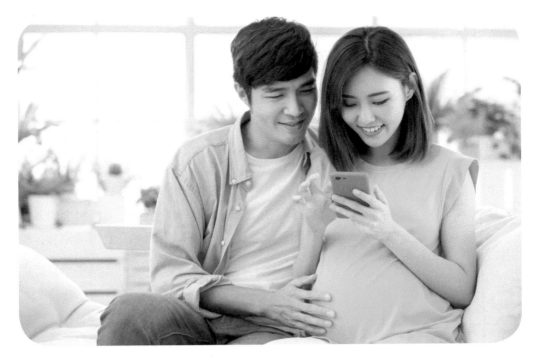

在遗传异常，因为胎儿绒毛组织很容易获得，所以常用作产前诊断的一种办法，来帮助医生了解胎儿是否正常。

　　就进行遗传方面的诊断而言，绒毛组织活检比羊膜腔穿刺术一般来说可早大约2个月，多在妊娠7～9周进行。由于绒毛组织活检在妊娠早期就可以做，如果胎儿不正常，就可以在妊娠3个月内及时地终止妊娠，此时终止妊娠也较为容易。绒毛组织活检可经阴道也可经腹部取绒毛组织。

做绒毛组织活检的利弊

　　也许有人会对早期做绒毛组织活检心生顾虑，认为该方法可能对胎儿不利。这种顾虑是没有必要的，应该肯定地说，准妈妈进行绒毛组织活检对胎儿没有什么不利的影响。

　　受精卵经过一系列生理变化，进入宫腔着床后开始细胞分裂，逐渐增生形成细胞团，在受精后3～5周形成胚胎，然后逐渐发育形成胚囊，囊内形成胎体，囊外有一层滋养细胞，滋养细胞表面形成许多毛突起，就是通常所说的绒毛。随着妊娠月份的增加，一部分绒毛组织会形成胎盘，另一部分则慢慢退化。绒毛组织活检即是在胚囊外层取绒毛组织，因此早期做绒毛组织活检不会对胎儿造成损伤。

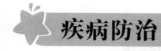

疾病防治

早孕反应太强烈不宜强求保胎

准妈妈一般在妊娠第6周左右常有食欲不振、轻度呕吐、头晕、体倦等不适感，称为早孕反应。尽管这些症状在清晨空腹时较重，但一般对生活、工作影响不大，不需要特殊治疗，只要准妈妈调节饮食、注意起居就可以了。

但也有少数准妈妈早孕反应较重，出现剧吐，且持续时间长，不能进食、进水。由于频繁剧吐，呕吐物除食物、黏液外，还可有胆汁和咖啡色物，准妈妈会明显消瘦、尿少，这时应及早到医院检查。如果出现血压降低、心率加快，伴有黄疸和体温上升，甚至出现脉细、嗜睡和昏迷等一系列危重表现，则不宜强求保胎，必要时需要住院终止妊娠。

准妈妈要注意口腔卫生

对于准备妊娠的女性来说，在妊娠之前进行一次彻底的口腔检查十分必要。研究表明，患牙龈病的准妈妈提前分娩的比例比没有牙龈病的准妈妈高。牙周病的致病菌牙龈卟啉单胞菌对新生儿也会造成影响。新生儿出生后，随着激素水平的降低，准妈妈牙周病的状况会有所好转，但是如果不注意口腔卫生的话，还是会有一些问题存在。母亲经常会和婴儿亲近、亲吻，甚至有的母亲会把自己嘴里的食物喂给婴儿，殊不知，就在这亲密的接触当中，会不自觉地把自己口腔中的一些牙周致病菌传染给婴儿。

因此，准妈妈在妊娠期间进行自我保健，定期进行牙科检查是很重要的。对有可能在妊娠期出现的问题，包括牙龈炎、牙周炎，要及时解决，并认真听取医生有关口腔卫生的指导，为优生和优育做准备。

小腿抽筋

💜 准妈妈小腿抽筋的原因

有些准妈妈在晚上或临睡觉的时候小腿往往会抽筋，其主要原因是缺钙，其次是准妈妈久坐或受寒、疲劳过度。另外，妊娠晚期子宫增大，会使准妈妈下肢的血液循环不畅，也是导致小腿抽筋的原因之一。

♥ 准妈妈防治小腿抽筋的办法

当小腿抽筋时，可先由下向上轻轻地按摩小腿肚，再按摩足趾及整条腿。仍不缓解时，可把脚放在温水盆内，同时热敷小腿，并扳动足部，一般都能缓解。

在预防方面，准妈妈不要长时间站立或坐着，应每隔1小时左右就活动一会儿，每天到户外散步半小时左右，同时要防止过度疲劳。每晚临睡前用温水洗脚，洗脚时对小腿进行2～5分钟的按摩。平时应增加钙和维生素B_1的摄入，多喝牛奶，多吃大豆制品、坚果类、芝麻、蛋类、海产品等含钙丰富的食物。严重缺钙者，需补充钙剂，并请医生诊治。

静脉曲张

静脉曲张，是指某部位的静脉处于蜿蜒、迂曲状态，中医称为筋瘤。妊娠会对准妈妈腿部造成压力，从而引起下肢静脉曲张，70%的静脉曲张开始于妊娠早期。因为在妊娠之初，准妈妈会分泌出大量的雌激素，使得下肢静脉的可扩张性增加。

♥ 防治静脉曲张

准妈妈妊娠时，下肢和外阴部静脉曲张是常见的现象，且往往随着妊娠月份的增加而逐渐加重。静脉曲张常伴随有许多不适，如腿部沉重感、热感、肿胀感、蚁走感或疼痛、痉挛等。这种不适可因站立、疲劳和天气炎热而加重，在黄昏时也会更为严重。为了防止和减轻静脉曲张带来的不适，可采取以下措施。

- 适当注意休息，不要久坐或负重，要减少站立、走路的时间。

- 养成每天步行半小时的习惯，穿合脚的鞋子，不穿高跟鞋或高筒靴。

- 每天午休或晚间睡眠时两腿宜稍微抬高。例如，在脚下垫一个枕头或坐垫。

- 尽量减少增加腹压的因素，如采取有效措施减少咳嗽、减轻便秘等。去厕所蹲便时间不宜过长。

- 避免使用可能压迫血管的物品，如不要穿太紧的袜子和靴子，也不要用力按摩腿部。

- 已有静脉曲张的准妈妈，应避免靠近暖气片、火炉或壁炉等热源，因为

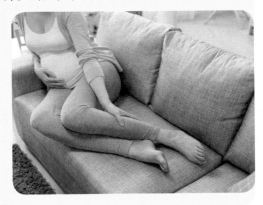

热气会使血管扩张；应注意不要进行长时间日光浴。

● 不要用太热或太冷的水洗澡，洗澡用水的温度与人体温度相同或相近为宜。

● 严重的下肢静脉曲张需要卧床休息，用弹力绷带缠缚下肢，以使血液瘀滞的现象减轻。

● 少吃高脂肪食物，少吃糖和咸食。

● 一般静脉曲张在分娩后会自然消退。有时静脉曲张发展严重，产后需要考虑外科手术治疗。

妊娠后不宜勤洗阴道

妊娠后由于阴道上皮通透性增高，宫颈腺体分泌增多，所以白带会增多。阴道上皮内糖原积聚，经阴道乳酸杆菌作用后变为乳酸，使阴道的酸度增高，不利于致病菌的生长，可防止细菌感染。有些人不知道这些原因，以为白带增多是阴道炎引起的，因此在清洗外阴的同时清洗阴道，致使阴道酸性环境被破坏，增加了阴道感染的机会。阴道感染后可上行感染至宫腔，造成宫腔感染，致使胎儿在宫内被感染或流产。正确的方法是每日用温水清洗外阴即可，不必清洗阴道。

准妈妈注射疫苗应注意的事项

妊娠是一个特殊的阶段，对于正在发育的胎儿来说，任何不良影响都可能对他造成伤害。在孕前或者妊娠期注射某些疫苗，可能会引起胎儿的畸形，因此，准妈妈和准备妊娠的女性在接受预防接种时都须慎重。

目前，疫苗分为减毒活疫苗、死疫苗和基因重组疫苗等。减毒活疫苗是用弱毒或无毒但免疫原性强的病原微生物经培养繁殖后制成的，能起到获得长期或终身保护的作用。这类疫苗，准妈妈最好不用。

死疫苗则是经过处理后的死病原微生物，利用其抗原性，引起机体免疫反应，产生保护性抗体，可能要反复注射几次才能达到长期保护的作用。这类疫苗接种后不会影响胎儿，准妈妈在需要时可放心接种。

基因重组疫苗是将病毒的部分基因片断整合到其他微生物中，让它不断地复制，产生该病毒的抗原部分所组成的疫苗。这类疫苗同样可以使机体产生抗体，又不会使机体产生不良反应，不建议准妈妈使用。

准妈妈发生呕吐的应对手段

有些准妈妈，呕吐频繁发生，甚至几天不能进食，会导致机体脱水、电解质紊乱及体重下降。准妈妈由于饥饿，还会发生体内酮体增多和代谢性酸中毒，对胎儿的生长发育造成不可预测的影响。因此，有些妊娠反应严重的准妈妈不得不接受人工流产。

一般来说，妊娠呕吐不宜用药物止吐。以吗丁啉（多潘立酮）为例，一方面能影响垂体内分泌功能，准妈妈服用可能会出现妊娠期泌乳现象；另一方面，吗丁啉可通过胎盘，对胎儿垂体分泌及生长发育造成不利影响。因此，一般不推荐用药物止吐。若准妈妈呕吐严重，建议上医院治疗，以防止发生脱水和代谢紊乱。

此外，如果妊娠呕吐剧烈的话，还要排除患其他疾病的可能，如急性病毒性肝炎、胃肠炎、胰腺炎、胆管疾病等。

准妈妈用药对胎儿的影响

不恰当地用药，可造成胎儿的各种畸形。在妊娠早期用药，有些药物能通过胎盘进入胎儿体内，而此时正是胎儿组织、器官发育的关键时期，更是胎儿对药物的高度敏感时期。在妊娠中期和晚期时用药，虽然很少引起胎儿的器官畸形，但也有可能导致胎儿出生后的器官功能障碍。妊娠前及妊娠期的用药原则有以下几方面。

- 准备妊娠的女性和育龄期未避孕的女性，当月经过期时应想到有妊娠的可能。此时如有不适，应慎重用药。

- 一般来说，用药时间越早，持续用药时间越长，用药剂量越大，对胎儿的影响也越大。原则上妊娠早期应尽量少用药或不用药。

- 由于各种原因必须用药时，应在医生的指导下选择那些对胎儿没有影响或影响小的药物；能用一种药解决问题，绝不选择多种药。

- 如果准妈妈出现严重并发症，不治疗会危及生命，不可顾此失彼，因小失大。即使用药对胎儿有害，也应在医生指导下合理用药，然后考虑是否应终止妊娠。

准妈妈需要就医的情况

在妊娠早期，多数准妈妈都会出现程度不同的早孕反应，如恶心、呕吐、乏力、头晕等，这是由妊娠后体内一系列代谢变化和生理改变造成的。对早孕反应，目前没有什么特效的治疗方法。一般的早孕反应不需要治疗，但出现下列四种情况之一者，

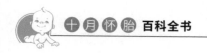

应当引起重视，并立即就医。

💗 剧烈呕吐

虽然一般的早孕反应是正常的，但是，如果准妈妈呕吐剧烈，次数频繁，不仅吐出胃内食物、大量酸水，甚至呕吐物带有胆汁或少量出血。此时，除准妈妈感到痛苦外，还可能造成其水和电解质紊乱，会直接威胁母婴健康。这种情况应立即就医，一方面要设法控制或减轻呕吐；另一方面，还须及时采取输液和纠正电解质紊乱的措施。

💗 阴道流血

停经后突然发现阴道流血，除极少数准妈妈妊娠后仍有少量"月经"外，通常要考虑是先兆流产。因此，一旦发现阴道流血，先不论是什么原因所致，都应当立即前往医院检查。若确诊是"先兆流产"，应注意休息，适当观察。鉴于导致流产的原因很多，其中相当一部分是由于胚胎本身缺陷所致，因此，最好先进行B超检查，观察胚胎发育是否正常后，再确定相应措施，切不可盲目和无期限地进行保胎。

💗 小腹剧痛

妊娠早期突然出现小腹剧痛，并伴有恶心、呕吐，甚至发生晕厥，或有少量阴道流血时，首先应想到是宫外孕，千万不可大意，应马上去医院就诊。

💗 子宫增大异常

胎儿在宫内生长有一定的规律性，如果子宫增大速度与妊娠月份不符，有两种可能：一种是子宫增长速度过慢，最大的可能是死胎；另一种是子宫增大速度过快（如宫体已能在下腹部触及），这种情况要考虑到多胎、羊水过多或葡萄胎。无论是哪种情况都应当积极就医，可配合B超检查进行确诊。如系死胎或葡萄胎，都应及时终止妊娠，并进行相应处理（刮宫术等）。

胎儿先天性畸形的类型

胎儿先天性畸形，常见的有如下几种类型。

💗 与遗传疾病有关的畸形

该类畸形主要是由染色体异常引起的。如唐氏综合征患儿鼻梁比较低，眼斜视，两眼外角向上翘，智力发育明显落后，50%的患儿同时合并先天性心脏畸形，并可有腭裂、唇裂及多指（趾）、并指（趾）等畸形。

先天性心脏畸形

先天性心脏畸形发生率比较高，主要有房间隔缺损、室间隔缺损、肺动脉狭窄及动脉导管未闭等畸形。

无脑

无脑是胎儿畸形中较常见的一种，其中尤以女婴占多数。无脑儿缺乏颅盖骨，脑部发育较原始，这种胎儿一般无生存的希望。

脑积水

脑积水畸形的发生率为1/2 000，即每2 000个胎儿中可能出现一例，占胎儿所有畸形的10%～15%。这种畸形主要是胎儿神经系统发生先天性的发育异常，引起颅内脑脊液潴留，积水量少则500～1 000毫升，多则5 000～6 000毫升。脑积水的胎儿常合并脑脊膜膨出、脊柱裂、畸胎、羊水过多等异常症状。准妈妈自己在腹部可摸到异常宽阔的胎儿头部（胎头），与妊娠月份不相符合，而且与正常坚硬的头部不一样，胎头骨质薄软，有弹性，似乒乓球感。

其他畸形

还有如胎儿的胸部患各种肿瘤、先天性骶尾部肿瘤、胃肠道畸形（食管闭锁、先天性无肛门等）、联体双胎等。

可能导致胎儿畸形的药物

抗肿瘤药

抗肿瘤药可引起流产和胎儿无脑、脑积水、腭裂等畸形。

激素类药

激素类药于妊娠前3个月应用，可使女性胎儿男性化；妊娠3个月后应用，可使女性胎儿生殖器暂时性增大等。

抗糖尿病药

抗糖尿病药可引起死胎、新生儿死亡、多发性畸形和唇裂。

💗 抗疟药

抗疟药可致胎儿耳聋、脑积水、四肢畸形、先天性耳聋等。

💗 抗生素类药

抗生素类药可引起胎儿唇裂和腭裂、视网膜病变、四肢畸形等。

💗 抗抑郁药

抗抑郁药中丙咪嗪可引起胎儿骨畸形和唇裂；苯丙胺可使胎儿心脏缺损、大血管异位及出现畸形足等。

💗 抗凝血药

抗凝血药可致胎儿出血、死亡或鼻骨发育不全。

💗 四环素

四环素可引起胎儿手指畸形、先天性白内障、骨生长障碍、牙釉质发育不全及囟门隆起或死胎。

准爸爸用药也可能使胎儿畸形

正常情况下，男性睾丸组织与流经睾丸的血液之间有一个保护层，医学上称为血睾屏障，这一屏障能选择性地阻止血液中某些物质进入睾丸，从而起到保护睾丸的作用。但是，也有些物质能穿过血睾屏障，进入睾丸后随精液排出。如果药物随精液被阴道黏膜吸收，进入母体的血液循环，可使受精卵或胎儿的发育受到影响。因此，医学家们警告：妊娠期性生活为准爸爸体内的药物进入受精卵，造成胚胎或胎儿畸形提供了机会。

病毒和细菌感染对胎儿的危害

准妈妈感染病毒和细菌后，对胎儿的不利影响很多。

感染时准妈妈高热可使母体血液中含氧量不足，致使胎儿发生缺氧，影响胎儿发育，甚至出现流产、死胎。

病毒可通过胎盘进入胎儿体内，危及胎儿发育。临床证实，准妈妈在妊娠早期感染风疹病毒，有50%的概率可发生流产、死胎、先天性心脏病、聋哑、先天性白内障、肝脾肿大、小头畸形及智力发育迟缓等。妊娠中期感染，也有10%的概率生出畸

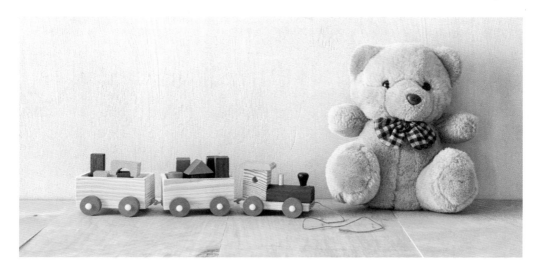

形儿。由此可见，妊娠期防止各种病毒性感染尤为重要。

准妈妈极易发生尿路感染，发病率高达11%。其原因主要是妊娠期内分泌的改变和增大的子宫引起输尿管功能性和机械性阻塞。若不及时治疗，还可能导致流产、早产、胎儿发育不良、胎儿畸形。准妈妈尿路感染可发生于妊娠期的任何月份，极易被忽视，因为大多数患者无症状或症状轻微。所以，要特别引起重视。

预防妊娠期感染要注意做到以下两点：不到或少到公共场所，不要与感染性疾病患者接触，杜绝各种感染机会；注意个人卫生和环境卫生，居室要保持良好的通风和充足的光线，准妈妈除平时要注意外阴部清洁卫生外，每月或每两周去医院检查一次尿常规，以便及时发现和治疗尿路感染。

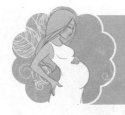

 胎儿情况

胎儿发育特点

小生命进入第3个月（9～11周）时，初具人形。第8周初胎头占整个胎儿全长的1/2，此后生长加快，至第12周末身体重量增加1倍。内脏已开始具备功能，胎儿已能吞咽羊水，然后转变成尿液排泄出来。第9周时，男女胎儿外阴大致相似，至第12周末，已显示成熟胎儿男女外阴的形态。

胎儿从第3个月即第9周开始，就从胚胎期进入胎儿期。此时胎儿身体的各个系统已进一步发展，生殖系统开始发育，到第12周末期胎儿躯体迅速增长，胎儿长7～9厘米，重45克左右，完全形成了一个小人形，但是头部圆大，占身体全长的1/2。第9周时，胎儿两眼闭合，有脐疝。第10周肠管内移腹腔，指甲开始出现。第12周性别、头颈分明，刺激后有吸吮动作，眼睑也可有反应，有时还排尿，可做出各种特殊的反应，能移动腿脚、手指和头，嘴能张开、闭拢和吞咽，会眯眼睛，会把脚趾张开。此期胎盘已形成，胎儿可以从母体吸取足够的营养，营养通过脐带直接输送到胎儿体内。

胎儿的触觉发育情况

大约3个月时，胎儿就有了触觉。一开始，当胎儿碰到子宫中的一些组织，如子宫壁、脐带或胎盘时，会像胆小的兔子一样立即避开。但随着胎儿的逐渐长大，特别是到了妊娠中后期，胎儿会变得"胆大"起来，不但不避开触摸，反而会对触摸做出一些反应，如当准妈妈抚摸腹壁时，胎儿会用脚踢作为回应。运动胎教正是在胎儿有了触觉时才实行的。通过抚摸训练，使胎儿活动身体，锻炼其手脚的灵活性。

胎儿的呼吸情况

早在妊娠第11周，身躯仅有4～5厘米长的胎儿，其胸廓便出现了上下起伏的运动。妊娠第13～14周（孕3个多月），胎儿的这种呼吸运动变得明显，足以引起羊水在呼吸道内呈潮式移动。妊娠晚期，胎儿的呼吸变得有规律，呈间断性。在正常情况下，其呼吸浅而快，有规律性，每分钟30～70次。随着呼吸运动，进入胎儿气管和肺泡中的羊水能被吸收。科学研究发现，胎儿的呼吸道不仅能吸收液体，而且本身还分泌液体，其渗出速度为每小时0.026～0.13毫升。

妊娠期间，母体子宫的生理收缩可促使胎儿呼吸道内的液体或进入的羊水排出，在子宫肌舒张时，又可引起羊水向呼吸道反流。

若妊娠过期，胎盘老化，胎儿赖以生存的胎盘输氧能力下降，或传送氧的"纽带"——脐带缠绕胎颈、紧勒胎体，或胎儿自身扭转、脐带打结等阻断氧气供应时，均可导致宫内胎儿急性或慢性缺氧。胎儿呼吸幅度增大，喘息状的病态呼吸出现，大量混杂胎粪的羊水被吸入肺泡，会引起胎儿宫内吸入性肺炎、呼吸窘迫综合征等疾病。所以，一旦胎儿出现呼吸不畅时，要及时采取相应的措施挽救胎儿。

胎儿的牙齿发育情况

胎儿乳牙牙胚的发育是从胎龄3个月时开始的，胎龄5个月时，乳牙牙胚开始钙化，与此同时，恒牙牙胚也开始发育。若在胚胎时期胎儿得不到足够的营养，或准妈妈服用四环素类药物等，都会直接影响胎儿牙齿的生长发育，其出生后易患牙齿疾病和"四环素牙"。因此，准妈妈妊娠期间，绝对不可服四环素类药物，而应多摄取富含钙的食品，如牛奶、鸡蛋等，还要多做户外活动，多晒太阳，以促进胚胎牙齿、骨骼的发育，防止孩子患先天性牙齿疾病。

胎儿的运动情况

2个月的胎儿就已经开始在羊水中进行类似游泳的运动了。自第3个月起，他就会吸吮自己的手指了，只要是嘴能够碰到的东西，不管是手臂，还是脐带，或者是脚趾，他都会张嘴去吸吮。3个月的胎儿，已经能够做出反屈、前屈、侧屈和翻转等动作。

胎儿也能喝水

据研究，胎龄满3个月时，胎儿就能够喝水。当然，他所喝的水是就地取材，即羊水。他所饮入的羊水中含蛋白质，通过肾脏分解，会再排泄入羊水，而饮入羊水中混杂的脱落上皮组织等物质，则会形成胎粪。但不用担心羊水被污染，大约每隔3

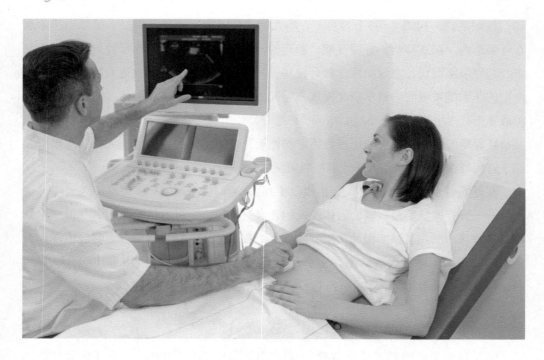

小时母体就会替胎儿"更换"一次羊水，既无致病菌也无灰尘。

至于胎儿每天喝水的量，目前还不能精确地估计，有人说1天可达500毫升。那么，胎儿为什么要喝水呢？究其原因，恐怕是一种生存本能，即为了训练自己的生活本领，通过对口腔吸吮能力的锻炼，为出生后使用口唇吃奶做好准备。

 准妈妈课堂

妊娠3月胎教要点

此期，准妈妈宜做胎儿体操，听欢快的音乐或儿歌，这段时间是最容易流产的时间，应停止剧烈的体育运动、体力劳动、旅行等，日常生活中要避免劳动过度，注意保持安静。

进行放松活动的方式

💗 足尖运动

做这种运动时，准妈妈应取自己感到舒适的体位，如坐在椅子上或床边，双腿自然与地面垂直，两脚并拢平放在地面上。然后双脚尖使劲向上翘，呼吸一次后，恢复原状；随后将一条腿放在另一条腿上，可以将左腿放在右腿上，膝关节固定，左脚尖慢慢地上下活动，然后再换右腿进行。通过脚尖和踝关节的活动，能够增强准妈妈脚部的血液循环，防止脚部疲劳，减轻脚部水肿的症状，每次3~5分钟即可。

💗 骨盆摇摆运动

骨盆摇摆运动是让准妈妈仰卧在床上（或其他准妈妈自己认为舒服的地方），两腿稍屈曲与床成45°，双膝并拢后带动大腿和小腿向左、向右摆动，摆动时两膝好似在画一个椭圆，动作要缓慢有节奏，双肩和脚板要紧贴床面，然后左腿伸直，右腿的膝盖慢慢向左倾倒，右腿膝盖从左侧恢复原位后，再向右侧倾倒，此后两腿交换进行。

这项运动可使骨盆关节和腰部的肌肉保持柔软，减少疼痛，有利于分娩。每个动作每天各做10次。

妊娠期瑜伽

准妈妈练习瑜伽有不少好处。温和的瑜伽可以增强准妈妈的心肺功能，促进血液循环及新陈代谢，减少准妈妈妊娠期的疲倦感。瑜伽的重点在下背、脊柱的活动，除了能舒缓妊娠期腰背酸痛外，也能锻炼下腹及大腿的力量，有助于生产。瑜伽还有益于改善睡眠，使准妈妈拥有积极健康的生活态度。

不过并不是所有的准妈妈都适合练习瑜伽。妊娠早期和妊娠晚期及有流产史或其他并发症，如前置胎盘、妊娠高血压等的准妈妈不宜练习瑜伽。妊娠早期胎儿不稳定，做瑜伽容易造成流产；妊娠晚期，准妈妈体重增加较多，行动不便，注意不要做幅度较大的动作。有一些瑜伽体式是可以在妊娠期常常练习的，熟悉这几种体式后，准妈妈可以坚持练习这些体式。

● 莲花式

长期练习莲花式可以帮助准妈妈远离愤怒、嫉妒，使内心平静。

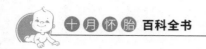

下面是这个体式的要领。

① 盘腿而坐，手臂伸直。

② 脚蹬趾内侧用力，脚背尽量贴近地面。

③ 呼气之后屏气，提肛，提会阴，腹部下沉，低头保持一会儿，吸气时慢慢抬头。

④ 反复数次，若是身体不适，应马上休息，每次练习3~5分钟即可。

注意：当准妈妈想要练习时，半小时内不要进食或洗澡，可以留到练完后进行。练习时动作要缓慢，呼吸要平稳。

● 吉祥式

① 坐正，做深呼吸。

② 两脚合掌，脚跟靠近会阴处，挺直腰背，保持数秒，做深呼吸。

③ 还原，放松双腿，调息。

注意事项：双手抓住双脚尽量靠近会阴，腰背挺直，同时将肛门闭紧，膝盖也应尽力压在地板上。

效果：可调整骨盆，使髋关节柔韧灵活，锻炼肛门括约肌，有利于顺产。

瑜伽的练习因人而异，在整个妊娠过程中，准妈妈可以在专业人员的指导下，根据自己的需要和实际情况来练习不同的瑜伽体式，练习时如有不适感，应立即休息。

饮食营养

妊娠3月的营养要点

妊娠3月虽然是关键期，但由于此时胎儿体积尚小，所需的营养重质而不重量，尤其需要含蛋白质、糖类和维生素较多的食物。妊娠第11周以后，由于胎儿迅速成长和发育，准妈妈需要的营养也日渐增多，从这个时期起，不仅对食物的质要求高，而且量也要逐渐增加。充足而合理的营养是保证胎儿健康成长的重要因素。

这个时期，如果准妈妈胃口好转，可适当加重饭菜滋味，但仍须忌辛辣、过咸、过冷的食物，以饮食清淡、营养为主。

妊娠3月的营养食谱

兰花油菜

原料：小油菜数棵，豆腐1块，冬菇、冬笋各25克，小葱5棵，香油10克，花生油40克，味精、精盐3克，料酒5克，水淀粉15克，大葱、姜共15克，黄豆芽汤100克。

做法：1.将小葱择洗干净，取葱白切成兰花形；冬菇、冬笋洗净切末；大葱、姜均切成末。

2.小油菜洗净去叶，从根部起留4厘米长，取中间嫩心备用。

3.将豆腐用刀面压成泥，放入冬笋、冬菇末，加入精盐、味精、料酒、香油，调拌均匀，装入小油菜心中，上笼蒸10分钟取出。盘中心放做好的兰花形葱白，周围摆上蒸好的小油菜心。

4.炒锅上火，放花生油少许，烧热，放入大葱、姜末炸一下，倒入黄豆芽汤，将大葱、姜末捞出不要，加入精盐，汤沸撇去浮沫，用水淀粉勾薄芡，淋入香油，浇在小油菜心上即成。

维生素C的作用

维生素C属于水溶性维生素，它可以预防坏血病，增加身体抗病能力。一般人如果缺乏维生素C会引起毛细血管脆性改变而导致出血；准妈妈如果缺乏维生素C，则容易患坏血病、贫血，发生流产及早产。维生素C在新鲜水果、蔬菜、豆类中含量较多，尤其是番茄、柑橘、辣椒、草莓、葡萄中含量较多。

维生素E的作用

维生素E广泛分布在木本植物的果实、种子及谷物胚中，经常食用，可增强准妈妈活力，对习惯性流产可起预防作用。若缺乏维生素E，就会引起肌肉萎缩，胎儿也会发育异常。

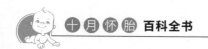

维生素E的主要作用是有助于增加毛细血管的弹性，改善血液循环。在妊娠及分娩中胎儿大脑容易受损伤，服用维生素E就等于为孩子的大脑不受损伤提供了保障。含维生素E的食品有大豆、花生、芝麻、青豌豆、鸡蛋、肉类等。

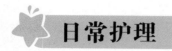日常护理

准妈妈的身体变化

妊娠3月准妈妈除恶心、呕吐外，胃部情况也不佳。同时，会有胸闷等症状出现。腹部仍然不算太大，但由于子宫已如拳头般大小，会直接压迫膀胱，造成尿频，而腰部也会感到酸痛，有些准妈妈已开始出现下肢水肿。此外，皮肤、阴道分泌物增加，容易便秘、腹泻等。乳房更加胀大，乳晕与乳头颜色更暗。此时，准妈妈要注意饮食起居，严重不适时及时就诊。

妊娠3月应做的体操

鼓胸运动：妊娠后子宫变大，腹压增高，准妈妈常会感到呼吸困难。因此，每日做几次鼓胸运动是非常有好处的。

取坐姿，身体松弛，两手平举。胸部向两侧扩展，慢慢地吸气，轻轻地吐出来。

准妈妈不宜穿高跟鞋

妊娠后，准妈妈由于体态、生理上的改变，身体笨拙，行走不便。而高跟鞋的鞋跟一般均超过4厘米，使准妈妈身体重心抬高、前倾，容易使准妈妈跌倒，导致足踝扭伤或流产、早产。同时，准妈妈穿高跟鞋会出现前腿弓、后腿绷，易造成腰背肌劳损，导致产生慢性腰痛，并因全身重量集中在前脚掌上而造成趾关节疼痛病。

另外，准妈妈穿高跟鞋，身躯必然前倾，骨盆会倾斜，使骨盆各径线发生变化，不利于分娩的正常进行。准妈妈穿高跟鞋，还会使腹压增高，腹腔血流量减少，会影响胎儿的供血，从而使胎儿发育所需要的营养素供应不足，影响其发育。

适合准妈妈穿的鞋子

此时准妈妈穿鞋最需注意的是安全性，所以选择鞋子时应遵循柔软、合脚、鞋跟高低适宜的原则，脚背部分能与鞋子紧密贴合，后跟能牢牢支撑身体，高度在2～3厘米，

鞋底上带有防滑纹，能正确保持脚底的弓形曲线，高跟鞋、易脱落的坡跟拖鞋等容易使人跌倒的鞋子都不适宜。后跟太低的鞋子也不好，会使准妈妈难以行走，震动会直接传到脚上、后脐部。随着妊娠月份的增加，高跟鞋会使准妈妈脚心受力加重，形成扁平足，这是造成脚部疲劳、肌肉疼痛、抽筋等的原因。

因此，应该想办法保持脚底的弓形，可用2～3厘米厚的棉花团垫在脚心部位作为支撑。到了妊娠晚期，准妈妈脚部会有不同程度的水肿，要穿稍大一些的鞋子。

双子宫妊娠

女性生殖器官来源于胚胎期的中肾旁管，左右中肾旁管的头端发育成左右输卵管，两侧中段中肾旁管相聚，合并形成子宫，两侧末端相互融合成子宫颈。在胚胎发育过程中，若两侧中肾旁管完全未融合，则两侧会各自形成一个子宫并各附有输卵管和宫颈，即双子宫、双宫颈；当两侧中肾旁管仅部分融合，则形成不同程度的双角子宫、单宫颈。这种由双侧中肾旁管融合受阻所形成的双子宫仍具有子宫应有的功能，不影响生育能力，双子宫受孕的妊娠称为双子宫妊娠。

双子宫妊娠对怀孕的影响

具有双子宫的女性，如果其他内分泌生殖系统正常，一般不会影响受孕。但由于双子宫一分为二或以一侧为主，其宫腔显然比一般单子宫小，妊娠期间可发生流产、早产、胎位不正、胎膜早破；产时可有宫缩异常及胎位异常造成的难产；产后易发生胎盘滞留，产后出血的发病率也较高。

双子宫准妈妈的妊娠过程与单子宫准妈妈相同，但易流产、早产，故妊娠期要注意劳逸结合，避免剧烈活动。双子宫准妈妈一般可以阴道分娩，有胎位异常等特殊情况时，可以考虑剖宫产。分娩后要防止产后出血。

准爸爸要和胎儿说话

准爸爸抚摸妊娠中准妈妈的腹部，同胎儿谈话，把手放在准妈妈的腹部，对胎儿有很好的情感性影响。在准妈妈不舒服的时候，胎儿也会不舒服。这时候，准爸爸可以把手放在准妈妈的腹部，说"振作起来""坚强一些"等。

有的年轻准爸爸也想同胎儿谈话，但又觉得难为情，不好意思。这其实没有什么不好意思的，可以先给宝宝起个名字，这样交流起来就较为顺利了。准爸爸可以每天一早起床的时候就同他打招呼："你早，小××。"下班的时候也可以这样说："小

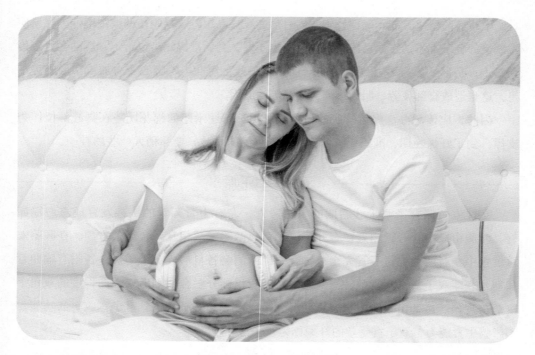

××，爸爸回来了。"胎儿活动激烈、准妈妈受不了时，准爸爸还可以说："妈妈不好受，你老实一些吧，小××。"

其实，同胎儿谈话的内容是很丰富的，只要准爸爸有耐心，胎儿是非常乐于听准爸爸说话的。

静电放电对胎儿的影响

生活中容易产生静电的物体有很多，如化纤服装、地毯、乙烯地板、油漆表面、塑料电扇、热吹风机，以及金、银、铜、橡胶、铁和木头等器具，各种家用电器尤甚。尤其是空气湿度在10%～20%的干燥天气时，最易产生静电。

当人体带的静电电压小于4 000伏时，一般无感觉。大于4 000伏时，多数人会有轻微的燥热感。若长期携带这样的静电，人会产生烦躁不安、头痛、情绪激动及心律失常等症状，这对胎儿肯定也是不利的。持久的静电可引起人体血液的pH值升高、尿中钙排泄量增加、血钙减少。

静电对准妈妈的健康危害很大，可致准妈妈体内孕激素水平下降，使准妈妈容易感到疲劳、烦躁、头痛等不适，严重者甚至引发流产或早产。

在日常生活中，可采用以下方法减少静电。

1.在室内种些适宜的花草，让环境保持适当的湿度，或者使用空气加湿器。

2.毛质或化纤质地的衣服容易产生静电，准妈妈最好多准备些纯棉质衣物。

3.避免长时间待在高楼大厦和电脑聚集的办公室，看电视或电脑时应打开窗户，看完之后应洗手、洗脸，使用保湿性能好的护肤品，以保证皮肤的水分。

4.卧室内尽量不放或少放家电。

准妈妈使用空调要注意

适宜的室温有利于准妈妈休息、睡眠和增进食欲，也有利于胎教和胎儿健康地生长发育，因此适时适量地使用空调是可以的。不过准妈妈也要注意"保温"，不要贪图凉快，使室温过低，空调机的冷空气不能直接对着准妈妈吹，以免准妈妈走出空调室时骤冷骤热，引起血管突然收缩或扩张而感冒。室内外温差一般以不超过5摄氏度为宜。

准妈妈受到噪声干扰时对胎儿的危害

强烈的噪声不仅会对准妈妈的健康产生危害，而且也会对胎儿产生不良影响。噪声常易引起宫缩，影响胎儿的血液供应，进而影响胎儿神经系统的发育，造成新生儿的智力低下。

此外，准妈妈接触强烈噪声还可对胎儿的听觉发育产生不良后果。国外的一些研究表明，准妈妈在妊娠期间如长时间接触强烈噪声（100分贝以上），会使婴儿听力下降。这可能是由于噪声对胎儿正在发育的听觉系统有伤害。

由于噪声会对人体产生许多不良的影响，很多国家都在这方面作了规定。我国也制定并公布了《工业企业厂界环境噪声排放标准》，对生产车间或工作场所的噪声作了明确规定。为了保护女职工及胎儿的健康，女性在妊娠期间应该避免接触超过安全标准（85～90分贝）的噪声。

 # 妊娠宜与忌

准妈妈忌恐惧心理

有的准妈妈孕后总有担心和恐惧的心理，担心孩子出生会不会有缺陷，担心自己过去接触过有毒物质会不会对胎儿产生不良影响；患过病的准妈妈担心自己服过的药会影响胎儿的发育；有高血压、心脏病的准妈妈担心妊娠会加重自身的病情，同时影响胎儿的健康生长；高龄的准妈妈则担心因为自己年龄的原因会生个畸形儿，同时又担心分娩时会难产。诸如此类的担心，常使准妈妈处于不良的心理状态中。

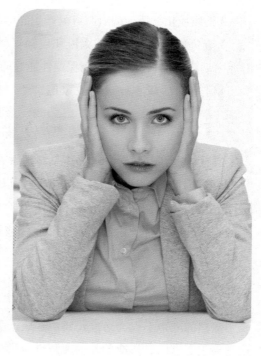

如果长期处于担惊受怕、高度紧张之中，那么肾脏会分泌大量肾上腺素。如果体内肾上腺素积存过多，会直接影响胎儿的生长发育。

准妈妈要及时消除恐惧心理。这需要依靠科学手段分析症结，及时解决。有遗传病史及高龄的准妈妈要适时查看胎儿的发育情况，便于及时发现问题，尽快处理。如果准妈妈患有妊娠高血压、心脏病等疾病，则应按时到医院就诊，听取医生的建议，以保证自己和胎儿的健康。对于一些不必要的担心，准妈妈可通过咨询医生以求得放心。

准妈妈忌依赖心理

有的准妈妈妊娠后感情会变得脆弱，在精神上和心理上都离不开准爸爸，对准爸爸有一种依赖感，希望准爸爸能时时在身边，能和自己分享快乐、分担忧患。妊娠会给准妈妈在生理上和心理上带来巨大改变，常会造成准妈妈心理上的不平衡，准爸爸在身边，有一种稳定作用，准爸爸的爱是准妈妈精神上的镇静剂。准妈妈在妊娠期希望准爸爸能以自己为中心，时时关心自己、处处照料自己，这种依赖心理既有生理上的需要，也有感情上的需要，还源于额外的担心，如担心自己形体的变化会改变自己在准爸爸心目中的形象等。

这时，准爸爸可别吝惜那几句贴心的话，准爸爸的贴心话不仅是说给准妈妈听，也是在把父爱倾注于胎儿，使胎儿也受到爱的感染。在准妈妈妊娠期间，准爸爸多为准妈妈考虑，多关心准妈妈，多表述自己的爱意，是不可少的。

但作为准妈妈自身，则要注意别变得太娇气。有了身孕，并不等于什么都不能做了，准爸爸对准妈妈有必要的关心是应该的，但准爸爸有自己的事业和工作，有自己的生活内容。准妈妈要体谅准爸爸，不要对准爸爸有过分的依赖，准妈妈要学会自立自强，学会在心理上进行自我调理和自我平衡。

准妈妈克服暴躁心理的方法

有的准妈妈在妊娠后性格会变差，好发脾气，易动怒，喜欢找碴儿吵架，使人际关系陷入紧张。准妈妈发怒，不仅有害于自身的健康，而且会殃及胎儿。准妈妈发怒时，血液中的激素和有关化学物质浓度会剧增，并突破"胎盘屏障"进入羊膜，使胎儿直接受影响。发怒还会导致准妈妈体内血液中的白细胞减少，从而降低身体的免疫能力，使自身和胎儿的抗病能力减弱。

为了胎儿，准妈妈一定要及时平息怒气。十月怀胎，是一段漫长的时光，这期间难免会遇到让自己气恼的事，此时准妈妈一定不要急躁，一则发火解决不了问题，再则发火会伤害自身、危及胎儿。因此，准妈妈要学会克制，学会分解不良情绪、分散注意力，这会使烦闷的心理得到缓解。看看电影、听听音乐、散散步、做做操，都会使精神放松，头脑冷静。

对准爸爸来说，如果准妈妈孕后爱发脾气，爱找碴儿和自己吵架，千万不能拉开架式和准妈妈吵。准爸爸也应当先克制自己的情绪，然后帮助准妈妈克制情绪。准爸爸要多缓解准妈妈心中的烦闷。发怒的害处，尤其是发怒对胎儿的害处，准爸爸要对准妈妈多加提醒，相信每一位准妈妈都会因爱护腹中胎儿，而避免发怒的。

准妈妈克服忧郁情绪的方法

有的准妈妈妊娠后，情绪会变得异常低落，总感到烦闷，心情沮丧，打不起精神。如果忧郁情绪持续较长时间，会造成准妈妈失眠、厌食、循环功能减退和自主神经紊乱。有忧郁心境的人往往缺乏活力，经常处于懒散状态。忧郁心理又会使准妈妈心情压抑，体内血液中调节情绪和大脑各种功能的物质含量偏低，会直接影响胎儿的正常发育。

有忧郁情绪的准妈妈，一定要积极调整自己的心态，克服忧郁情绪。同时，准妈妈要努力跳出个人小圈子，在妊娠稳定后，多到户外呼吸新鲜空气，多参加社会活动，多外出游玩。随着精神的放松，心情也会随之变得开朗起来；平日里还可以在生活中寻找乐趣，多参与一些适当的文体活动，如下棋、唱歌、欣赏优美轻松的音乐，这些活动都十分有助于调节人的情绪；多和乐观开朗的人接触，多与人交流思想，敞开胸怀、开阔视野，会有助于消除内心的忧郁。

准爸爸此时不能被准妈妈的忧郁情绪感染，要多体谅和理解准妈妈。准妈妈情绪上的变化，很大程度上是由生理上的变化引起的，准妈妈之所以委屈忧郁，绝不是和准爸爸之间的感情出了什么问题。面对情绪低落的准妈妈，准爸爸要尽量表现得宽容和温情，尽量多陪准妈妈做一些开心的事儿，如和准妈妈一起读有趣的书籍、欣赏音乐，和准妈妈到户外重温一下恋爱时的情景等。这样既可以增进夫妻之间的感情，也会使准妈妈心里充满爱意，变得开朗，准妈妈的这种情感会传递给腹内的胎儿，使胎儿在一片爱意中茁壮成长。

准妈妈忌急躁心理

有的准妈妈实施胎教时期望过高，太过急切，这往往收不到好的效果。例如，有的准妈妈在进行语言胎教时，长时间将耳机放在腹部，结果造成胎儿烦躁。听音乐时，也不能没完没了地听，如果连准妈妈本人都感到疲惫不堪，那胎儿的感觉也绝对不会好。抱着望子成龙的心情，准妈妈总想把胎儿培育得更出色一些，但任何事情都有度，一旦过度就会适得其反，不仅达不到预期的目的，而且会导致不良结果。同样，胎教的每项内容都对胎儿有影响，但如果不能适度地对胎儿施教，胎儿不但不能从中获益，还会受害。因此，准妈妈对胎儿进行胎教，不能热情过度，也不能太急切。

生育一个健康聪明的孩子，是每一位准妈妈的心愿，胎教正是为了帮助准妈妈实现这一心愿。为了正确地实施胎教，使胎儿真正受益，准妈妈必须认真地学习胎教知识，掌握胎教的正确方法。在实施胎教过程中，严格按胎教的方法去做，不要误认为不管什么方法，比规定的多做一些，就会更有效。准妈妈的生活要有规律，这也是胎教的一项内容，每项胎教内容，须按一定规律去做方能有成绩。如抚摸胎教，一两天不足以和胎儿建立起联系，须长久地坚持，有规律地去做，才能使胎儿领会到其中的含义，并积极地去回应。准妈妈和胎儿相互配合，相互协作，会乐趣无穷。

妊娠早期忌过性生活

性生活是夫妻婚后正常生活的一环，但当准妈妈妊娠后，如何过性生活却是应该高度重视的事情。为了保证胎儿的健康，妊娠的最初3个月应避免性生活。这是因为，准妈妈妊娠后内分泌功能发生改变，对过性生活的渴望降低。在妊娠的最初3个月里，由于胚胎正处于发育阶段，特别是胎盘和母体子宫壁的连接还不紧密，如果进行性生活，很可能由于动作的不当或精神过度兴奋时的不慎，使子宫受到震动，易使胎盘脱落，造成流产。即使性生活时十分小心，由于准妈妈盆腔充血，子宫收缩，也很容易造成流产。

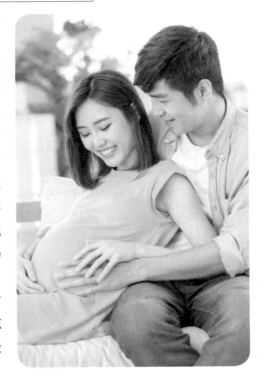

准爸爸应了解这一情况，尽量用其他方式交流夫妻感情。夫妻应该相互体贴和谅解。如果准爸爸不能做到这一点，就容易造成准妈妈的不愉快，而这会对胎儿不利。

准妈妈不宜多吃罐头食品

为延长水果或其他罐头类食物的保存期，罐头食品中有的加入了防腐剂。另外，为了色佳味美，罐头食品中还加进了一定量的其他添加剂，如白砂糖、人工合成色素、香精、甜味剂等，这些物质在标准范围内对人体健康影响不大，但如果过多、连续食用也会在人体内蓄积，给人体健康带来不良影响；另外，食物被做成罐头后，其维生素和活性物质会受到严重破坏。这些都会对准妈妈，尤其是对胎儿的健康不利。胎儿正处在发育成形的关键时期，器官对有毒化学物质的代谢功能还不健全，所以稍有不慎就会受到伤害。同时，准妈妈在摄入较多添加剂后，体内各种代谢过程和酶的活性会受到影响，这会波及胎儿健康。

准妈妈不宜吃糯米甜酒

我国许多地方有给准妈妈吃糯米甜酒的习惯，认为糯米可以"补母体、壮胎儿"。其实，这种做法是不科学的，可能造成胎儿畸形。

糯米甜酒含有一定量的乙醇。吃糯米甜酒与饮酒的不同之处，只不过是在于糯米甜酒的乙醇浓度不如普通白酒高罢了。虽然糯米甜酒的乙醇浓度不高，但即使微量的乙醇，也可以毫无阻挡地通过胎盘进入胎儿体内，使妊娠早期胎儿大脑细胞的分裂受到阻碍，造成中枢神经系统发育障碍。

所以，准妈妈必须戒酒，不能吃糯米甜酒，更不能错把糯米甜酒当成补品吃。

准妈妈不宜多吃黄芪炖母鸡

黄芪是人们较为熟悉的补益肺脾之气的中药，气充则血足，对人的身体有益。鸡肉营养丰富，有温中益气，补虚填精，益五脏、健脾胃、活血脉及强筋骨之功效。黄芪与母鸡同炖食之，补养作用更强，所以，常被一些气虚体弱的人用来强身健体。但准妈妈常吃黄芪炖母鸡并不好。

准妈妈常吃黄芪炖母鸡，易引起过期妊娠，造成难产，结果在分娩时不得不使用产钳助产，甚至行剖宫产，会给准妈妈带来极大的痛苦，增加新生儿受创伤的可能。

为什么准妈妈常吃黄芪炖母鸡会造成难产呢？其原因有三：一是黄芪有益气、升提、固涩作用，干扰了妊娠晚期胎头正常下降的生理规律；二是黄芪有"益气壮筋骨，生肌补血"的功用，加上母鸡本身是高蛋白质食品，黄芪和鸡肉两者共同起滋补作用，使胎儿骨肉发育长势过猛，造成难产；三是黄芪有利尿作用，通过利尿，使羊水相对减少，以致产程延长。因此，从顺利分娩的角度考虑，准妈妈不宜多吃黄芪炖母鸡，还是以普通食物加强营养为好。

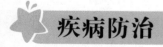

疾病防治

中药也可能有副作用

许多人知道西药有副作用，使用起来自然也比较谨慎，而一些人认为中药安全，没有副作用。实际上，有些中药同样可致准妈妈流产、胎儿畸形。妊娠期间，准妈妈对一些用药禁忌必须严格遵守。

用中药保胎的原则

中医中药在保胎方面有其独特的一面，其优点是既可安胎，又可补充准妈妈母体的不足。从目前资料来看，尚未见到有关中药保胎导致新生儿畸形、智力障碍的报道。

要注意的是，中医保胎是以辨证论治为原则的，即根据准妈妈体质不同、证候不同给予不同的治疗原则与处方。如肾虚者，治以补肾安胎，用寿胎丸加味；脾虚、气血不足者，治以补中益气、养血安胎，用举元煎加味；血热阴亏者，治以滋阴、清热、安胎，用保阴煎加味。想用中药保胎的准妈妈要注意，应在医生的指导下用药，一定不要听信街头小巷所谓的"灵方""偏方"，以免发生危险。

准妈妈禁用或慎用的中药

准妈妈应禁用或慎用的常用中药有以下几类。

💗 活血破气类

"活血"使血液循环加速，追血下溢，促胎外出；"破气"会使气行逆乱，气乱则无力固胎。这类中药有桃仁、红花、乳香等。

💗 利下类

利下类中药往往具有通利小便、泻下通腑的作用，常会伤阴耗气。如滑石、冬葵子、芫花、巴豆、牵牛子、薏苡仁和木通等。

💗 大辛大热类

大辛大热之药有造成流产的危险。属这类的有附子、肉桂、川乌、草乌等。

💗 芳香渗透类

芳香渗透类中药辛温香燥，有通胎外出之弊。如麝香、草果、丁香和降香等。

💗 有毒类

有毒类药物，如水银、硫黄等都会直接影响胎儿。

除了中药对胎儿有影响，中成药成分比较复杂，在服用时也应慎重。应禁用和慎用的中成药主要有牛黄解毒丸、大活络丸、小活络丸、牛黄清心丸、风湿跌打丸（酒）、小金丹、玉真散、失笑散、苏合香丸、木瓜丸、活血止痛散、再造丸、上清丸、冠心苏合丸、五味麝香丸、利胆排石片（冲剂）、六神丸、十滴水等。应慎用的中成药主要有藿香正气丸（水）、防风通圣丸、苁蓉通便口服液、蛇胆半夏末、安宫牛黄丸、附子理中丸、祛风舒筋丸等。

用孕酮保胎应注意的问题

孕酮是一种孕激素类药物，具有促使妊娠子宫肌肉松弛、活动能力降低、对外界刺激的反应能力减弱，降低妊娠子宫对催产素类物质的敏感性的作用，有利于受精卵在子宫内生长发育。因此，孕酮是治疗先兆流产的首选药，但它也并非是万能保胎药，如果使用不当，也会对胎儿有一定影响。

利用孕酮保胎主要适用于因黄体功能不良而导致的流产，适量地应用可起到护卵保胎的作用，但不可长时间地应用或盲目地加大剂量。从流产的原因来看，有30%的流产是因黄体功能不良，50%以上的流产是因胚胎发育异常，后者用孕酮保胎不但不能改善胚胎发育，相反还会因用药抑制了子宫肌肉的收缩，降低了排出异物的能力，增加了不全流产或刮宫后胎物残留的机会，还会由此引起出血增多、感染等。因此，准妈妈要多了解这方面的科学知识，听取医生的建议，不可擅自做主、盲目使用孕酮保胎。

服用中药对胎儿肤色没有影响

有些准妈妈认为服用中药会使胎儿的肤色变黑。事实上，这种想法是毫无科学根据的。人体皮肤颜色的黑与白，主要取决于黑素细胞产生的黑素体的大小、形状、数量，以及黑素体黑素化的程度，这些与准妈妈服中药没有关系。

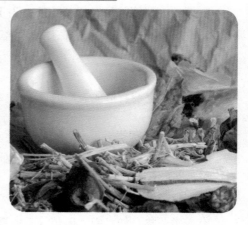

如果想使胎儿的皮肤白皙，准妈妈可常吃一些富含维生素C的食物，如番茄、橙子、柠檬、酸枣、苹果、柑橘等。

抗癌药对胎儿的影响

现代医学技术的飞速发展，显著延长了恶性肿瘤患者的生存期。因此，一些被确诊患有恶性肿瘤的准妈妈仍会要求医生考虑保住胎儿。

抗癌药对迅速增殖的组织可带来很大的毒害作用。妊娠期的主要特点为细胞分裂

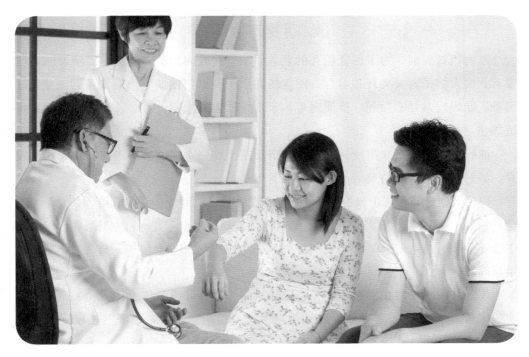

的速度特别快，这就导致了胎儿对抗癌药的作用特别敏感。这时接受抗癌药治疗，特别是在妊娠早期这一胎儿器官的形成期，其副作用就会更加明显。如烷化剂及抗代谢药物等都可导致胎儿发生无脑、脑积水、脑脊膜膨出、唇裂、腭裂、四肢发育异常等畸形。假如几种抗癌药联合应用，其致畸作用会更强。即使胎儿能够幸存，出生后也会有多种畸形、智力低下。

准妈妈腰酸要早检查

有的准妈妈在平时常感腰酸，往往以为是妊娠的关系，便不去注意。后来腰酸的程度日益加重，排尿也出现问题，每天排尿数10次以上，每次尿量又很少，有排不尽的感觉，而且小便时感到疼痛、酸胀，并伴有体温上升，有时体温可达39摄氏度，同时还伴有头痛、乏力、食欲减退、恶心、呕吐等症状。这时，有的准妈妈还仍以为自己是妊娠反应。如果到医院检查尿液，会发现有大量的白细胞，结果确诊准妈妈患了急性肾盂肾炎。这种病不是一开始就是急性肾盂肾炎，它在早期只是尿路感染。如果早期得到重视和治疗，是不至于发展成急性肾盂肾炎的。

因此，当准妈妈发现腰酸等不适时，应及时检查并治疗。

妊娠期要防治痔疮

准妈妈妊娠时，为了保证胎儿的营养供应，盆腔内血流量会增多；随着胎儿的发育，增大的子宫又会压迫盆腔，使直肠黏膜下及肛门皮肤下血管血液回流受阻。另外，准妈妈常伴有便秘、排便困难，导致静脉血液淤积，易形成痔疮或使原有痔疮加重。

准妈妈有痔疮必须重视，特别是痔疮反复出血，可影响准妈妈的健康和胎儿发育。妊娠期痔疮的预防及治疗主要有以下几方面。

保持大便通畅，防止和治疗便秘。适量吃些含膳食纤维较多的蔬菜，如韭菜、芹菜、白菜、菠菜等，以促进肠蠕动；每天早晨空腹饮适量温开水，吃好早餐，可有助于排便；平时避免久坐久站；有排便感时立即排便，不要长憋不排；排便时不要久蹲不起或过分用力。

改善肛门部位的血液循环，促进静脉回流。每日可用温热的1∶5 000高锰酸钾（PP粉）溶液坐浴；还可做提肛动作以锻炼肛提肌；也可在临睡前按摩尾骨尖的穴位。

减少对直肠、肛门的不良刺激。少吃辣椒、芥末等刺激性食物；手纸宜柔软洁净；内痔脱出时应及时就医治疗。

出现痔疮肿痛、出血较多等重症情况时，应及时到医院诊治。

准妈妈腹泻的危害

正常人每日大便一次，而准妈妈则容易发生便秘，往往是隔日或数日大便一次。如果准妈妈妊娠后每日大便次数增多、便稀，伴有肠鸣或腹痛，这是发生了腹泻。腹泻对准妈妈极为不利。

腹泻常见的原因有肠道感染、食物中毒性肠炎和单纯性腹泻等。轻症单纯性腹泻，一般服用止泻药即可治愈，对准妈妈不会造成多大伤害。如果肠道感染引起准妈妈腹泻，大便次数明显增多，则容易激发起宫缩而引起流产；细菌性痢疾感染严重时，细菌内毒素还可波及胎儿，致胎儿死亡。因此，准妈妈一旦发生腹泻，不要轻视，应尽快查明原因，进行妥善、及时的治疗。

预防胎儿先天性佝偻病

胎儿在第8～10周，长骨骨干开始骨化，这种骨化的进行，有赖于准妈妈对钙、磷和维生素D的摄取，尤其是在妊娠后半期，胎儿生长发育迅速，对维生素D和钙的需求量也相对较高。如果此时准妈妈体内维生素D和钙不足，会影响胎儿的骨骼发育而致使发生先天性佝偻病。在妊娠期间，户外活动少、阳光照射不足、营养不良及妊娠晚期常有腰酸、腿痛、手脚发麻和抽搐等低钙症状的准妈妈，胎儿也易患先天性佝偻病。一般患佝偻病的孩子出生后不久即会出现相应的症状：出生后2～3个月前囟门特大、前后囟门通连、胸部左右两侧失去正常的弧形而呈平坦面，有的还会发生低钙性抽搐。

先天性佝偻病是完全可以预防的，关键在于准妈妈在妊娠期内应多进行户外活动、多晒太阳；饮食上要注意多吃富含钙和其他营养素的食物，必要时在医生指导下服用维生素D制剂，尤其是妊娠期有手脚发麻、抽筋等低钙症状者。

要慎用镇咳药

在十月怀胎这段漫长的日子里，准妈妈难免出现咳嗽。然而，准妈妈在选用镇咳药时应特别慎重。可待因、复方甘草合剂（含阿片）等阿片类镇咳药，镇咳效果虽好，但能通过胎盘或乳汁进入胎儿或新生儿体内而抑制其呼吸，同时这两种药物还能对抗催产素的作用而延长产程。因此，准妈妈最好不选用阿片类镇咳药。

咳必清（喷托维林）对呼吸道黏膜有麻醉作用，可导致准妈妈呼吸不畅，致使胎儿在宫内发生缺氧而窒息。

含苦杏仁的镇咳药，准妈妈也忌用，因为苦杏仁苷经水解后能产生微量氢氰酸，虽然含量极微，但对于尚在发育中的胎儿来说，危险性就大了。另外，如大金丹、涤痰丸等对准妈妈都有不利作用，是准妈妈禁服的镇咳中成药。

准妈妈应选用药效平和，对呼吸道黏膜有保护作用，对准妈妈、胎儿不会产生危险的镇咳药或食品，如蜂蜜、冰糖炖梨、白糖浸萝卜等。

准妈妈要预防低钾血症

准妈妈在妊娠期如发生剧烈的呕吐，消化液会大量流失（消化液中钾的含量比血浆中钾的含量还要高），加上不能进食，钾的摄入量不足，会使血钾降低，从而出现低钾血症。患有低钾血症的患者会出现肌肉无力、精神萎靡、表情冷漠，重者甚至会出现昏睡、死亡。所以，应及时治疗。

准妈妈在妊娠反应期防止低钾血症的关键是提高食欲，保证进食量，从食物中获得充足的钾。要增加食欲应从以下几个方面入手。

💙 **要保持良好的心理状态和乐观的情绪**

保持良好的心理状态和乐观的情绪，把进食当作一项任务来完成，反应再重也要吃，就能多吃一些。

💙 **要进行适当的活动**

适当的活动可以促进胃排空，减轻饱胀感，进而刺激食欲。同时，也能分散注意力，减少准妈妈对自己身体不适的过分关注。

💙 **选择可口的饮食**

妊娠反应后准妈妈会不同程度地出现择食、口味异常，这时可尽量选择适合自己的口味的饮食，千万不要因怕吐而拒食。

准妈妈尿频别紧张

准妈妈尿频是一种普遍现象，这种现象在妊娠期前3个月和最后1个月表现最为明显。这是由于人体内膀胱位于子宫的前方，子宫多呈前倾位。妊娠后，子宫逐渐增大倾向膀胱，使膀胱受压，因而膀胱内存尿量不多即有尿意。妊娠3个月内子宫在骨盆腔内逐渐增大，膀胱因逐渐受骨盆壁的限制而尿意更加明显。妊娠3个月后，子宫升到腹腔上部，腹腔软且宽敞，膀胱压力顿减，尿频现象有所改善。妊娠36周后，胎儿先露部下降入骨盆，再次压迫膀胱，因此尿频会再次明显，

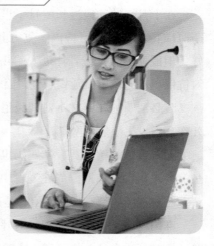

有人在24小时内约小便10次。准妈妈的这种尿频只是尿的次数多些，但无局部烧灼感或痛感，与泌尿系统感染不同，不是病症。

有的准妈妈可能会出现"月经"

怀孕必然会停经，但少数女性在确定妊娠以后，在原来应行经的时间仍会出现少量阴道出血，常被误认为是"月经"。这种现象常在怀孕的第一个月出现1次，也有个别人在妊娠第3～4月按期出现少量流血，这种现象对胚盘的生长发育不会有什么影响，中医上称为盛胎或垢胎。但也有些出血的真正原因并不清楚，可能是孕卵着床时的一种生理反应，也有先兆流产等妊娠并发症的可能。所以，已确定怀孕又有阴道流

血时，应去医院查清情况，弄清出血原因，进行适当的处理。

〈 水痘、带状疱疹 〉

❤ 水痘—带状疱疹病毒感染对胎儿的危害

水痘—带状疱疹病毒寄存于患者的上呼吸道和皮疹的疱疹液中，可通过呼吸道飞沫或直接接触传播给他人。病毒侵入体内以后，先在鼻咽部繁殖，然后侵入血液循环中，并侵袭皮肤及内脏，引起水痘和带状疱疹两种疾病。

水痘是一种传染性病毒感染，常全身分批出现皮疹，然后迅速发展为水痘，多发于儿童；带状疱疹是由原来潜伏在体内的病毒在身体免疫力下降时活动而引起，多见于成年人。水痘—带状疱疹病毒不一定都能通过胎盘，但一旦通过胎盘就会使胚胎受到感染，导致其组织分化异常形成畸形，会导致胎儿出现瘫痪、肌肉萎缩、多指、大脑萎缩、小脑发育不全、畸形足、白内障、小眼、小嘴及出生后反复抽搐等严重后果。

❤ 防治水痘、带状疱疹的措施

一般来说，准妈妈防治水痘、带状疱疹有以下几种措施。

由于对水痘、带状疱疹没有特效药物可进行治疗，主要是预防感染，因此，女性怀孕前后要注意避免接触此类患者。

育龄女性接种水痘—带状疱疹病毒疫苗后，可在妊娠期防止感染。

大多育龄女性都在儿时患过水痘，对水痘—带状疱疹病毒已具有免疫力。如果在妊娠早期感染水痘，胎儿感染的可能性较小，由医生判断是否可以继续妊娠。

如果在临产前患上水痘，须去医院注射水痘—带状疱疹免疫球蛋白。

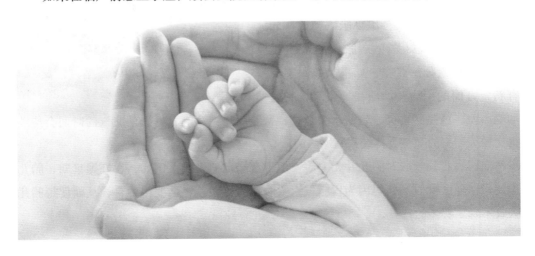

准妈妈患腮腺炎的危害

流行性腮腺炎是比较常见的传染病。儿童多发，准妈妈也占有一定比例。引起腮腺炎的病原体主要是腮腺炎病毒，它不但能侵犯人的腮腺，还能侵犯人体的其他组织。腮腺炎病毒是"细胞溶解性"病毒，它能感染女性卵巢，导致卵巢炎症，并使卵巢细胞遭到破坏，甚至能通过胎盘途径感染胎儿。

准妈妈在妊娠早期患流行性腮腺炎，胎儿死亡率会明显增高。有人调查后发现，患此病的准妈妈，其腹中胎儿死亡率为27.3%，而对照组仅有13%。准妈妈患腮腺炎的胎儿的死亡常发生在准妈妈感染此病的2周内，死亡的原因主要是准妈妈的卵巢受到感染，导致内分泌失调。研究发现，在女性妊娠期患流行性腮腺炎后的流产物中，有严重坏死绒毛膜和胎盘血管；在胎儿组织内还可分离出腮腺炎病毒；还发现有的准妈妈感染腮腺炎病毒会引起胎儿畸形。

因此，女性在妊娠最初的3个月内，要特别注意预防腮腺炎。必要时，可给准妈妈注射恢复期血清或丙种球蛋白，以提高免疫力，可以维持2～3周。只要注意预防，准妈妈是不易被腮腺炎病毒感染的。

妊娠早期胀气的原因

妊娠早期的胀气主要是激素分泌改变所致；之后是胃排酸能力较差，胃酸相对过高所致。此外，刚怀孕时，即从卵巢排卵到怀孕这段时间里，体内孕酮水平逐渐增高，而孕酮会使肠的蠕动能力变差，排泄功能自然也受影响，此时就会出现胀气和便秘的症状。因此，造成妊娠早期胀气的最主要原因，正是激素分泌改变。如果准妈妈本身就有肠胃方面的疾病，如便秘、胀气、肠道蠕

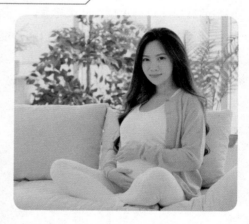

动能力差，或是肠胃炎、胃酸水平过高，甚至是胃溃疡等，妊娠期胀气的时间会持续得比较久，有的甚至会持续到妊娠4~5月。

准妈妈胀气一般对胎儿并无大碍，但也有一定的影响。例如，在妊娠早期，胎儿需要蛋白质，此时准妈妈因为胃胀气，吸收能力比较差，会变得挑食，从而使得胎儿吸收不到足够多的营养。

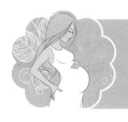

妊娠4月

 胎儿情况

胎儿的身体发育情况

妊娠4月（12~15周）时，胎儿身长9~14厘米，体重45~110克，生长迅速。胎头与身体的比例不那么悬殊了，腿相对长长，骨骼迅速骨化。在肝、胃、肠功能的作用下，已形成绿色的胎粪，但一般要等出生后才能排出。这一时期，胎儿皮肤出现胎毛。胎心率约是成人的2倍。

胎儿的感觉发育情况

胎儿在母腹中开始吸吮手指的动作是从妊娠第16周左右开始的，医学上称为吸吮运动。此时的胎儿只要嘴巴接触到任何东西，都会进行吸吮运动。

婴儿如果不会吸奶就无法存活，这种重要的吸吮运动，胎儿在这一时期已开始进行自我练习了。

胎儿的听觉发育情况

妊娠4~5月时，胎儿对声响就有一定的反应了。如突然的高频声响可以使胎儿的活动增加；反之，低频声响可使其活动减少。胎儿还十分熟悉准妈妈的声音和心跳声。婴儿出生后，每当哭泣时，只要一听到妈妈的声音或躺在妈妈的怀中听到其心跳声，就会停止哭泣、全身放松。在胎儿的整个发育过程中，听觉较其他感官对其带来的影响似乎更大。

胎儿的心理发育情况

胎儿的心理与准妈妈的心理有着天然的联系。

妊娠4月时，胎儿能感受舒适或不快，准妈妈也渐渐习惯怀孕生活。胎儿在不知不觉中成形，其心理也已经开始形成。妊娠14周左右，胎儿的大脑边缘系统开始形成。大

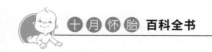

脑边缘系统参与调节人的感觉，发挥着极重要的功能。

胎儿的心理是简单且易满足的。只要生命的本能得到满足，就会有快感；若无法获得满足，就会感觉不快。当不快的感觉逐渐加重时，胎儿就会踢准妈妈的肚子，当然，这是妊娠5月胎儿的表现了。

胎儿的视觉发育情况

从妊娠4月起，胎儿对光线已经非常敏感。有实验证明，在对准妈妈腹壁直接进行手电光照射时，采用B超探测可以观察到胎儿出现躲避反射、背过脸去，同时似有睁眼、闭眼活动。

 # 胎教课堂

妊娠4月胎教要点

准妈妈可做孕妇体操、听音乐或哼唱自己喜欢的歌曲，准爸爸可将报纸卷成筒状，与胎儿轻声说话或念一些诗文。同时，准爸爸和准妈妈应多看一些幽默的书籍，以活跃家庭气氛，增加夫妻情趣。这个时期也是准妈妈心身愉快、宫内环境稳定、食欲突然旺盛的时期。胎儿进入了快速生长时期，因此需要充足的营养，准妈妈要多摄取蛋白质、脂肪、钙、维生素等营养素。

抚摸胎教的好处

抚摸胎教可以使胎儿的触觉神经感受到体外的刺激，锻炼其皮肤的触觉，从而促进其大脑细胞的发育，加快胎儿智力的发展。

抚摸胎教还能激发胎儿活动的积极性，促进其运动神经的发育。经常受到抚摸的胎儿，对外界环境的反应会比较灵敏，出生后翻身、抓握、爬行、坐立、行走等运动能力的发育都能明显提前。

抚摸胎教不仅能使胎儿感受到父母的关爱，也能让准妈妈放松身心，保持精神愉快，还能加深一家人的感情。

抚摸胎教的注意事项

妊娠4个月时，胎儿已基本成形，感觉能力也已初步发展，可进行抚摸胎教。抚摸时应注意以下几点。

抚摸胎教应有规律，每天2次，坚持在固定的时间进行，这样胎儿才能在此时间里做出反应。

抚摸胎儿之前，准妈妈应排空小便。

抚摸胎儿时，准妈妈应避免情绪不佳，保持稳定、轻松、愉快、平和的心情。抚摸动作要轻、充满爱意。

进行抚摸胎教时，要求室内环境舒适、空气新鲜、温度适宜。

进行抚摸胎教时，如能配合对话胎教和音乐胎教等方法，效果会更佳。

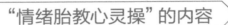

"情绪胎教心灵操"的内容

准妈妈仰卧于床上，微闭眼睛，放松全身。

暗示自己："我内心非常宁静舒适，我的心已经到了一片广阔的天地间，我沐浴着温暖的阳光，呼吸着清新的空气，真舒服啊；哦，景色真美啊，美丽的色彩让我眼前一亮，我很兴奋，我感觉心旷神怡，我感觉到了内心深处的喜悦，真是太好了！"暗示时要发挥想象力"看着"自己所想的一切。

继续暗示自己："我听到远处有孩子在咯咯地欢笑，我也情不自禁地笑起来了，我的内心也在微微地笑了，多么美好的一天！"暗示时全身放松，并细细体会、感觉自己内心的愉悦。

准妈妈最好能每天早晚各做一次，坚持做对准妈妈自己和胎儿的身心都会有好处。

对胎儿进行运动胎教

适当的运动刺激可以提早激发胎儿运动的积极性，不会影响胎儿的健康发育。胎儿的运动胎教可从妊娠3~4月时开始，在妊娠4~8月增加活动量。如果时间太早，胎盘尚未充分形成则不宜进行；临近分娩，或已发生早期宫缩的情况下也不宜做运动胎教，以免诱发早产。进行运动胎教，动作要轻，时间要短。

训练时准妈妈应仰卧，全身放松，先用手在腹部轻轻抚摸，后用手指点腹部的不同部位，并观察胎儿的反应，手法要轻，时间要短，每次不超过10分钟，开始或结束时间也不宜过晚，以免胎儿因过度兴奋而频繁活动，影响准妈妈休息，不利于准妈妈与胎儿身心健康。

音乐胎教方式

准妈妈每天可哼唱几首自己喜爱的抒情歌曲或优美而富有节奏的小调等。一方面，准妈妈在自己的歌声中陶冶了性情，获得了良好的心境；另一方面，准妈妈在唱歌时产生的物理振动，和谐而又愉快的情绪，会感染胎儿，使之得到感情上和感觉上的双重满足。准妈妈哼唱时心情要轻松愉快，要富有感情，好像正面对着未来的小宝宝倾诉满腔的母爱。

对话胎教的定义

对话胎教是指准妈妈本人或家庭中的其他成员用平和优美、文明礼貌、通俗易懂的语言，有目的地对胎儿讲话，使胎儿的大脑形成最初的语言记忆，为后天的学习打下基础。

对话胎教的方法

对话胎教可以从妊娠3～4月时开始。刚开始，对话的时间不宜过长，1分钟足够；对话的内容不限；语气要柔和，可以问候，可以讲故事，可以聊天等，但应以简捷、明快、轻松为原则。例如，早上起床前拍拍腹部，说声"宝宝，早上好！新的一天开始了"。

随着胎儿逐渐长大，每天可适当增加对话次数，依次把父母周围的一些新鲜的、有趣的事情讲给胎儿听，也可以把好的故事反复地讲给胎儿听。

讲故事的方式一般有以下有三种。

一是读故事书，最好是图文并茂的儿童读物，内容要短，语言要优美，故事情节要轻松有趣。

二是由准妈妈或其他人任意发挥地讲故事，但是内容要简单，如准妈妈可把平时读过的一些作品，经过加工处理，变成一个个小故事讲给胎儿听，或把生活中发生的一些小故事讲给胎儿听。

三是可以给胎儿朗读一些简短、活泼的儿歌、诗歌等。

对话胎教的注意事项

第一，父母在与胎儿对话时，最好每次开头和结尾都各采用相同的语句，这样反复地进行，不断强化，效果会好些。

第二，与胎儿对话时，准妈妈要使自己的精神和全身的肌肉放松，注意力要集中，呼吸要顺畅、稳定，说话吐字要清晰，语调要和缓并摒除杂念，心中只想着是在和腹中的胎儿讲话，这样效果才会好。

第三，给胎儿讲故事时，准妈妈应取一个自己感觉舒服的姿势，精力集中，然后把故事内容有条理地讲给胎儿听。吐字要清楚，语速切忌时快时慢。

第四，给胎儿讲故事时，准妈妈面部表情应丰富，应绘声绘色地讲述故事内容，切忌面无表情、平淡乏味地照本宣科。

第五，不管是与胎儿对话，还是给胎儿讲故事，所有的内容都应该健康、有益。

阳光的益处

万物生长靠太阳。阳光不仅给我们的生活带来了光和热，而且还能使人体产生活性维生素D，进而促进机体对重要元素钙、磷的吸收。

由于阳光中的紫外线具有杀菌消毒的作用，因此，准妈妈自身，准妈妈的被褥，以及为婴儿准备的被褥、衣物等用品要常晒晒太阳，这样可以达到消毒防病的目的。

当然，晒太阳的时间应根据季节、时间及每个人的具体情况灵活安排。例如，盛夏季节，烈日炎炎，完全不必专门出去晒太阳。因为此时户外阳光太强，树荫里的阳光就足以满足准妈妈的需要了。中国大部分地区春、秋季节以每天9～16时、冬季以10～13时的阳光中的紫外线最为充足，准妈妈可以选择在这段时间晒太阳。有些人喜欢在室内隔着玻璃晒太阳，其实这样做并不能算是晒太阳，因为阳光中的紫外线β绝大部分不可能通过玻璃进入室内。

联想胎教

联想胎教主要是指准妈妈利用自身和胎儿之间的情绪、意识的传递可能性，通过对美好事物和意境的联想，将美好的体验传递给胎儿的方法。

联想胎教也是胎教的一种重要形式，即想象美好的事物，使准妈妈自身处于一种美好的意境中，再把这种美好的情绪和体验传递给胎儿。例如，准妈妈可以想象漂亮娃娃的画像，想象名画、美景、乐曲、诗篇等所有美好的内容。

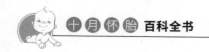

新鲜空气对胎儿有益

新鲜空气也是准妈妈及胎儿必不可少的"营养品"。空气与阳光一样，是大自然赐予人类生存的基本条件，空气中的氧气直接参与并主导了人体的新陈代谢过程，离开它，人类无法生存。新鲜空气中氧气含量高，有害物质少，能有效地提高人体血液中的氧含量，有益于人体的健康，对准妈妈自身的代谢及胎儿的生长发育具有极为重要的作用。因此，新鲜空气对于准妈妈和胎儿来说，不亚于一剂良药。

但是，随着城市的扩展和现代工业的发展，空气污染已严重地危害着人类的健康。被污染的空气中一些有害的气体能随着呼吸进入准妈妈的肺部，再通过血液循环进入胎盘血液循环系统，给胎儿的生长发育带来不良的影响。

为了降低不良影响，可以这样做：

首先，准妈妈要在厨房安装抽油烟机，在卧室安装排气扇。劝告家人及客人在室内不要抽烟。晚上尽量开窗睡觉，如在冬季必须关窗，可于清晨起床后打开窗户换换空气。

其次，准妈妈在妊娠期要尽量避免去影院、车站、商店、闹市及交通要道等空气污浊的场所，可以在每天下午到附近公园或树林、草地等空气清新的地方散步，条件允许的话，还可以在周末来一次郊游，到大自然中呼吸新鲜空气。

色彩的作用

色彩能够给人不同的感受，从而影响人的精神和情绪。可以说，不协调的色彩如同噪声一样，会使人感到烦躁不安，而协调悦目的色彩给人带来美的享受。一般来说，红色使人激动、兴奋，能鼓舞人的斗志；黄色明快、灿烂，使人感到温暖；绿色清新、宁静，给人以希望；蓝色给人的感觉是沉静、凉爽；白色显得干净、明快；粉红和嫩绿则预示着春天，使人充满活力。基于这一点，人们很早就已经懂得利用不同的色彩服务于人的不同精神需求。例如，医院的病房多选用淡雅的浅绿色和淡蓝色，以显得宁静、柔和；而现代餐厅则往往选用橘黄色，使人胃口大开。

准妈妈因体内激素的变化，性情易急躁，情绪波动较大，因此，宜有意识地多接触一些清新的色彩，如绿色、蓝色等，以利于情绪稳定，保持恬淡宁静的心境，使腹内的胎儿安然平和地健康成长。因此，在布置妊娠期居室、选购日常生活用品，以及居家旅行时要有意识地注意色彩的作用。

饮食营养

准妈妈不宜过量吃高蛋白质食品

医学研究认为，蛋白质供应不足，易使胎儿生长缓慢，准妈妈体力衰弱，产后恢复迟缓，乳汁分泌稀少。故准妈妈每日需要增加摄入一定量的蛋白质。但是，妊娠期过量吃高蛋白质食品，会影响准妈妈的食欲，增加其胃肠道的负担，并影响其他营养素的摄入，使饮食营养失去平衡。研究证实，过多地摄入蛋白质，人体内可产生大量的硫化氢、组胺等有害物质，容易引起准妈妈腹

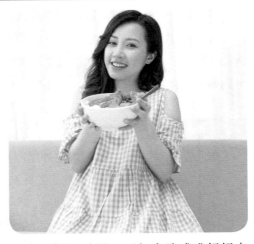

胀、食欲减退、头晕、疲倦等现象。同时，蛋白质摄入过量，不仅会造成准妈妈血液中的氮增多，而且也易导致其胆固醇增多，加重其肾脏负担。

准妈妈不能长期摄入高糖食品

血糖偏高的准妈妈生出巨大胎儿的可能性、胎儿先天性畸形的发生率、出现妊娠高血压的概率较血糖正常的准妈妈高。此外，准妈妈在妊娠期肾脏重吸收葡萄糖的功能可有不同程度的降低，如果血糖过高则会加重准妈妈的肾脏负担，不利于妊娠期保健。大量医学研究表明，摄入过多的糖分会降低人体的免疫力，使准妈妈抗病力降低，易受致病菌、病毒感染，不利于优生。

准妈妈不宜长期摄入高脂肪食品

如果准妈妈长期保持高脂肪膳食的饮食习惯，可能会增加自己罹患癌的风险。医学研究表明，脂肪本身虽不会致癌，但长期、大量食用高脂肪食品，会使大肠内的胆酸和中性胆固醇浓度增加，这些物质的蓄积可能诱发结肠癌。同时，高脂肪食品会使女性发生乳腺癌的概率增高，不利于女性健康。

日常护理

准妈妈的身体变化

　　痛苦的孕吐已结束，这一时期准妈妈的心情会比较舒畅，食欲也开始增加，尿频与便秘逐渐消失。这个阶段结束时，胎盘便已形成，流产的可能性减少许多，算是进入稳定期了。准妈妈子宫如小孩头部般大小，已能由外表略看出"大肚子"的情形。准妈妈基础体温下降，普通体温状态会持续到生产时。

胎儿喜欢准妈妈的声音

　　胎儿在4个月大时，已能感觉外部声音的刺激。

　　胎儿是透过腹壁听到声音的。胎儿最初听到的是准妈妈的声音。

　　腹中的胎儿会记住准妈妈的声音。出生后，妈妈轻柔地对他说话时，婴儿就会觉得很舒服，甚至哭泣中的婴儿有时也能够立刻熟睡。

　　此外，胎儿还能够敏感地区别出温柔的声音和可怕的声音。因此，准妈妈要随时以稳定、温和的声音对胎儿说话，通过声音给予胎儿一定的刺激，以促进胎儿脑细胞的发育。

妊娠4月准妈妈应做的体操

　　腹部突起以后，准妈妈会感到重心变化，行动不稳。因此，在日常站立行走时应留神，以防跌倒，可练习以下几个动作。

❶ 身体垂直站立，然后单膝跪地取得平衡。

❷ 双膝着地，脊背伸直，注意身体不要倾斜。

❸ 放松身体，慢慢变成端坐。

❹ 轻轻地坐在椅子上，双手放在肩上，向前或向后做画圆转动。

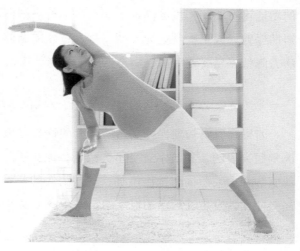

做好乳房保健

母乳是婴儿最好的天然营养品。母乳新鲜、干净，含有各种能预防疾病的免疫物质，可以提高婴儿对疾病的抵抗力，以母乳喂养的婴儿发生消化道疾病的概率较低。而且母乳温度适宜，随时可喂，不需要花很多时间做喂食前的准备工作。

母乳的作用如此重要，所以在妊娠期间做好乳房保健是非常必要的。

妊娠后，准妈妈的乳房开始变大，乳腺发达，如果不使用胸罩保护，会使乳房组织松弛，乳腺发育异常。但如果胸罩过于压迫乳房，又会使血液循环不畅。因此，准妈妈应在妊娠早期选用合适的肩带宽的胸罩，以不挤压乳房为宜。若准妈妈在妊娠过程中和哺乳期用合适的胸罩支撑乳房的重量，则在断奶后乳房会恢复得较好。

妊娠后乳房发生的变化

乳房是乳汁的分泌器官，其主要结构是皮肤、皮下组织和乳腺。乳房的皮肤包括乳头、乳晕和一般皮肤。乳房中央呈圆锥形突起，乳头有15～25个输乳管的开口。乳头周围为环形的色素沉着区，呈浅褐色，称为乳晕。在乳头周边散有数个蒙氏腺（小突体）。在乳头和乳晕处有感觉神经分布。

乳腺叶由乳腺小叶和输乳管组成。腺泡是分泌乳汁的场所。数个腺泡组成1个乳腺小叶。每叶有一排泄管，称输乳管。腺泡间有小的乳腺导管相通，汇集分泌的乳汁，并通向乳头的开口处。输乳管在乳头根部膨大呈锥形，称为输乳管窦（位于乳晕皮下），可储存乳汁。

妊娠时，无论准妈妈是否愿意哺乳，随着受精卵分裂形成胚胎的同时，乳房都会发生一系列的生理变化，为泌乳做准备。随着妊娠的进展，准妈妈自己能感到乳房和乳头增大，有肿胀不适感或胀痛。乳晕范围扩大，色素沉着加重，乳头和乳晕由平时的浅褐色变为黑褐色。在乳头周围的蒙氏腺也会变大，似一个个小丘疹，能分泌油性液体，起润滑和保护乳头皮肤的作用。

保护乳头

洗澡后，在乳头上涂上凡士林，然后用拇指和食指轻轻按摩乳头及其周围部位；不洗澡时应用干净软毛巾擦拭，也可用以上方法按摩乳头。

如果乳头上有硬痂样的东西，不要生硬地取掉，建议在入睡前，在乳头上覆盖一块涂满凡士林的纱布，第二天早晨起床后擦掉硬痂即可。

需要注意的是，准妈妈平时不要留长指甲，以免在做乳头养护时使乳房皮肤受损；为促进乳腺发育，平时可用温热毛巾敷在乳房上按顺时针方向轻轻按摩；从妊娠的第33周起，可时不时地用手指把乳晕周围挤压一下，使分泌物流出，以预防输乳管不通造成产后乳汁淤积。

正常的胎动

妊娠4月以后，准妈妈的子宫膨大较快，羊水迅速增加，胎儿的活动也在增加。这时准妈妈可以感到胎儿在子宫内妊娠活动，这就是人们常说的胎动。

怎样才能算正常的胎动呢？一般来说，准妈妈从怀孕4个多月开始便能感到胎动，此后胎动的次数会逐渐增多；怀孕28～38周，是胎儿活动最频繁的时期；将近足月时胎儿由于胎头下降，胎动次数减少，这是正常的。正常情况下，胎儿的活动是有一定规律的。

那么，胎动多少次才算正常呢？一般来说，正常的频率应为3～5次/小时，12小时内胎动次数在30～40次。有时由于各种原因造成胎儿缺氧，胎动会发生变化，如次数减少或次数猛增，这是胎儿状态异常的信号，准妈妈应给予重视。如果胎动次数逐渐减少，甚至减少到12小时不足10次或一动不动，说明胎儿已经很危险。一般计算连续12小时胎动次数不大可能，因此，可在早、中、晚各测1小时，然后把测得的胎动次数相加再乘以4，即为12小时胎动次数。如果每天只能测1次，最好在晚上，且时间要固定。一般在晚上7～8点记胎动次数最能反映胎儿是否缺氧。如果发现胎动减少，应及时向医生反映，由医生根据准妈妈情况与胎儿情况做出决定。

胎心音

妊娠4个月后，使用听诊器在准妈妈腹部子宫的适当位置便可直接听到胎心音。孕24周前，胎心音多在准妈妈脐下正中；孕24周后，胎心音多在胎背所在一侧；妊娠晚期，俯耳于准妈妈腹部胎背处便可清晰地听到胎心音。

方法：准妈妈排尿后仰卧在床上，两腿伸直。家人可用家用多普勒胎心仪在准妈妈腹壁仔细听。胎心音呈双心音，第一音和第二音很接近，有节律规则，近似"滴答"声，一般胎心率为每分钟120～160次。每日可听一次或数次，每次听1～2分钟。

准妈妈适当游泳有利于顺产

经研究发现，职业游泳女性、热带地区经常游泳的女性及长期从事水下作业的女性，如下海采贝的女性、女潜水员等，怀孕后也坚持游泳，分娩时大多顺产。

举办孕妇游泳训练学校的专家发现，凡参加游泳训练的准妈妈，在分娩时都很顺利。同时，产程缩短一半，并且有些存在胎位不正现象的准妈妈在训练中胎位恢复了正常，很少发生流产或早产。

研究得知，准妈妈在游泳过程中锻炼了身体，体力明显增加，胎儿在腹内运动也会增强，其调整胎位的机会增多。

当然，并不是所有的准妈妈都适合游泳，如有流产、早产、死胎史或患有心、肝、肾疾病及妊娠高血压、阴道流血的准妈妈则不宜参加游泳锻炼。

另外，准妈妈参加游泳的时间应该在妊娠5~7月时为宜。游泳的动作不宜剧烈，应以水中漂浮、轻轻打水、仰泳为主。

准妈妈游泳应注意的问题

游泳是准妈妈夏季最佳的消暑运动，不仅可使准妈妈身体清凉，而且准妈妈腹部肌肉功能还可通过游泳锻炼而得到加强，对未来的分娩有利。准妈妈游泳应注意以下几点。

游泳前要做体检，听取医生建议，了解是否可以游泳及游泳时应注意什么。

准妈妈游泳必须选择正规游泳池，水温在30摄氏度左右，泳池清洁卫生。

准妈妈游泳要有亲人、朋友一同前往，以便随时照应，保证安全。

准妈妈游泳动作不宜太剧烈，可以在水中漂浮，双足轻轻打水，而游泳的姿势以仰泳更适合。

准妈妈游泳要避开游泳池人多的时间段。如在室外游泳池游泳，还要避开阳光强烈的时间段，在上午10时至下午4时不宜去游泳。

准妈妈若妊娠未满4个月，有流产、早产、死胎史，或有阴道出血、腰部疼痛、妊娠高血压、心脏病者不宜游泳，另外在妊娠晚期也不要去游泳。

最容易流产的时期

妊娠4个月以内，胎盘还未成熟时，情况不稳定，准妈妈容易出现流产。有些准妈妈在这一阶段甚至不知道自己已有身孕，所以做出很多可能导致流产的事情。另外，在一年之中，又以入夏后的5月和6月最易流产，但这并不是季节有影响，而是多数人在春天受孕，到五六月的时候，正是妊娠两三个月最易流产的时候。

妇科检查与流产的关系

女性妊娠以后定期做产前检查是为了准妈妈和胎儿的健康。有时为了弄清妊娠的情况，须做一些妇科检查。不少准妈妈对此不理解，甚至认为准妈妈做妇科检查会引起流产，因而拒绝检查。妊娠早期时做妇科检查是通过阴道、腹部双合诊了解子宫的大小和质地，以判断是否早孕，也能给以后子宫的变化提供基础信息。在有宫外孕或可疑肿块时，更是必须进行此项检查，以尽早诊断，及时处理。

医生在做妇科检查时，尤其在考虑到有妊娠可能时，动作会很轻柔，所以妇科检查一般不会影响胚胎发育，也不会增加流产机会。检查时，准妈妈应积极主动配合，精神不要紧张，腹部应当放松，这样可以使检查顺利进行。

准妈妈体重会影响胎儿的心脏发育

婴儿患先天性心脏病的原因之一是宫内感染，如准妈妈感染了风疹病毒、流行性感冒病毒、腮腺炎病毒或柯萨奇病毒等。而如果准妈妈在妊娠前体重超重，妊娠后便很容易体质下降，患上各种疾病，特别是上述病毒感染性疾病，从而增加胎儿宫内感染的概率，使其心脏发育受阻。

同时，肥胖的准妈妈患妊娠糖尿病的概率增加，从而使巨大胎儿和畸形胎儿的发生率增高，而后者中又以先天性心脏病胎儿最为常见。

所以，体重超重的准妈妈应多进行适宜的运动，均衡补充营养素，少吃脂肪含量高的食物。

准妈妈度过炎热夏季的注意事项

准妈妈的新陈代谢旺盛，汗腺分泌增多，非常容易出汗，特别是夏季，准妈妈常常易汗流浃背，有的身上会长痱子。因此，准妈妈在夏季要特别注意防暑降温，保持身体清洁卫生。具体应做好以下几方面。

- 多吃清凉爽口的食物，多吃蔬菜、水果，多饮凉白开水。不要贪吃冷饮，以防伤胃。饮食要注意卫生，不吃变质食物，以防发生肠道疾病（病毒性肠炎、痢疾等）。

- 要勤洗澡、勤换衣，保持身体清洁卫生。洗澡时水温不要过热或过冷，选穿透气性好的棉质衣裤，保持身体凉爽。

- 注意室内通风，避免用空调或电扇直吹身体。

- 避免中午暑气逼人的时候外出，以防中暑。

- 坚持午睡。

防止发生便秘

有些便秘的准妈妈喜欢用"开塞露"来解决大便干燥问题，其实这种做法会引起肛周和直肠局部组织的强烈收缩，以及肠道蠕动过快过频，诱发宫缩，导致流产或早产。所以，准妈妈发生便秘时最好不要用"开塞露"，而应到医院治疗。如果症状不太严重，可喝点儿香油。在日常生活中，要注意合理饮食、少食多餐，避免刺激性大的食物，不要吃过于精细的食物。坚持进行温水坐浴，并按摩肛周组织，每次持续3~4分钟。除了不要久坐沙发外，还应避免在电脑前久坐。适当增加提肛运动的频率，每天有意识地做3~5组提肛运动，每组30下。

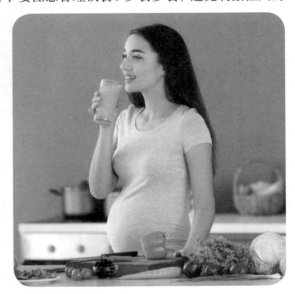

此外，多吃含膳食纤维的蔬菜，如芹菜、韭菜、青菜等；多吃些白芝麻，并熬一些芝麻红薯稀饭来喝；多吃菠萝、梨、香蕉等各种水果；不要憋便，养成定时排便的习惯，排便时间不宜过长。

准妈妈选择穿着的学问

有的准妈妈认为，自己妊娠期间最能体现女性美，而且注意精心装扮自己。事实上，这样做有助于维护准妈妈良好的心境，保持其心理平衡，对于准妈妈及胎儿的身心健康是十分有利的。

在穿衣上，准妈妈应选用松软透气、吸水性较好的棉织物，不宜选用涤纶等化纤类织物，并注意衣服应宽松肥大一些，不宜紧身，更不能把腰束得过紧，以免使腹部受压，影响胎儿的正常发育，因为外部压力可致胎儿骨骼变形、组织器官发育不良、胎位不正等。

准妈妈也能穿时装

过去，大多数准妈妈总是习惯于将朴素又肥大的衣裤作为人生这一特殊时期的着装。随着经济条件的改善和现代人审美情趣的改变，孕妇装也应运而生。如今走在大街上，只要细心观察，便不难发现，不少准妈妈都穿上了色调明快、款式别致而又适合自己的孕妇装，虽大腹便便，却别有韵味，为都市生活平添了一道靓丽的风景。

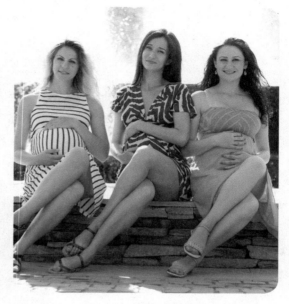

为了准妈妈身体舒适和行动方便，孕妇装在款式设计上特别强调腹部的宽松性，如连衣裙、背带裙、马甲套裙等，大多于胸前打褶然后直筒到底，留下很大余地以满足腹部隆起的需要。同时，细节设计和色彩各有不同，有的采用不同布料拼接，有的在某些部位绣上或剪贴一些小动物、花草作为点缀，有的在颈部、胸前、背后、袖口镂空，风格多样，准妈妈可根据自己的体形与爱好做出选择。

适合准妈妈穿的内裤

准妈妈阴道分泌物会增多，所以宜选择透气性好、吸水性强及触感柔和的纯棉质地的内裤，其对皮肤无刺激，不会引发皮疹和瘙痒。

这里推荐两种适合准妈妈的内裤，以供参考。

● 覆盖式内裤。能够保护准妈妈的腹部，裤腰覆盖肚脐以上部分，有保暖效果；松紧可自行调整，可随妊娠的不同阶段自由伸缩变化；有弹性的伸缩腰带，穿着更舒适；有适宜与多种服装搭配及满足不同穿着需要的款式和花色。

● 孕产妇专用生理裤。孕产妇专用生理裤采用舒适的柔性棉，并具有高弹性、不紧绷的特点；分固定式和下方可开口活动式两种款式，便于产前检查和产褥期等特殊时期穿着。

干性皮肤的护理

准妈妈在妊娠期间皮肤易缺乏水分、油分，加上妊娠期间新陈代谢旺盛，容易产生孕斑，皮肤易出现粗糙、脱皮的现象，因此在选择护肤品上不妨选用滋润度较高的产品。而在清洁方面，双重清洁（皮肤表面清洁和深层清洁）极为重要。可在洗脸时做一下湿手按摩，可促进皮肤新陈代谢。

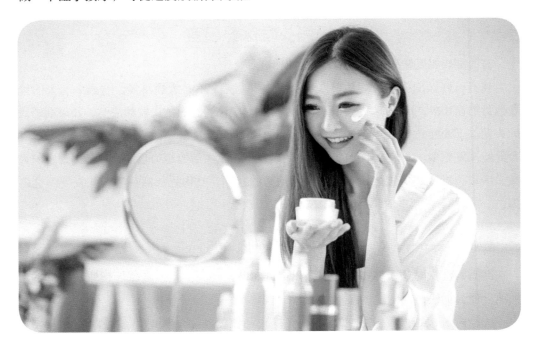

妊娠期可能长黑斑和雀斑

妊娠期准妈妈生理变化显著，皮肤会有相应的改变，如由于激素的影响，脸上会出现黑斑及雀斑。

黑斑及雀斑的形成与激素分泌增加有关，激素分泌增加易刺激皮肤的色素细胞，促进黑色素的分泌并使之代谢不良。这些黑色素沉淀在皮肤内部形成黑斑、雀斑，也会造成皮肤老化及变黑。

皮肤直接受阳光照射，暴晒在紫外线下，是黑色素增加的另一种原因。因此，准妈妈应避免过多的阳光照射。此外，准妈妈还应注意饮食品种的多样化，多吃蔬菜、水果以保持体内营养平衡，同时还应做好皮肤的清洁，保持皮肤滋润。

准妈妈洗头发要注意

准妈妈由于早孕反应，精神状态欠佳，身体易疲惫、困倦，此时若恰逢春、秋季节，每周洗2次头发为宜，夏季隔日洗1次头发为宜，冬季每周洗1次头发为宜。到了妊娠中期及妊娠晚期，准妈妈体内新陈代谢旺盛，出汗多，时逢春、秋季节可隔日洗1次头发，夏季每日洗1次头发为宜，冬季每周洗2次头发为宜。

准妈妈头发保养事宜

有的准妈妈妊娠期掉发很多，因此很担心。

其实，妊娠期头发脱落是很自然的一件事，完全不必大惊小怪。普通人每天的掉发数量约在70根，准妈妈大致相同，无须担心。应该注意的是头发的清洁，如果准妈妈的头发属于油性头发，更应该勤于清洗，并且要彻底地冲洗干净，因为头发过油、过脏会促使掉发更多。通常，不良的饮食习惯以及工作、生活的压力是健康、乌黑秀发的大敌。所以，准妈妈应该放松心情，摄取均衡的营养，吃得好，睡得香，头发便不会多掉。

准妈妈头皮按摩方法

准妈妈洗头时要多多按摩头皮，以促进血液循环。一旦血液循环畅通，头发生长的速度便会加快，发质自然也会变好。

按摩时，以指腹揉、捏、敲、擦头皮。动作要领是：揉时以"画圆"的方式进行；捏时力量不要太重；敲时以发旋为中心，前后左右移动；擦时用拇指由耳后往下按。之后准妈妈会觉得神清气爽、神采飞扬！

准妈妈的衣物、被褥、床单要勤换洗

准妈妈在妊娠以后新陈代谢旺盛，机体产热量增加易使体温上升，皮肤血管扩张，皮肤温度升高，汗液分泌增加。所以，准妈妈大都出汗多、怕热。正常人一昼夜排汗500～600毫升，准妈妈的排汗量是正常人的2～3倍。出汗不仅可调节体温，还有排出代谢产物的作用，但出汗后若不及时清洁，容易使表皮积存污垢，产生酸腐气味，不仅污染皮肤，也污染衣物、被褥、床单。这些被汗渍污染的衣物、被褥及床单，很适宜病原微生物生长，尤其是内衣，长期不换洗，更是易致皮肤感染。所以，准妈妈应勤换洗衣物、被褥、床单。

妊娠中期准爸爸应做的工作

妊娠反应较大的3个月终于过去了，胎儿在准妈妈的肚子里一天天长大。准妈妈的肚子渐渐隆起，准爸爸的兴奋是否已渐渐消退？这个阶段准爸爸可不能松懈，等待自己做的事情还有很多，下面就是准爸爸课堂的重要课程哦。

♥ 陪准妈妈一起去"听课"

目前，很多医院的产前检查服务中心都设有"准妈妈课堂"。准妈妈们在课堂里可以学到一些关于妊娠和分娩的必要知识，这种"准妈妈课堂"也欢迎准爸爸们参加。

♥ 陪准妈妈散步

准爸爸哪怕工作再忙，也要争取每天抽出时间陪准妈妈散散步。妊娠后准妈妈常会觉得腰酸背痛，到了妊娠中、晚期，准妈妈的腿或脚还可能发生肿胀，准爸爸每天应花几分钟时间为她捶捶背或者做做足底按摩，这些亲密的小举动将会永远地保存在准妈妈的甜蜜回忆里。

乘电梯对胎儿的影响

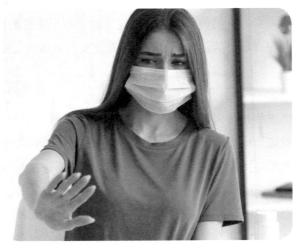

通常，人们乘电梯时会有失重的感觉，尤其是乘高速电梯，从高层下降时，人们会觉得心被悬到了空中，当电梯到达底层时又有"一块石头猛落地"的感觉，所以有些担心这对胎儿会有不好的影响。其实，一般电梯的运行速度是很慢的，给人造成的失重感也是常人可以承受的，因此准妈妈乘电梯基本上不会对腹中胎儿造成伤害。

当然，这也要依个人的敏感程度而论，当准妈妈乘电梯时出现如头晕、心慌、出汗等现象，则应尽量避免乘坐电梯。如果居住的楼层在四层以下，爬爬楼梯是可以的，但不提倡将爬楼梯当成锻炼，因为随着妊娠的进展，准妈妈体重增加，血容量及心排血量也相应增加，这本身就增加了心脏的负担，而爬楼梯要克服重力，是一项较为费力的耗氧运动，心脏负担会进一步加重，所以不适合在妊娠期进行。

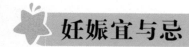

妊娠宜与忌

准妈妈不能吃百优解

氟西汀（百优解）是一种用于治疗抑郁症的药物。除抑郁症之外，它还可用于治疗焦虑症、强迫症、惊恐障碍等精神疾病。该药常见的副作用有口干、恶心、呕吐、食欲减退等。妊娠期抑郁症是常见病，有些准妈妈便通过服用百优解缓解抑郁。殊不知，它会给胎儿带来很大的副作用。

在妊娠早期服用百优解的准妈妈，其胎儿患先天性心脏病的可能性要比普通胎儿高1.52倍。因此，医生一般不会给准备怀孕者或妊娠早期的准妈妈开百优解。

准妈妈不宜烫发或染发

准妈妈的皮肤敏感度较高，应严禁染发、烫发，以免使自己和胎儿受伤害。

一些染发剂有毒性，可产生较强刺激性，与皮肤接触后，引起准妈妈头痛和脸部肿胀，还可能伤害准妈妈的眼睛，严重时还会引起流产。据报道，染发剂对胎儿有致畸作用，甚至可使准妈妈罹患癌症，如皮肤癌和乳腺癌。

有的准妈妈用冷烫精烫发，这不利于头发的保护。在妊娠中期以后，准妈妈的头发相对易脱落，如采用冷烫精来烫发，会加剧头发的脱落。

准妈妈不宜食用芦荟

芦荟是人们熟知的药食两用植物，可用于治疗热结便秘、小儿惊痫、疳热虫积、癣疮、痔瘘、萎缩性鼻炎、瘰疬等疾病，长期食用可提高人体免疫力，有抗癌的功效，外用还可美容、治疗烫伤。但是，因为芦荟在人体内分解后产生的芦荟大黄素对肠黏膜有较强的刺激作用，所以如果一次服用芦荟过多，就有可能引起消化道不良反应，如恶心、呕吐、腹痛、腹泻，甚至出现便血，严重者还可能引起肾功能损伤；芦荟还能使女性骨盆内脏器充血，促进子宫肌肉的运动，准妈妈服用容易引起腹痛、出血甚至导致流产。因此，准妈妈不宜服食芦荟及其制品。除此之外，芦荟外用时还有可能引起皮肤过敏反应，出现红肿、瘙痒和疼痛等不适。准妈妈也应谨慎使用。

准妈妈不宜摄入过多的刺激性食物

刺激性食物主要是指葱、姜、蒜、辣椒、芥末、咖喱等辛辣蔬菜或调味品。

这些辛辣食物中的刺激性物质会随母体的血液循环进入胎儿体内，给胎儿过重的刺激。从准妈妈身体说，女性妊娠后大多呈现血热阳盛的状态，而这些辛辣食物从性质上来说都属辛温或辛热，而这类食物会加重血热阳盛的状态，使准妈妈体内阴津不足，出现口干舌燥、生口疮、心情烦躁等症状，这自然不利于胎儿的正常发育。妊娠后血热阳盛表现明显的准妈妈，除以上辛辣食物不要多吃外，茴香、花椒、胡椒、桂皮、五香粉等香料及羊肉也应尽量少吃。

准妈妈要避免摄入致敏性食物

研究发现，约有50%的食物对人体有致敏作用，准妈妈过敏也可能引起胎儿过敏，妨碍胎儿的生长发育，或直接损害胎儿某些器官，如肺、支气管等，从而导致胎儿肺、支气管发育异常，甚至出现畸形。

准妈妈预防食物过敏可从以下几个方面来注意。

❶ 以往吃某些食物发生过过敏现象，在妊娠期间应注意避免食用。

❷ 不要食用过去从未吃过的食物或霉变食物。

❸ 在食用某些食物后若出现全身发痒、出荨麻疹、心慌、气喘，或腹痛、腹泻等现象时，应考虑有食物过敏的可能，应立即停止食用这些食物并及时就医。

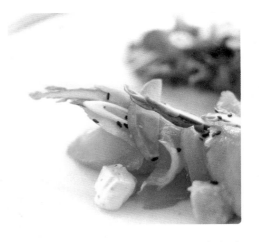

❹ 不吃或慎吃易致敏的食物，如海产鱼、虾、蟹、贝壳类食物。对此类食物可先少量试吃，看是否有过敏反应，再决定是否继续食用，即使可食用仍建议适量吃。

❺ 食用异性蛋白类食物，如动物内脏、蛋类、奶类、鱼类时，应烧熟煮透，以减少过敏原暴露。

准妈妈不宜多吃苦瓜

苦瓜具有清热消暑、养血益气、补肾健脾、滋肝明目之功效，对治疗痢疾、疮肿、热病烦渴、中暑发热、痱子过多、结膜炎、小便短赤等有一定的作用。但因苦瓜性寒，故脾胃虚寒者不宜多食。

准妈妈吃盐过多对胎儿的影响

不少准妈妈平时喜欢吃很咸的食物。事实上，如果准妈妈摄取的盐过多，易出现妊娠高血压、胎儿肺部发育不全等，尤其有糖尿病、高血脂、高血压、肾脏病的准妈妈，更须严格控制盐的摄入量。

准妈妈不能摄入过多的咸味食品

一般来说，一份正常的食物已可供给准妈妈足够量的盐分。如果准妈妈有以下情况，应尽量少吃含盐较高的食物。

患有某些与妊娠有关的疾病，如心脏病、肾脏病，必须从妊娠一开始就控制盐的摄入量。

准妈妈体重增加过度，特别是同时发现水肿、妊娠高血压症状者，应严格控制盐的摄入量。否则，会进一步加重水肿、妊娠高血压的病情，或增加肾脏的负担，不利于准妈妈和胎儿健康。

为限制盐的摄入，准妈妈可以用一些无咸味的其他提味品，如新鲜番茄汁、柠檬汁、醋、无盐芥末、香菜、洋葱、韭菜等。也可以多食用全脂或脱脂奶，以及低钠乳制品。

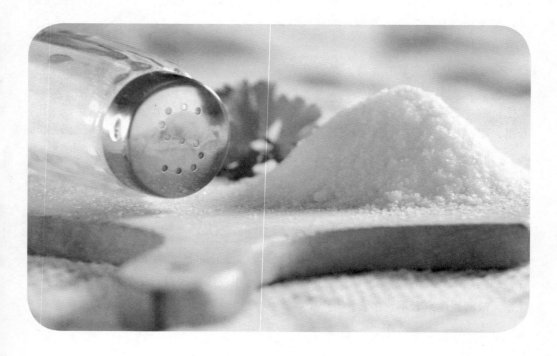

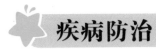

〈 水肿 〉

💗 水肿的原因

妊娠期水肿的原因有很多，概括来讲，主要有以下几种。

- 妊娠子宫压迫下腔静脉，使静脉血液回流受阻。

- 胎盘分泌的激素及肾上腺分泌的醛固酮增多，造成体内水钠潴留。

- 妊娠合并较重的贫血，血浆蛋白低含量，水分从血管内渗出到周围的组织间隙。

- 准妈妈出现妊娠高血压，水肿是其中的症状之一。

- 准妈妈经常有小腿、踝部的水肿，如果经过夜间的睡眠，清晨水肿能够消失，就不必担心。如果休息之后水肿仍不消失，甚至发展到大腿、腹壁、外阴或者全身，那就是病态的，必须提高警惕，及时就医。

💗 如何防治水肿

当出现较严重的水肿时，准妈妈要尽快去医院检查和治疗，同时要从以下几个方面注意饮食调理。

❶ 摄入足够的蛋白质：水肿的准妈妈，特别是由营养不良引起水肿的准妈妈，每天一定要保证食用一定量的肉、鱼、虾、蛋、奶等食物。这类食物含有丰富的优质蛋白质。贫血的准妈妈每周要注意进食2～3次动物肝脏以补充铁。

❷ 进食足够量的蔬菜、水果：准妈妈每天别忘记进食蔬菜和水果，蔬菜和水果中含有人体必需的多种维生素和微量元素，它们可以提高机体的免疫力，加强新陈代谢。

❸ 不要吃过咸的食物：水肿时要吃清淡的食物，不要吃过咸的食物，特别不要多吃咸菜，以防止水肿加重。

❹ 控制水分的摄入：对于水肿较严重的准，应适当地控制水分的摄入。

❺ 少吃或不吃难消化和易胀气的食物：这类食物主要有油炸的糯米糕、番薯、洋葱、土豆等，准妈妈均应少吃或不吃，以免引起腹胀，使血液回流不畅，加重水肿。

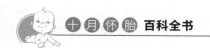
胎儿生长受限

💗 胎儿生长受限的原因

胎儿生长受限常由准妈妈营养不良、准妈妈被病毒或弓形虫感染、中毒、受辐射、妊娠高血压、肾脏病、肝病、双胎，以及胎儿先天性畸形或染色体畸变引起。胎儿生长受限可导致围生儿发病率和死亡率增高，婴儿出生后易发生远期后遗症，如生长发育迟缓、智力低下等。

引起胎儿生长受限的常见高危因素有：准妈妈年龄大于或等于40岁，或小于17岁；妊娠前体重小于45千克；本次妊娠前半年内有人工流产史或自然流产史；孕20周前有阴道出血史；合并慢性高血压，系统性红斑狼疮，慢性肝、肾疾病，心脏病及结核病等；有不良分娩史等。

若准妈妈连续两次产前检查发现宫高无增长或低于相应孕周正常值，以及有体重、腹围不增加或反而减少的，均应高度警惕。

💗 预防胎儿生长受限

胎儿生长受限的预防工作可从以下几个方面进行。

❶ 及早诊断染色体病及先天性畸形胎儿。早期产前诊断适应证有：准妈妈年龄大于35岁，或准爸爸年龄大于45岁；夫妻一方有染色体异常或已生过染色体异常儿；近亲中有唐氏综合征或其他染色体病患者；有性连锁遗传病家族史，或已生育过一个性连锁遗传病患儿者；有反复流产、死胎、死产史者；已生过神经管缺陷、代谢异常病及血液病患儿者。对可疑者可取绒毛组织或羊水做相关检查以及进行B超产前诊断。

❷ 早期诊断胎儿宫内感染。进行风疹病毒、巨细胞病毒及弓形虫感染等检查，若为阳性，须注意有无胎儿生长受限。

❸ 加强妊娠期并发症的防治，尤其是妊娠高血压，心脏病，以及肝、肾疾病。

❹ 准妈妈自身加强营养，尽量不偏食，多食富含蛋白质、维生素的食物，尤其须注意补充叶酸和氨基酸。

❺ 酌情补充微量元素。研究发现，准妈妈锌水平随孕周增加而下降。缺锌会使准妈妈缺铁性贫血发生率增高；准妈妈缺铜也可引起胎儿生长受限；缺碘胎儿易发生呆小病。由此可见，微量元素的缺乏与胎儿生长受限关系密切，早期检查准妈妈体内微量元素的含量是很有必要的。

羊膜腔穿刺术

经羊膜腔穿刺术抽取羊水做检查，是当今国内外普遍使用的产前检查法。胎儿、胎盘、羊膜、绒毛膜和脐带等都由受精卵发育而成。经羊膜腔穿刺术提取羊水，培养羊水中的脱落细胞，检查细胞核型，可以诊断胎儿有无染色体异常；检查细胞或羊水中的酶，可以诊断胎儿有无酶缺陷性疾病；检查羊水中的甲胎蛋白，可以诊断胎儿是否有无脑、开放性脊柱裂等开放性神经管缺陷。可见，羊膜腔穿刺术为临床医生检测胎儿情况提供了有效的方法，使患染色体病及一些代谢性遗传病胎儿的出生率大大降低。

抽取羊水对准妈妈和胎儿的健康有无影响呢？一般来说，受精卵在第7天开始形成羊膜腔，开始产生与胎儿直接接触的羊水。以妊娠16～22周进行羊膜腔穿刺为宜。这时，可在膜壁外清楚地摸到子宫，羊水量为200～400毫升，相对280克左右的胎儿来说，羊水较多，不仅容易抽出，还不易损伤胎儿。这时抽取20～30毫升羊水，对继续妊娠和胎儿都没太大影响。如果过早地抽取羊水，子宫小、羊水少，对胎儿影响会较大；过晚则羊水中的细胞老化，培养后不易存活。

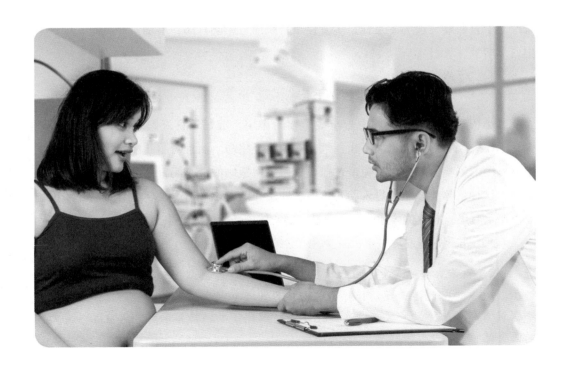

防治宫颈机能不全

宫颈机能不全，是指宫颈管的紧缩度呈不良的状态。

宫颈管从妊娠4~5月开始，容易变得松弛，宫颈机能不全易使胎胞下降至阴道而破水，造成流产。

这类流产发生之前通常不会有下腹部发胀或出血的现象，但是当准妈妈自觉淡白色分泌物增多时，就已破水或开始出血、宫缩，想抑制十分困难。

因此，当淡白色的分泌物增多时，准妈妈应及时接受检查、治疗。

医生会依据宫颈口松弛程度以及当时妊娠情况，综合判断治疗方案，必要时会用特质缝线行宫颈环扎术以保住胎儿，等生产时再拆线即可。

子宫肌瘤对胎儿的危害

妊娠期子宫血运丰富，子宫肌瘤在良好的营养状况下随子宫增长而迅速增大，易出现"红色变性"，患者表现为剧烈下腹痛、恶心、呕吐，体温及白细胞升高；浆膜下子宫肌瘤在子宫最表层，表面易触及，小的浆膜下子宫肌瘤对妊娠影响不大，但较大的浆膜下子宫肌瘤及子宫颈部、峡部、阔韧带部肌瘤可阻碍胎先露下降，造成梗阻性难产。子宫肌瘤一般为多发性，多发性子宫肌瘤可影响宫缩，增加难产风险，使产后出血量增多。

准妈妈血小板减少怎么办

血小板对于血液的凝固有着至关重要的作用。准妈妈在妊娠期间如果血小板减少，不仅分娩时可能会出血不止，危害健康甚至生命，而且对胎儿和新生儿也会产生不同程度的影响。如患自身免疫性血小板减少性紫癜的准妈妈，体内可产生抗血小板抗体，这种抗体能经胎盘进入胎儿体内，使胎儿的血小板遭受破坏，导致胎儿颅内出血等严重后果。这种抗体还能经乳汁进入婴儿体内，使婴儿产生出血倾向。

因此，准妈妈如发现血小板减少，就必须注意以下几点。

❶ 向医生讲明自己的病史。血小板减少的明显症状是出血。但某些疾病，如原发性血小板减少，出血症状可以暂时不发生，甚至血小板计数也不减少，但体内的抗血小板抗体却仍然可以产生并进入胎儿体内。因此，准妈妈如果有这类情况，应如实向医生说明，以及时得到有效的治疗。

❷ 避免使用对血小板有损害、抑制作用的药物和检查手段，如阿司匹林、磺胺类药物，以及X线检查等。

❸　外伤出血和感染等均能增加血小板的消耗，使血小板数量减少，应注意尽量避免。

❹　提前一周住院待产。这样可以得到医生的观察和治疗，为分娩做好准备。如产前血小板过低，医生会给予丙种球蛋白注射或输注新鲜冰冻血液或血小板，并使用抗生素预防感染的发生。

准妈妈急性阑尾炎的防治

准妈妈一旦确诊为急性阑尾炎，就面临着治疗方法的抉择。妊娠期阑尾切除术较危险，除了具有一般急性阑尾炎手术的风险以外，还有对子宫内小生命的影响。在妊娠早期做阑尾切除术影响很小，几乎和妊娠前一样；妊娠晚期若发生急性阑尾炎，由于阑尾位置变化，离具有保护作用的大网膜较远，感染不容易控制，如果不手术，发生腹腔严重感染的可能性大大增加，不但会危及准妈妈的生命，也会威胁到胎儿的安全。即使能渡过劫难，胎儿出生时的体重也会明显减轻，造成先天发育不良。

所以，对准妈妈来说，无论是妊娠早期还是晚期发生急性阑尾炎，采取手术治疗是最为明智的选择。妊娠35周以后如发生急性阑尾炎，又同时发生弥漫性腹膜炎，为防止脓毒症引起胎儿死亡，医生一般会同时施行剖宫产。

胎儿脑积水的危害

胎儿脑积水是由于发育异常或病毒感染，导致胎儿脑室系统连接各部的管口或孔出现畸形或阻塞，使脑脊液循环受阻，脑脊液聚集在整个脑室或某一部分而引起脑积水。

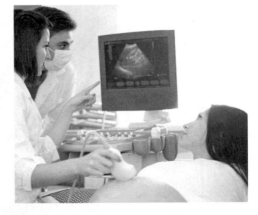

脑积水胎儿出生后表现为头部肥大，颅缝宽、囟门始终不关闭、面部相对变小、眼球受压，多呈落日眼。由于脑组织受压程度不同，可导致程度不同的脑发育迟缓及智力低下。由于颅内压高，出生后的患儿易呕吐、头痛，这会影响其食欲及发育。脑积水严重的胎儿往往会因头颅过大而难产死亡，轻者可以放脑脊液以降颅内压，但会留下后遗症如智力低下等。

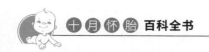

预防脑积水对胎儿而言是十分重要的，主要方法是准妈妈在妊娠早期加强对病毒感染的防治。

"恐药症"的危害

"药物对胎儿有影响"的观点使很多准妈妈患有严重的"恐药症"。不可否认，胎盘屏障的作用是有限的，某些药物对妊娠期胎儿，特别是妊娠早期胎儿确有危害，但是如果不用药，任由准妈妈的疾病发展，不仅会使母体受到伤害，还会祸及胎儿，影响可能更为严重。

有人统计，准妈妈最容易患的疾病是感冒，很多准妈妈因害怕药物对胎儿的影响而不敢用药，最终引起高热或其他并发症。事实上，高热、毒血症、缺氧、休克、病毒感染等都可能会严重影响胎儿而导致流产、早产、死胎或先天缺陷。

总之，在妊娠期，准妈妈应尽可能地防止感染，如果生病，应在医生指导下慎重选择用药，避免不用药而病情加重或滥用药物而影响胎儿。

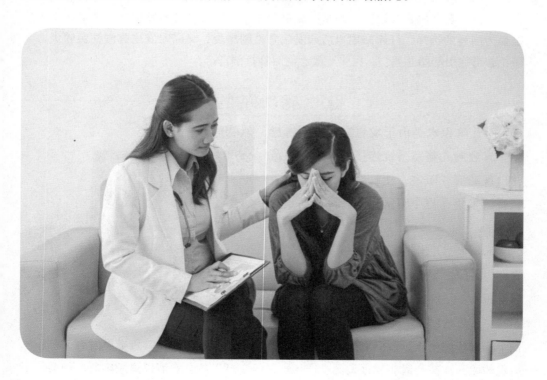

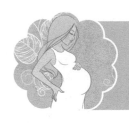

妊娠5月

 胎儿情况

胎儿的身体发育情况

在妊娠5月（16～19周），准妈妈会感觉腹内胎儿时常在踢自己。此时，可以在腹部听到胎心音，一般为120～160次/分。此时胎儿体长约16厘米，重约200~400克。

胎儿习惯的养成

瑞士儿科专家舒蒂尔曼博士的一份研究报告提到：婴儿的睡眠类型是在怀胎数月内形成，并由准妈妈决定。他将准妈妈分为早起和晚起两类，分别对新生儿进行调查，结果发现新生儿的睡眠习惯与妈妈完全相同，说明母子之间早已存在感应。

然而，新生儿与妈妈的习惯始终保持协调一致是相当困难的，这种一致性只在最初阶段存在。因为妈妈产后会理性地调节情绪和习惯，而新生儿却暂时做不到。

要促进妊娠5月胎儿的智力发育

胎儿生长到第5个月时，手指可以单独地动作，会吸吮手指，双臂也会舞动起来，仿佛在跳舞。胎儿的胃中已产生可制造黏液的细胞，且胎儿会喝下少许羊水。大脑虽然尚未产生褶皱，但基本的构造已经形成。神经系统逐渐发育，延髓部分的呼吸中枢开始发挥作用，而且，前额叶也非常明显。

胎儿内耳区负责传递声音的耳蜗也发育完成了，在这个时期可以听见准妈妈的声音。这时准妈妈不妨多对胎儿讲讲话。此外，胎儿对准妈妈的压力反应也相当敏感，应特别注意。

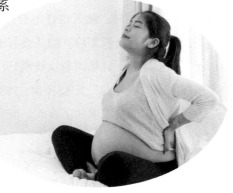

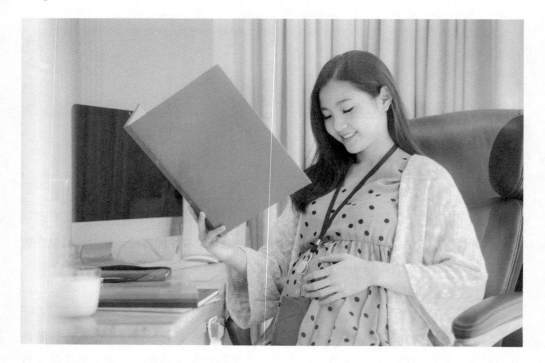

 胎教课堂

妊娠5月时的抚摸胎教

妊娠5月，在抚摸腹部的基础上，准妈妈可以采用轻轻地触压、拍打刺激（即触压拍打法）腹部的胎教法。

具体做法：准妈妈平卧，放松腹部，先用手在腹部从上至下、从左至右来回抚摸，并用手指轻轻按下再抬起，然后轻轻地做一些按压和拍打的动作，给胎儿以触觉刺激。刚开始时，胎儿也许不会做出反应，准妈妈不要灰心，一定要坚持有规律地做下去。一般几个星期后，胎儿会有所反应，如身体轻轻蠕动、手脚转动等。

注意事项：开始时每次抚摸5分钟，等胎儿做出反应后，每次增至10分钟。在按压拍打腹部时，动作一定要轻柔，准妈妈还应随时注意胎儿的反应，如果感觉到胎儿用力挣扎或蹬腿，表明他不喜欢，应立即停止。

和胎儿一起做踢肚游戏

可在胎儿5个月时做此游戏。胎儿踢肚子时，准妈妈轻轻拍打被踢部位几下。一两分钟后，胎儿会在拍打部位再踢。准妈妈改变部位，轻轻拍打腹部几下以回应胎儿。改变后的部位离上一次被踢部位不要太远。一两分钟后，胎儿会在改变后的部位再次踢。每天进行两次，每次数分钟。

这种游戏有助于出生后孩子站、走的发展，并可使孩子身体灵敏、健壮。

妊娠中期宜听的音乐

准妈妈开始感觉到胎动，胎儿也已开始有了听觉功能，这时的胎教音乐在内容上可以更丰富一些。音乐不仅可以陶冶准妈妈的情操，调节准妈妈的情绪，同时对胎儿也可能产生潜移默化的影响。这时准妈妈的身体还不是太笨重，尚能从事轻松的家务，完全可以边做家务边听音乐。

妊娠中期除了可继续听妊娠早期听的乐曲外，还可再增添些乐曲，如《第一钢琴协奏曲》《喜洋洋》《春天来了》等乐曲。尤其是柴可夫斯基的《第一钢琴协奏曲》，充满了青春与温暖的气息。以明快的旋律，表达了对光明的向往和对生活的热爱，如果反复倾听那些小提琴与钢琴的合奏、有力的和弦，会觉得这支乐曲既好像是在表现波涛起伏的大海，又像是在表现和煦的春风，好似灿烂的阳光铺满了大地，让人能真正地感受到生活的美好。当腹内的胎儿感受到了准妈妈美好的心态以后，会与准妈妈产生情感上的共鸣。

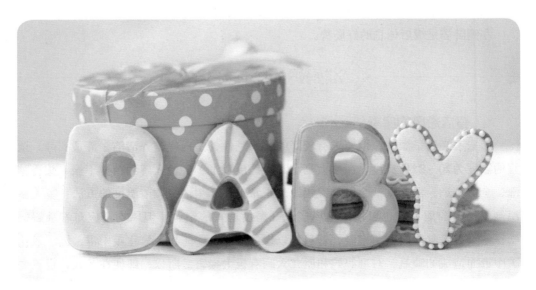

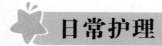
日常护理

妊娠5月准妈妈的身体变化

此时准妈妈的子宫如成人头般大小，子宫底位于耻骨上方15～18厘米处，准妈妈肚子已大得使人一看便知是准妈妈了，而且乳房与臀围也变大，皮下脂肪增厚、体重增加，全身已出现发胖现象。若前一个月还有轻微的孕吐，此时会完全消失；食欲依然不减，身心到达稳定时期。此时略微可以感觉到胎动，但刚开始也许不太明显；准妈妈能听见肠道蠕动发出的声音，会有肚子不舒服等现象。

妊娠5月应做的妊娠体操

💗 盘腿坐运动

这项运动可放松腰部，伸展骨盆肌肉。

盘腿坐，把两手交叉放在膝盖上。两手轻轻地向大腿根方向推。

呼吸一次后把手放回到膝盖上。每天早晚各做一次，持续2～3分钟，习惯以后，可延长到10分钟。

💗 从侧坐到卧姿

改变动作时，不要过急，以免给腹部带来震动。

从侧坐到躺下，要用胳膊支撑着，把头缓缓地放在枕头上。

左侧卧姿是饭后休息的好姿势。

准妈妈的居住环境

💗 整洁通风的房屋

居室不必豪华漂亮，但要求有较好的通风条件，室内应整齐清洁、舒适安静。适宜的温度为20～22摄氏度，温度太高（25摄氏度以上）会使人感到精神不振、头昏脑涨、全身不适，温度太低会影响准妈妈的正常工作和生活。调节温度的方法：夏天室温高，可开窗通风，也可使用电风扇或开温度适宜的空调，但风均不应对着准妈妈吹；冬天以暖气取暖调节室温，若只能以煤炉取暖，应防止一氧化碳中毒，因一氧化碳中毒而造成的缺氧，对准妈妈和胎儿大脑有极大损害。所以，即使在冬天，也不要忘记定时开窗，使空气流通。

💗 适宜的湿度

最适宜的空气湿度为50%。若湿度太低，会使人口干舌燥、喉痛、流鼻血等，调节的方法是在暖气上放水槽，室内可装加湿器；若湿度太高，则室内潮湿，衣服、被褥发潮，可引起准妈妈消化功能失调、食欲降低，肢体酸痛、水肿等，调节办法是移去室内潮湿的东西，除湿机除湿，或多打开门窗通风换气。

产生初乳

妊娠5月之后，有些准妈妈可能会产生初乳。

此时，乳房会分泌一种黄色透明的初乳，为日后哺乳做准备。有些准妈妈要到妊娠末期才有初乳产生，也属正常。

产生初乳后，在胸罩两侧各塞入一条棉质手帕或纱布，以吸收分泌物。药房、母婴用品店也有专为处理初乳而设计的棉垫，但勿选用有塑胶外膜的制品，以免沾湿后不易透气。无论是手帕、纱布还是棉垫，沾湿后都应立即更换。

如果初乳变干变硬，在乳头上结痂，可用清水沾湿，再轻轻拭去。不必使用肥皂，以免使乳头过于干燥或不适。

让准妈妈安度三伏天

民谚云："孕妇过三伏，腹中揣火炉。"那些腹中孕育着小生命的准妈妈，要安度暑气灼人的三伏盛夏，应从以下四个方面注意保健。

💗 心态要平和

三伏天，火气旺盛。准妈妈应息其怒，静其心，安其神，使心灵处于宁静状态，民间素有"心静自然凉"之说。

💗 生活要规律

三伏天，准妈妈的生活要有一定的规律，做到"夜卧早起，无厌于日"。晨起后，适当参加一些力所能及的体育活动，有利于机体调节体温，增强对热的耐受力。午饭后，应适当午睡。晚上，不可贪凉而卧，睡于露天、走廊、窗前等处，更不可迎风而卧，不可久吹风扇，防止诱发疾病。

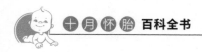

💙 防晒，防暑湿

三伏天，暑热湿盛，准妈妈外出时，要戴遮阳帽或打晴雨伞，以遮挡阳光，防止直接照射。准妈妈的衣着宜宽大凉爽，出汗多时，湿衣汗衫要勤换勤洗，以防暑湿并袭，侵扰机体。准妈妈的居室应通风透气，还可适当饮用绿豆汤、酸梅汤、消暑茶等。

💙 饮食要清淡

三伏天，准妈妈的消化功能较差，饮食应定时、定量。应以温软易于消化、清淡富有营养为宜，适当多吃些新鲜蔬菜、瓜果及鱼、虾、鸡、瘦肉、豆制品等，也可适当吃些藕粉、莲子粥、薏苡仁粥、薄荷粥、凉拌菜等。少吃油条、肥肉等厚腻之物，以防生湿、生热。

准妈妈过冬要注意

💙 要注意保暖，严防病毒感染

有些地区，冬季气温低、昼夜温差大，准妈妈免疫力一旦下降，就极容易患风疹、流行性感冒等由病毒引起的疾病。准妈妈在妊娠早期若患上风疹、巨细胞病、水痘、流行性腮腺炎或流行性感冒等，会对胎儿造成不同程度的损害。因此，准妈妈应该注意衣着和起居，尽量保持室温恒定，寒流袭来时应多穿些衣服，外出时尤应严防着凉受寒。准妈妈所在地区若有疾病流行，就不要随意外出，更不要到公共场所去。

💙 注意饮食营养

冬季人体散热多而且快，准妈妈应该吃得更好些、多些，以满足准妈妈和胎儿的生理需求。冬季准妈妈应多吃些瘦肉、鸡、鱼、蛋类、乳制品、豆制品等营养丰富的食品。特别值得注意的是，冬季准妈妈应多吃些富含维生素C的绿叶蔬菜和水果，以及富含维生素A的胡萝卜等。

准妈妈需要比一般人更多的钙，以保障胎儿的骨骼健康发育。钙在体内的吸收与利用离不开维生素D，而活性维生素D需要在阳光中的紫外线参与下在体内合成。这就要求准妈妈在冬季天气较好时，多到户外去晒太阳，每天不少于半小时。

💙 严防跌伤

在天寒地冻的冬天，路较滑，准妈妈身重体笨，容易跌伤。所以，准妈妈在冬天里不可穿高跟鞋或塑胶底的鞋，应穿软底或防滑的鞋。走路、乘车，特别是夜里去卫生间，以及上下楼梯时，应格外小心，严防跌倒，以免发生意外。

准妈妈皮肤瘙痒的危害

准妈妈皮肤瘙痒多出现在妊娠中后期，且瘙痒的程度因人而异。轻者只是皮肤稍有瘙痒，重者则瘙痒难忍、坐立不安、夜不能寐，苦不堪言，有的甚至抓破皮肤方能暂时止痒，结果造成全身抓痕累累，搞不好还会发生皮肤化脓性感染。准妈妈皮肤瘙痒的症状一般只有到分娩后才能减轻直至消失，妊娠期可以适当遵医嘱用药。

皮肤瘙痒的缓解方法

准妈妈发生皮肤瘙痒时，可采取以下几种方法缓解症状。

- 精神紧张、情绪激动，会加重瘙痒，所以准妈妈首先要减轻精神负担，避免烦躁和焦虑不安。

- 避免搔抓止痒。因为不断搔抓往往使表皮脱落出现血痂，日久会导致皮肤增厚、色素沉着，继而加重瘙痒，甚至还会引起化脓性感染。

- 勤换内衣、内裤。

- 洗澡时切忌用温度过高的水或使用碱性肥皂用力擦洗，因为这样会加重瘙痒。

- 防止食物因素的刺激，如少吃辣椒、生姜、生蒜等刺激性的食物。海鲜的摄入要适量，因为海鲜会加重皮肤瘙痒。

- 穿纯棉的衣物，避免化纤织物摩擦皮肤。

- 药物治疗。瘙痒严重的准妈妈须在医生指导下用药。

妊娠中期过性生活要戴避孕套

医学专家告诫已婚夫妻，在妊娠4～7月的时候，如进行性生活宜用避孕套，以防子宫收缩而引起腹痛或流产。

男性的精液中含有大量的前列腺素，性交时可被女性阴道黏膜吸收，参与准妈妈体内多种代谢活动，影响局部的循环，产生一系列反应。如果女性没有受孕，前列腺素E可以抑制子宫生理性收缩，使子宫肌肉松弛，以利于精子向输卵管移动，促进精卵结合。前列腺素F虽然对子宫有收缩作用，但含量较少。而在女性妊娠期间，情况就不同了，有关资料证实，妊娠时，无论是前列腺素E或前列腺素F，对子宫的收缩作用都明显增强，它可使子宫发生剧烈收缩，故在性交后不少准妈妈会出现腹痛现象。如果性生活过于频繁，子宫经常处于收缩状态，就有可能导致流产。

妊娠中期性生活应注意的事项

这个时期的子宫逐渐增大，胎膜里的羊水量增多，胎膜的张力逐渐增加，准妈妈的体重增加，而且身体变得笨拙，皮肤弹性下降。这个时期最重要的是维护子宫的稳定，保护胎儿的正常生活环境。如果夫妻性生活次数过多，用力比较大，压迫准妈妈腹部，胎膜就易早破，脐带就有可能从破口处脱落到阴道里甚至阴道外面。而脐带是胎儿的生命线，这种状况势必影响胎儿发育所需的营养和氧气的输送，从而造成胎儿死亡，或者引起流产。即使胎膜不破，没有发生流产，也可能使宫腔感染致病菌。轻度感染会使胎儿的智力和发育受到影响，重症感染能使胎儿死亡。

此时，准妈妈的肚子越来越显眼了，性生活时要注意不要过分压迫腹部。而且由于性高潮会引起子宫收缩，有诱发流产的可能性，所以准妈妈本人最好少进入高潮状态。此外，准爸爸也应注意不要过分刺激准妈妈的乳头。假如准妈妈对性生活没有太大的兴趣，做准爸爸的一定要尽量理解准妈妈。

妊娠期性高潮有流产可能

妊娠期间的性生活有时会比平时更令人兴奋。在妊娠中晚期，性高潮可引发子宫收缩，轻微的收缩并不会引起流产或早产，但强烈的子宫收缩是会引起流产的，所以准妈妈要适当控制高潮，以求胎儿的安全。其实，在妊娠中晚期准妈妈经常会感到腹部一阵阵的发紧，每天可以有数次，每次可持续30秒左右，这是子宫的正常反应，是为将来的分娩做准备。

准妈妈选用托腹带的注意事项

正常妊娠没有必要使用托腹带，准妈妈更不要因为担心身材变形而使用托腹带。托腹带可能会影响胎儿的正常发育。在妊娠能做一些腹部运动，可以增强腹部肌肉的收缩能力，以抵御胎儿逐渐增大对准妈妈腹部带来的影响。

但是，妊娠期并非绝对不能使用托腹带。如果妊娠前腹部肌肉没有得到锻炼，比较松弛；或准妈妈已生育多胎，肌肉非常松弛；或腹中的胎儿特别重；或准妈妈怀的是双胎；或妊娠期腰背严重疼痛，从这个月起就需要使用托腹带托起子宫，支撑并固定腹部，保证正常姿势，以减轻准妈妈负担，减轻腰背疼痛，保护胎儿免受过分的震动。此外，为了纠正胎位，有时医生也会建议准妈妈采用托腹带。

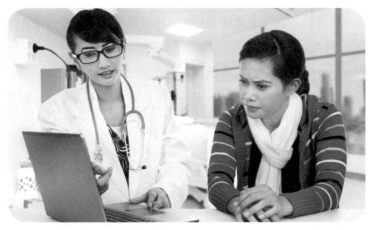

准妈妈使用托腹带时应注意：所用托腹带应在医生指导下挑选；托腹带的中间和边缘部分要适当加厚，以免卷起；系托腹带时要仰卧，站立时要确保托腹带能有效地托住子宫，既不可太紧，也不能太松。托腹带要完全包住髋部，前下方要紧靠耻骨；托腹带用于纠正胎位时，须由医生操作，不可自作主张。

准妈妈坐车时也应该系安全带

任何人坐车时都应系好安全带，准妈妈更不例外。妊娠期由于腹部较大，系安全带可能有点不舒服，但出于安全方面的考虑，防止车祸对母子的危害，准妈妈应克服一下。一旦发生车祸，准妈妈应立即去当地产科医院做检查。另外，截至目前，还没有因系安全带对胎盘或子宫造成损伤的记录，因而不必担心。

准妈妈每天的睡眠时间

正常人每天一般需要8小时左右的睡眠时间，准妈妈因身体各方面的变化，容易感到疲劳，故睡眠时间应比平时多1小时，最低不能少于8小时。准妈妈每天中午最好有1小时以内的午睡时间，但不要睡得太久，以免影响晚上的睡眠。

准妈妈外出的注意事项

一般来说，准妈妈不宜出远门，若要外出旅行应做好充分准备，小心照料自己和腹中的胎儿。此时，外出有以下几点需要注意。

● 妊娠中期较适宜旅行。将旅行时间安排在妊娠4~6月，最为安全妥当，因此时妊娠早期时的不适和疲劳已逐渐消失，妊娠晚期的沉重、肿胀等尚未出现。

● 不到医疗条件落后的地区。确保在发生紧急意外情况时，能获得妥善的、先进的医疗服务。

● 不前往传染病流行地区，以防对胎儿造成危害。

● 充分准备行李。除了宽松舒适的衣鞋之外，最好携带一个枕头或软垫，以便乘车时使用。

● 旅程中多安排休息时间。准妈妈易疲倦，行程安排不要太紧凑，应有充分的休息时间，避免不当的压力和焦虑。

● 不要长途旅行、长时间在外逗留。

● 要求坐靠近走道的位置，以便起身走动，最好每隔15分钟走动几圈，可防止下肢静脉曲张。

准妈妈乘飞机的注意事项

妊娠早期和妊娠晚期不宜乘飞机：妊娠早期流产风险高，而妊娠7个月以后飞机起落时的压力变化和颠簸则容易引发早产、胎盘早剥、高血压、静脉炎或意外事故。因此，准妈妈在乘机前两周必须先向妇产科和航空医生咨询并检查身体，若有以下健康问题则不宜乘机。

① 妊娠3个月以内或7个月以上。

② 曾有自然流产、宫外孕、妊娠高血压、早产、宫颈机能不全、难产、胎盘早剥、子宫及胎盘先天异常、盆腔炎、下肢静脉血栓者，Rh阴性血型者，以及有严重的早孕反应者。

③ 有糖尿病、心脏病、严重贫血、气喘、癫痫、静脉炎、晕动病的患者；某些须长期服药的慢性疾病患者；某些严重的过敏性疾病病情未能控制者。

④ 患有其他严重的疾病或必须择期终止妊娠者。

另外，飞行在起飞和降落以及遭遇气流颠簸时，必须防止准妈妈摔跌碰撞，准妈妈最好在旅途中一直系好安全带。

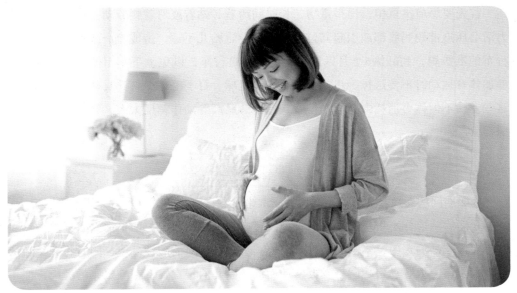

 ## 妊娠宜与忌

准妈妈忌活动太少

有些女性妊娠后十分害怕自己早产或流产，因而活动量大大减少，不参加文体活动，甚至从妊娠起就停止一切工作和家务。其实，这样做对准妈妈和胎儿健康并不利，甚至有害。

准妈妈如果活动太少，会使胃肠蠕动减少，从而引起食欲下降、消化不良、便秘等，这对准妈妈的健康不利，同时还会使胎儿的发育受影响。因此，准妈妈在妊娠期间应注意适量活动，注意劳逸结合。准妈妈更不可一味卧床休息，整天躺在床上，什么事也不做。同时，生活要有规律，每天工作之余、饭后要到室外活动一下，散散步或做一些力所能及的家务活；还要经常性地做些体操，这对增强肌肉的力量、促进机体新陈代谢大有益处。妊娠期间一般不需要更换工作，但应注意避免从事劳动强度过高以及震动性大、有污染的工作。

准妈妈忌过量、剧烈的运动

准妈妈适当进行一些运动和活动，可以调节其神经系统的功能，增强其心肺活力，促进其血液循环，有助于其消化和睡眠，也有利于胎儿生长发育。但准妈妈一定不要进行过量的活动和剧烈的运动。

首先要忌肩挑重担，提举重物，长时间蹲着、站着或弯着腰劳动。这些过重的体力活会压迫准妈妈腹部或引起其过度劳累，导致胎儿不适，造成流产或早产。常骑自行车的准妈妈，到妊娠6个月以后，不要再骑自行车，以免上下车不便，出现意外。参加体育运动时不要选择跑步、打篮球、踢足球、打羽毛球、打乒乓球等体育项目，这些运动不但体力消耗大，而且伸背、弯腰、跳高等动作幅度太大、频次太高，容易引起流产。

准妈妈不宜坐浴

妊娠期间的女性，如果使用浴盆，采取坐浴法，容易感染致病菌，使母胎生病。

女性的阴道分泌物呈酸性，具有抑制致病菌生长的作用。如果准妈妈在洗澡时将臀部浸入不洁的水中，不洁的水进入阴道，会破坏阴道的酸性环境，同时将大量致病菌带入阴道，很容易引起感染发炎，从而危及胎儿的正常发育和准妈妈的健康，严重时甚至会造成早产。

准妈妈不宜戴隐形眼镜

准妈妈由于内分泌系统发生了很大变化，角膜组织易发生轻度水肿，使角膜的厚度增加。而隐形眼镜本身就会阻隔角膜接触空气，妊娠期如果总是戴隐形眼镜，将导致角膜缺氧，使角膜发生损伤，导致眼睛的敏感度下降。眼睛敏感度下降会引起视力减退、无故流泪等。

同时，由于准妈妈的泪液分泌量比平常减少，黏液成分增加，角膜弧度也会发生一些变化，戴隐形眼镜容易造成角膜损伤，使眼睛有异物感、摩擦感、干涩感。另外，准妈妈角膜的小动脉会发生挛缩，使血流量减少，引发结膜炎的可能性会比平时大；有些准妈妈还会出现眼压下降、视野缩小等现象，戴隐形眼镜会增加不适。

此外，即使是适宜戴隐形眼镜的准妈妈，如果患有感冒，也不宜在此时戴隐形眼镜，因为其手上往往带有大量致病菌，它们很容易在准妈妈取戴隐形眼镜时进入眼中，而且许多感冒、镇咳或镇痛药物中都含有抑制眼泪分泌的成分，泪液分泌量减少会使戴隐形眼镜的眼睛过于干燥。还有些过敏症患者戴隐形眼镜易引起并发症，最好只在白天使用，且每周至少有一天暂停使用，如果出现炎症，应马上停用。

准妈妈不宜搽口红

口红多含有油脂、蜂蜡、颜料等。其所含油脂多为羊毛脂，系一种天然的动物脂肪，是从漂洗羊毛的废液中提炼回收的。它能渗入人体皮肤，具有较强的黏合性，可以吸附空气中飞扬的尘埃、各种金属粉尘、细菌和病毒，这些物质经过口腔进入体内，会使准妈妈染病。其中有毒、有害物质还能通过胎盘对胎儿造成威胁。

目前，国内外多采用伊红（又称曙红）作为制造口红的染料，有研究发现，它可能损害遗传物质——脱氧核糖核酸，引起胎儿畸形。长时间涂抹口红，还会使唇红组织过度角化，唇红部发干、红肿、痒痛，严重者发生脱屑，甚至引起炎症及口唇过敏症。一旦发生这些状况，就会影响准妈妈健康，进而影响胎儿的生长发育。

准妈妈宜进食红糖和鸡蛋

红糖的营养成分比白糖多，如所含的钙、铁比白糖多。红糖还含有胡萝卜素、维生素B_2、烟酸和许多微量元素，这些都是妊娠和哺乳期母亲及胎儿、婴儿十分需要的营养成分。另外，红糖性温，具有健脾暖胃、缓解疼痛、散寒、活血的功能。在生活实践中也常用红糖来治疗痛经、崩漏、产后血亏等症。

鸡蛋是广大孕产妇的必备食品，或叫营养品，含有较多的蛋白质，准妈妈如对鸡蛋不过敏，可通过进食鸡蛋不断补充蛋白质，能促进胎儿各个器官的完善发育。注意每日吃1～2个即可。准妈妈吃红糖煮鸡蛋可促进乳汁分泌，增强母婴健康。

准妈妈宜多吃香蕉

营养学家指出，妊娠的女性应在她们的日常饮食中加上香蕉，因为香蕉是钾的极好来源，并含有丰富的叶酸；而准妈妈体内的叶酸、亚叶酸和维生素B_6是保证胎儿神经管正常发育、避免无脑儿和脊柱裂等严重畸形发生的关键性物质。

香蕉堪称极佳的"大脑食物"，除含糖分外，还含有蛋白质，维生素A、B族维生素、维生素C、维生素E等十多种维生素，以及钾、镁、铁、钙、磷等矿物质。中医学认为，香蕉有止烦渴、润肺肠、通血脉、填精髓、降血压等功效，便秘、干渴、发热及血压偏高者食之有一定裨益。

香蕉还含有一种能使人情绪愉悦、安心的物质。其富含的钾元素，能供给神经细胞中多达一百万个"钠泵"的能量，使信息传递"泵"开足马力，接收、传输信息迅捷，以便神经细胞吸纳储存更多的信息。此外钾还有降血压、保护心脏与血管壁的作用，这对准妈妈是十分有利的。

疾病防治

妊娠高血压综合征

妊娠高血压综合征简称妊高征，是妊娠期准妈妈特有且常见的并发症。主要表现为高血压（≥140/90毫米汞柱）、水肿、蛋白尿。病情严重时准妈妈会出现抽搐、昏迷甚至危及准妈妈和胎儿的生命。根据症状的不同严重程度，妊高征可分为轻、中、重度。多发生在妊娠20周以后至产前2周。本病会严重威胁准妈妈与胎儿的健康，是引起孕产妇和围产儿死亡的主要原因。

💗 妊高征对胎儿的危害

妊高征的主要症状是准妈妈有严重的高血压。当血压升高到一定程度时，准妈妈身体会受到一定的影响，胎儿身体发育、智力发育等受到的影响会更为长久、更为严重。妊高征的基本病变是全身的小动脉处于痉挛状态，导致全身的有效循环血量减少、血液浓缩、血流的速度减慢，会直接影响各个脏器的血液灌注量，继而使子宫、胎盘血流量减少，易引发胎儿宫内营养不足、氧气供应量缺乏，使胎儿生长受限。妊高征严重时，还会引发死胎、死产或新生儿窒息。

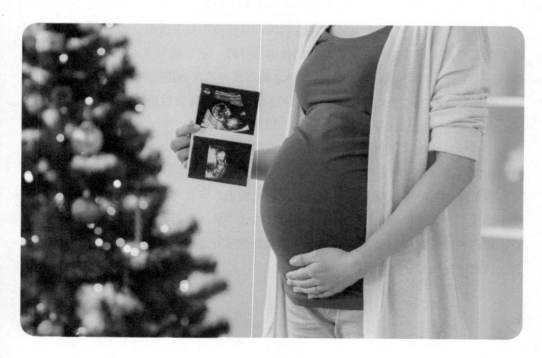

💟 预防妊高征

掌握预防妊高征的方法是非常重要的。主要是做好妊娠期保健工作，认真坚持产前检查，经常测量血压，及时发现妊高征。在妊娠中、晚期，准妈妈要加强营养，增加蛋白质、维生素的摄入量，这对预防妊高征会十分有益。

如准妈妈的外祖母、母亲或姐妹中有曾患妊高征者，或有原发性高血压、肾脏疾病、糖尿病患者，或准妈妈是年轻初产妇及高龄初产妇，体形矮胖，营养不良或伴有严重贫血，双胎、羊水过多、葡萄胎者，均应作为重点"保护"对象。此外，准妈妈在冬季还应注意保暖，以防全身血管遇冷后收缩，使血压进一步升高，病情进一步恶化，胎儿进一步受损。

准妈妈要做眼底检查

很多内科疾病常导致患者出现眼部病变，如高血压患者，通过眼底检查可发现其视网膜小动脉痉挛、硬化、出血，由此可推测其全身，特别是脑部小动脉的情况；糖尿病、血液病也有相应的眼底病变。有内科并发症的准妈妈需要做眼底检查来判断其疾病严重程度，并估计内科并发症与妊娠及妊娠并发症之间的相互影响，从而更好地予以控制。

妊娠晚期的准妈妈容易并发妊高征，其基本病理变化是全身小动脉痉挛，痉挛越厉害，管腔越细，表明病情越重。通过眼底检查可以清晰地看到视网膜小动脉的变化，甚至观察到痉挛厉害时出现的视网膜水肿、蛋白质渗出和出血斑点，乃至视网膜脱离。通过眼底检查可估计病情是在继续发展还是经治疗后已有所缓解，并以此来指导进一步的治疗。

准妈妈患心脏病对胎儿的影响

有心脏病的准妈妈若有慢性缺氧症状，容易出现早产、胎儿宫内缺氧、新生儿体重偏低，而且容易使新生儿窒息和得肺部疾病。准妈妈自身若发生心力衰竭、严重缺氧，可致胎儿死亡。

发生胎儿先天性心脏病的原因

胎儿先天性心脏病是先天性畸形中最常见的一类。一般是胎儿心脏在发育过程中受到干扰，产生部分发育停顿或缺陷，以及部分该退化者未能完全退化所致。它的病因有以下几种。

💙 胎儿周围环境因素

妊娠早期子宫内病毒感染，以风疹病毒感染多见，常引起胎儿动脉导管未闭及肺动脉口狭窄。一般羊膜病变、胎儿周围有机械压迫、母体营养障碍、维生素缺乏及代谢病、母体用细胞毒类药物或较长时间放射线照射等原因，均可能与胎儿先天性心脏病的发生有关。

💙 遗传因素

有5%的先天性心脏病患者有家族史，其病种相同或近似，可能是基因异常或染色体畸变所致。

💙 其他

高原地区动脉导管未闭及房间隔缺损发病率较高，可能与缺氧有关。有些先天性心脏病有性别倾向性。

妊娠期鼻炎

💙 发生妊娠期鼻炎的原因

有些平常体健的女性，一旦妊娠后，鼻涕增多，鼻孔堵塞，严重者常用口呼吸，以致口干舌燥，影响睡眠。一旦分娩，便病去体愈。这种鼻炎，医学上称之为妊娠期鼻炎。

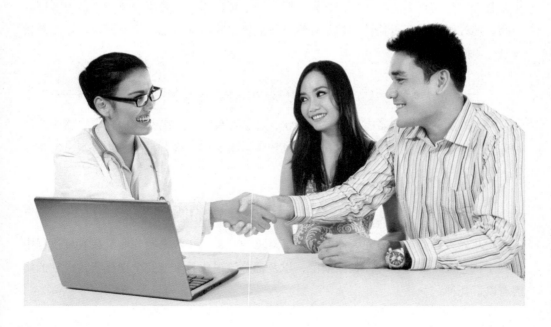

妊娠期鼻炎是妊娠后雌激素水平增高，引起鼻黏膜超敏反应，导致小血管扩张，鼻腔细胞水肿，腺体分泌旺盛所致。它会导致准妈妈出现鼻塞、流涕、打喷嚏等症状。其实，女性只要有雌激素水平升高的情况，如在青春期、月经期，以及长期服避孕药等，都有可能会引起鼻炎。

💗 妊娠期鼻炎的治疗

对妊娠期鼻炎，目前尚无有效的预防措施，但可在医生指导下对症处理，如针对鼻塞、流涕症状用药，不过，不能长期使用药物，以免机体对其产生耐药性。若有脓性鼻涕，可使用抗生素。不过，注意不要使用链霉素、庆大霉素和卡那霉素等对胎儿听神经有损害的抗生素。经上述处理仍无效者，在清除鼻腔分泌物后，可用鼻腔喷雾剂减轻局部充血、水肿，从而减轻症状。

防治胎儿失聪

要预防胎儿失聪，准妈妈在妊娠期必须注意下列几个问题。

💗 合理用药

各种耳毒性药物都可通过母体进入胎儿，影响胎儿内耳发育。即使在妊娠后期，胎儿内耳已经发育正常，也可能因某些药物的直接损害而失聪。最常见的耳毒性药物为抗生素，包括链霉素、卡那霉素、庆大霉素、新霉素、妥布霉素等，其他如抗疟药奎宁、氯喹及乙胺嘧啶、解热镇痛药等，也应慎重使用。

💗 避免感染

有许多病原微生物都会通过胎盘影响内耳发育。因此，在妊娠期间，准妈妈应避免接触传染性病毒，如流行性感冒病毒、腮腺炎病毒、脊髓灰质炎病毒、肝炎病毒、乙型脑炎病毒等，还要注意加强营养，多进行室外活动，以提高自身的抵抗力。

💗 注意各种诊治性伤害

妊娠最初的3个月内，不要做X线检查，不使用同位素诊断和治疗疾病，更不能在妊娠期间做大剂量的放射治疗。

胎儿窘迫

胎儿窘迫就是胎儿缺氧窒息的现象。正常胎儿心率为每分钟120～160次。胎儿心率过慢或过快，或是心跳有变异性不良，均要怀疑是否有潜在的胎儿窘迫。大多数胎儿窘迫是过期妊娠、妊娠高血压或糖尿病引起胎盘功能不全导致的慢性窘迫。此外，子宫壁肌肉收缩引起的血液循环暂时停止、脐带绕颈等也会导致胎儿急性窘迫。产检时，一般要用多普勒胎心仪测胎心，目的就是为了确定有没有潜在的胎儿窘迫，一旦发现异常，医生会请准妈妈接受胎儿监护仪器监护，以决定进一步的处理方法。

疟疾

💙 疟疾对胎儿的危害

疟疾，民间俗称打摆子，是由疟原虫引起的经蚊虫传播的寄生虫病。一般来讲，我国的黄淮海平原和西南、东南山区是疟疾的流行地区，疾病大多发生在蚊虫较多的夏天。

疟原虫经过蚊虫传播先会进入人体的血液，然后在肝细胞中寄生并繁殖。疟原虫的虫卵成熟后，会进入血液的红细胞中繁殖，导致红细胞破裂。而后，大量疟原虫从红细胞中释放出来，使代谢产物进入血液循环中，从而引起以寒战、高热及大汗为特征的表现。疟原虫在红细胞内发育有一定的周期，待发育成熟后可再次从红细胞中释放出来，引起又一次发作，如此周而复始。尽管人体在反复发作或重复感染后对疟原虫会有一定的免疫力，但却会使感染者成为疟原虫携带者。一旦疟疾在妊娠期间急性发作，不仅会造成准妈妈贫血，胎儿还有可能患上先天性疟疾。

💙 防治疟疾

防治疟疾具体应做好以下几个方面。

❶ 在妊娠之前，一定要注意环境卫生，减少蚊虫滋生并注意消灭蚊虫，特别是在夏季，要注意预防疟疾。

❷ 在疟疾高发地区，妊娠前可在医生指导下服用预防性的药物。

❸ 夏季不要去草丛或潮湿的地方，外出时应尽量让身体少暴露一些，对露出的皮肤应涂抹驱蚊水。睡觉时最好在床上挂蚊帐避免被蚊虫叮咬。

准妈妈要查甲胎蛋白

甲胎蛋白（AFP）是一种胎儿的特异性糖蛋白。在妊娠早期甲胎蛋白主要由胚胎卵黄囊产生，妊娠11周以后的甲胎蛋白主要由胎儿的肝脏合成。随着胎儿肝脏不断成熟，甲胎蛋白水平逐渐下降。不同孕周准妈妈血中甲胎蛋白的浓度不同，准妈妈血中甲胎蛋白于妊娠16周开始上升，在妊娠32～34周时达到最高峰，之后逐渐下降。准妈妈血、羊水及胎儿脐血中甲胎蛋白的浓度不同，其中脐血中甲胎蛋白的浓度最高，羊水中次之，准妈妈血中最低。检测甲胎蛋白可筛查出胎儿是否有开放性神经管缺陷，如无脑或脊柱裂，是否为多胎妊娠，是否有流产倾向或为死胎，是否有其他畸形，如四肢畸形或下消化道畸形等。

乙肝

💗 准妈妈要查乙肝表面抗原

准妈妈往往因没有乙肝的症状和体征而忽略此病。乙肝病毒可通过胎盘传播给胎儿；在分娩时，胎儿可通过接触患病准妈妈阴道内血液、分泌物，或吸入、吞咽准妈妈血液和羊水而感染；出生后又可通过与母亲密切接触，沾染母亲的唾液、乳汁及其他分泌物，或有乳头破裂时吸进母亲血液而感染。

单纯乙肝表面抗原阳性不能确定有无传染性，一般还要测定乙肝e抗原来显示乙肝病毒的繁殖状况。如e抗原阳性，血液就具传染性。据统计，乙肝表面抗原阳性的母亲有40%～60%的概率使婴儿受染，而e抗原也呈阳性时，婴儿乙肝感染率可达95%。大部分受染婴儿将成为终生乙肝病毒携带者，其中一部分到成年会成为慢性乙肝、肝硬化甚至肝癌患者。

💗 乙肝对胎儿的危害

乙肝是由乙肝病毒引起的一种传染性疾病，普通人群都有易感性。目前，妊娠期携带乙肝病毒的准妈妈并不少见。

女性在妊娠后，母体和胎儿的代谢和解毒都要由肝脏来承担，加之营养物质的消耗增多，以及体内雌激素水平增高，都会使肝脏的负担加重，容易感染乙肝病毒或使原来的病情恶化。一旦感染乙肝病毒，不仅会加重妊娠反应，而且在妊娠早期易使胎儿出现染色体畸变而引发畸形，妊娠晚期易导致早产及胎儿死亡，先天感染乙肝病毒的胎儿在出生时会体重偏低，除此之外，乙肝病毒还可引发妊娠高血压，导致产后出血等并发症的发生。

💗 防治乙肝的措施

准妈妈防治乙肝的措施具体应包括以下几个方面。

- 妊娠前可去当地疾病预防控制中心接种乙肝疫苗，以防止感染乙肝病毒。

- 女性如果在妊娠前患上乙肝，必须严格采取避孕措施，同时积极进行治疗，经医生同意后方可考虑妊娠。

- 如果在妊娠期感染乙肝病毒，应积极采取保肝治疗。同时，保证蛋白质、糖类和维生素等营养的摄取，充分休息，密切观察病情。

- 乙肝病毒携带者所生的新生儿出生后要马上接种乙肝疫苗，并注射乙肝高效免疫球蛋白。这样，不仅可阻止乙肝病毒进入新生儿肝脏，而且还可使新生儿体内产生抗体，让肝脏免受病毒的损害。

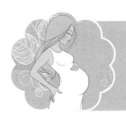

妊娠6月

 胎儿情况

胎儿的身体发育情况

妊娠6月（20～23周）时，胎儿约20厘米长、600克重，两条胳膊弯曲在胸前，两条腿的膝盖提到腹部。这时胎儿呼吸系统发育还不完善，而全身的骨骼架构已经完成。

胎儿的大脑发育情况

这期间，胎儿大脑的成长相当惊人，在此之前没有褶皱，呈平滑的状态，在这个时期开始产生褶皱，非常接近成人的脑部构造。

胎儿的情绪

目前主流观点认为，在妊娠6个月以前，准妈妈对胎儿的影响大多是身体上的，在妊娠6个月以后，已有精神上的影响，这是很有道理的。因为胎儿6个月后大脑发育成熟，开始有明显的自我意识，并能把感觉转换为情绪，能感知准妈妈的喜、怒、哀、乐。当受到外界的压迫时，他会猛踢子宫壁以示抗议；听到讨厌的声音后，会因为不愉快而躁动，或拼命吸吮手指。

胎儿的听觉发育情况

相关研究成果表明，6个月的胎儿会开始凝神倾听，在各种声音里，准妈妈的心脏节奏是胎儿最关注的声音，准妈妈稳定、有力的心脏节奏能使他对所处环境感到安心。对外部世界的声音刺激，胎儿也会立即做出反应，如汽车喇叭声会使胎动频繁等。

此外，科学家们还发现，如果胎儿患有先天性耳聋，通过耳聋基因筛查可以做出初步的诊断，这样当胎儿出生时就可以采取相应的措施。

胎儿的嗅觉发育情况

胎儿的嗅觉与视觉一样，一般在出生之后才开始迅速发育。

胎儿鼻子里的嗅鞘细胞可以感觉味道。当嗅鞘细胞接触到味道分子时，即产生电信号传达至胎儿脑部，使其能辨别味道的好坏。这个味道分子是空气中相当微小的粒子，由于只有嗅鞘细胞才能感觉到并产生作用，所以，羊水中的胎儿很难发挥嗅觉功能，妊娠这一时期仍然可以说是胎儿嗅觉的准备阶段。

婴儿出生后数天之内，母亲的味道可清楚地通过其嗅鞘细胞传达至其脑中并被记忆下来。所以婴儿会辨认出自己母亲的体味。母亲对自己孩子的体味也会有相同的反应。

在英国有一个推广母乳的团体，他们指出，职业女性在职场挤母乳的时候，如果事先闻一闻有婴儿味道的内衣，母乳的分泌量会比平时更加充足。而且，一定要拿自己宝宝的内衣才行，否则不发挥作用。由此可见，新生儿与母亲仍然是一个整体，息息相关。

胎儿的意识发育情况

随着大脑的发育，6个月之后的胎儿就会产生意识萌芽，这还有可能影响其神经系统。在这段时间里，胎儿意识很少受到应激反应的影响，因为胎儿大脑尚未成熟，必须首先感知母亲的情感之后才会做出反应。

这就是说，要把情感转换为情绪得有一个感知过程，还要求大脑皮质具备复杂的反应能力。

随着胎儿识别能力的逐步提高，其理解能力也会不断增强。随着记忆与体验的加深，胎儿会渐渐从无意识状态发展到有意识状态。

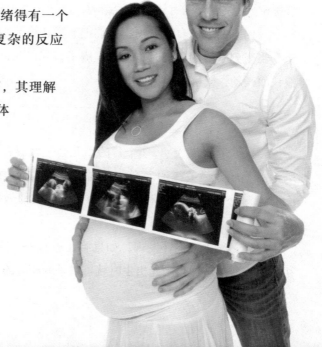

胎儿的胎粪

　　胎儿周而复始地吞咽着相当量的羊水。由于羊水中蛋白质及糖等物质含量极低，故每日形成的胎粪量也极少。因此，正常情况下，胎儿并不排出大便。妊娠期胎儿吞入的羊水、胎儿脱落的上皮细胞、毳毛、皮脂等在肠管内会形成墨绿色的胎粪，于出生后6～10小时即排出，2～3天排完。

　　只有在缺氧时，胎儿才会在宫腔内排出胎粪。这是因为缺氧会引起胎儿的迷走神经兴奋，肠管蠕动增强，肛门括约肌松弛。被胎粪严重污染的羊水呈棕黄色。因此，在正常情况下，羊水中是不会有胎粪成分的。

胎教课堂

妊娠6月胎教要点

　　帮助胎儿运动：晚8点左右准妈妈仰卧在床上放松，双手轻轻抚摸腹部10分钟左右；增加和胎儿的谈话次数，给胎儿讲故事、念诗、唱歌等。每次开始前，要叫胎儿的乳名。这是非常重要的时期，准妈妈要有充分的休息，中午要睡约1小时才好。

妊娠6月时进行的抚摸胎教

　　孕6个月以后，可以进行亲子游戏式的抚摸胎教（亲子游戏法）。

　　具体做法：每次游戏时，准妈妈先用手在腹部从上至下、从左至右轻轻地、有节奏地抚摸和拍打。当胎儿用小手或小脚给予还击时，准妈妈可在被踢或被推的部位轻轻地拍两下，一会儿胎儿就会在里面再次还击。这时准妈妈应改变一下拍打的位置，新的位置距离原拍打的位置不要太远，胎儿会很快向改变的位置再做还击。这样反复几次，别有一番情趣在其中。

　　注意事项：这种亲子游戏最好在每晚临睡前进行，此时胎儿较活跃，活动次数最多。时间不宜过长，一般每次10分钟即可，以免引得胎儿过于兴奋，导致准妈妈久久都不能安睡。

饮食营养

准妈妈宜适度吃植物油

一些相关研究发现，准妈妈在妊娠期间吃植物油少，婴儿湿疹发生率就高。

婴儿湿疹是一种常见的与过敏反应有密切关系的皮肤病，一般以剧烈的瘙痒、多种形态的皮肤损害、反复发作为特点。婴儿湿疹大多发生在出生后1～3个月，6个月后逐渐减轻，大多数患儿到一岁半后可逐渐自愈。

科学研究证实，人体自身不能合成机体所必需的某些脂肪酸，如亚油酸、γ-亚麻酸和花生四烯酸等，只能靠食物供给。而这些脂肪酸主要存在于植物油中，动物油中含量极少。人体缺乏这类脂肪酸，可引起皮肤粗糙、头发易断、皮屑增多等，婴儿则易患湿疹。因此，为了预防婴儿患湿疹，准妈妈妊娠期应适度吃植物油。

准妈妈不宜多吃精米和精面

有些人认为，妊娠后应该吃得好些，精米和精面就是好东西。

殊不知，准妈妈和胎儿会更需要那些我们常常忽略的微量元素，而精米或精面在加工过程中常常会把微量元素和维生素破坏掉。妊娠期准妈妈越是多吃精米、精面，越易缺乏必需的微量元素和维生素，造成营养不全而殃及胎儿。因此，准妈妈要尽可能以未经过细加工的食品作为能量的主要来源。

准妈妈慎吃海带

海带含有丰富的蛋白质、糖类、微量元素，特别是含碘量很高，对人体健康大有益处。但准妈妈应注意，过量食用海带会事与愿违，产生危害。

现代工业飞速发展，造成了环境包括海水的污染，而海带不只对碘"情有独钟"，它对砷、铅、汞也"一视同仁"，所以海带会吸附这些毒性极强的化学元素，特别是砷含量较高，可达35～50毫克/千克。而我国规定的食品中砷含量为粮食少于0.5毫克/千克，植物油少于0.1毫克/千克；酱油、味精、食盐和冷饮少于0.5毫克/千克。而一般干海带的含砷量大大超过上述标准，长期大量食用，人体会蓄积中毒，准妈妈就更要谨慎食用。

准妈妈不能过多摄入胆固醇

胆固醇是存在于人体组织与血液中的一种脂状物质。如果人体过多地摄入饮食中的胆固醇与饱和脂肪酸，会使血液中胆固醇含量和动脉阻塞的程度增加，并导致身体出现疾病，如心脏病及中风等。所以不论妊娠与否，都应该将饱和脂肪酸与胆固醇的摄取量控制在合理范围。

营养专家建议，每日摄取的胆固醇不可超过300毫克。如果每日进食适当而多样的食物，并将脂肪的摄取量降到最低，应该很容易达到这个标准。选用低脂食物如乳制品、鱼肉或瘦肉，都可以减少饱和脂肪酸与胆固醇的摄取。在烹调食物时，如果一定得添加油脂，应避免使用动物油，而应该选择橄榄油、葵花子油、玉米油或大豆油等植物油。

盛夏准妈妈饮食须知

盛夏，怀有身孕的女性，由于体内生理变化和胎儿生长发育的需要，致使循环血量增加，心跳加快，新陈代谢旺盛。所以，在夏季准妈妈会比一般人更怕热。夏季高温易使人食欲不振，此时有些准妈妈有恶心、呕吐等妊娠反应，若不注意调理，必然会影响自身和胎儿的健康。为使准妈妈安全度过夏季，应合理安排准妈妈的膳食。

首先，应让准妈妈多吃新鲜蔬菜，如小白菜、黄瓜、番茄、扁豆、冬瓜等。

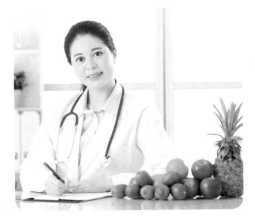

其次，准妈妈应多吃豆制品，如豆腐、豆腐干、豆腐皮及豆浆等，因为豆制品中含有丰富的植物蛋白质和人体所必需的氨基酸。

最后，准妈妈可适量吃些鸡肉、瘦肉，多饮爽口的菜汤如紫菜汤、金针菇木耳汤。如果准妈妈觉得肉类太油腻，不爱吃，要改变烹调方法，如在肉末里加些面粉、蛋清，搅拌成糊状后，在铁锅上做成薄饼，或者做成肉丸子汤，这样可增加准妈妈食欲且保证营养的丰富。

另外，准妈妈还应适量吃些水果如西瓜等，多饮水，及时补充因出汗过多而失去的水分。但注意要少饮或不饮酒类、咖啡、碳酸饮料等刺激性饮料。

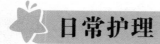
日常护理

准妈妈的身体变化

妊娠6个月时准妈妈的子宫更大，子宫底的高度为18～20厘米。准妈妈肚子会越来越大、凸出，体重也日益增加，平时的动作已显得较为吃力、迟缓。乳房的发育更为旺盛，不但外形饱满，而且挤压时会有淡黄色的稀薄乳汁（初乳）流出，阴道分泌物大量增加。这一时期，几乎所有的准妈妈都能清晰地感觉到胎动。

准妈妈的自我监护

妊娠后，准妈妈应学习一些自我监护的方法，这样可以随时掌握胎儿的情况，如发现异常可立即到医院治疗。自我监护的具体方法如下。

❤ 听胎心音

听胎心音可以知道胎儿状态是否正常，特别是有妊娠高血压、肾脏病及胎盘功能不全的准妈妈，用这种方法判断胎儿的情况比较可靠。正常的胎心音为每分钟120～160次。如果胎儿在宫内缺氧，早期表现为胎儿胎心音增快，晚期则胎心音不规则、减慢或消失。

❤ 观察胎动情况

胎儿在子宫内活动是胎儿情况良好的表现。一般妊娠4月以后便可有胎动现象。

准妈妈慎用祛斑产品

女性妊娠期间，应当警惕一些化妆品对胎儿造成的伤害。特别是某些祛斑产品，由于其含汞量较多，对胎儿影响极大。

汞是一种对人体健康有危害的重金属，由于含汞的某些化学制剂具有增白美容效果，一些不法商人便将其用于祛斑美白化妆品中，以欺骗消费者、牟取暴利。但这些产品的美白祛斑效果都是暂时的，一停用该化妆品，斑又会重现，且对皮肤的伤害也大，长期使用含汞化妆品对人体的神经、消化、泌尿系统等都会有危害。其实，女性妊娠时，由于内分泌的变化，脸上斑点颜色加深或长出新斑点实属正常，在此期间应慎用祛斑产品。

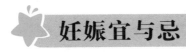 **妊娠宜与忌**

准妈妈不宜睡弹簧床垫

妊娠中、晚期的准妈妈最好不要睡弹簧床垫，尤其是质地较软的床垫，这是因为妊娠中、晚期准妈妈腰椎前凸更明显，睡松软的弹簧床垫，仰卧时，比睡一般床更易使腹主动脉和下腔静脉受压而影响准妈妈和胎儿健康。另外，弹簧床垫还可使已经前凸的腰椎小关节之间的摩擦增加。侧卧时，脊柱会不同程度地向侧面弯曲，长期下去，会使脊柱结构与形态发生异常，压迫神经，加重腰肌负担，从而增加准妈妈腰痛与腿痛的发病率。躺在这样的床垫上睡，既不能消除疲劳，又影响准妈妈的生理功能。

另外，准妈妈在睡眠期间会经常变动姿势，左、右侧卧位交替进行，辗转反侧可多达30次，而弹簧床垫较软，准妈妈深陷其中，翻身不便，也会影响睡眠效果，加重疲劳感，从而影响其健康及胎儿的正常发育。

建议准妈妈用硬板床，硬板床上铺9厘米厚的棉垫或4千克以上的棉被褥为宜，枕头宜松软，高低适中。下肢水肿的准妈妈，可用枕头垫高小腿以利于消除水肿。

准妈妈宜使用的床上用品

良好的睡眠可使营养消耗过大、身体消瘦的准妈妈少得病。为了给准妈妈创造一个良好的休息环境，选择床上用品时应该考虑以下几点。

- 铺：准妈妈适宜睡木板床，铺上较厚的棉被褥，避免因床板过硬、缺乏对身体的缓冲力而带来的不适、转侧过频、多梦易醒。

- 枕：以9厘米（平肩）高为宜。枕头过高会迫使准妈妈颈部前屈而压迫颈动脉。颈动脉是大脑供血的通路，受阻时会使大脑血流量降低而引起脑缺氧。

- 被：理想的被褥是全棉布包裹的棉絮。不宜使用化纤混纺织物当作被套及床单，因为化纤布料容易刺激皮肤，引起瘙痒。

- 帐：蚊帐的作用不止于避蚊防风，还可阻拦空中的尘埃。准妈妈使用蚊帐有利于安然入眠，改善睡眠质量。

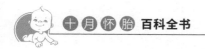

准妈妈不宜睡电热毯

科学家们发现，生育畸形儿的准妈妈中有不少是在妊娠早期喜欢睡电热毯的。科学家们认为，这是因为当人们使用电热毯的时候，人体与电热毯之间存在着电流，即使是绝缘电阻完全合格的电热毯，也会有感应电压和微电流产生，并作用于人体。这种电压与微电流虽然较小，但由于电热毯紧贴在准妈妈身下，对发育中的胎儿（尤其是妊娠早期胎儿各器官处于分化、形成阶段时）可能存在的危险。因此，为减少导致畸形儿的高危因素，建议准妈妈最好不要睡电热毯。

准妈妈不宜食用棉籽油

现在一些产棉区习惯食用棉籽油，这对于准妈妈的健康不利，必须引起高度重视。有些女性长期不孕可能就与食用棉籽油有关。

棉籽油是一种粗制油脂，含有大量棉酚，其含量为国家规定标准的10～90倍不等。女性孕前长期食用棉籽油，其子宫内膜及内膜腺体会逐渐萎缩、子宫变小、子宫内膜血液循环量逐年下降，不利于受精卵着床，进而造成不孕。

这类女性即使受精卵已经着床，也会因营养物质缺乏，而使后期已植入子宫内膜的胚胎或胎儿不能继续生长发育而死亡，出现死胎现象。

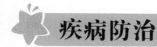 疾病防治

准妈妈牙龈出血

有些准妈妈在妊娠早期或中期经常发生牙龈出血、水肿、变脆弱等现象，牙龈轻轻一碰就出血，这是妊娠期牙龈炎的表现。这是由于准妈妈体内的雌激素、孕激素增多，使牙龈的毛细血管扩张、弯曲、弹性减弱，导致血液淤滞、血管壁的通透性增加，从而引起牙龈炎。妊娠期牙龈炎会随着妊娠的进展而加重，但产后由于体内雌激素、孕激素减少，症状会自行消失。

♥ 牙龈出血的防治

得了牙龈炎的准妈妈除了做到勤刷牙、保持口腔清洁外，还要多吃富含维生素C的新鲜水果及蔬菜，也可服用维生素C片，以增强毛细血管的弹性，降低其通透性。此外，平时还可多喝牛奶以补充钙，从而坚固牙齿。

准妈妈鼻出血的应对措施

女性妊娠后，体内大量的雌激素会使其鼻黏膜肿胀、局部毛细血管扩张充血，易破损出血。再加上鼻中隔的前下方本来就血管丰富，并且位置浅，易受损伤，因此，有些准妈妈经常发生鼻出血。由于鼻出血的部位多在鼻中隔的前下方，可把出血侧的鼻翼向鼻中隔压紧或塞入一小团干棉花压迫止血。如果双侧鼻出血，可用拇指和食指捏紧两侧鼻翼部以压迫出血区，再于额部敷上冷毛巾，促使局部血管收缩止血。紧张、惊慌只会使血压升高而加剧出血。如果血液流到口咽部，一定要吐出来，不可咽下去，也不可仅用棉花堵住鼻孔。

准妈妈慎服维生素B$_6$

维生素B$_6$是细胞生长不可缺少的物质，与胎儿的发育有着密切的关系。一般来说，胎儿每天摄入1～2毫克就够了，如果准妈妈过多服用维生素B$_6$，会使胎儿出现兴奋、不安、易惊、眼球震颤等表现，如不及时诊治，将会使婴儿在半周岁内体重不增，严重者还会发生智力低下等后遗症。

因此，准妈妈如有妊娠反应，一定要遵医嘱，必要时适量服用维生素B$_6$，切不可滥服。

准妈妈腰痛的原因

准妈妈腰痛主要是妊娠后胎儿及附属的胎盘一天天增大、羊水一天天增多，增加了腰椎前凸引起的腰椎负担所致。为了保持平衡，准妈妈站立时腰背肌必须用力收缩，使骨盆前倾，形成特有的挺腰姿势，而腰背肌持续收缩，无法放松休息，时间久了会因疲劳而引起腰痛。

另外，准妈妈妊娠后体内激素改变，会使骨盆韧带松弛，以适应胎儿生长及日后分娩的需要，这样腰部韧带、筋膜也会松弛，弹性减低，容易劳损而引起腰痛。这类腰痛是一种生理性反应，分娩后，腰椎负担减轻，体内激素恢复到妊娠前水平，症状就会慢慢消失。

准妈妈会发生坐骨神经痛

准妈妈大多会出现腰酸背痛的症状，这是一种生理表现，待分娩后症状可能消失，但也有一部分准妈妈的症状比较严重，不易缓解。

准妈妈妊娠期间发生坐骨神经痛是由腰椎间盘突出引起的。妊娠后激素的改变会使关节韧带松弛，为胎儿娩出做准备，但腰部关节韧带、筋膜松弛，稳定性随即减弱。另外，妊娠时体重增加加重了腰椎的负担，在此基础上，若有腰肌劳损和扭伤，就很有可能发生腰椎间盘突出，这往往会压迫坐骨神经起始部，引起水肿、充血等病理改变，从而产生坐骨神经痛。

准妈妈可能会头晕眼花

妊娠会使准妈妈全身出现不同程度的生理变化，身体如不能适应，就会出现各种症状，头晕眼花就是其中之一。头晕眼花可由下列几种因素造成。

妊娠后准妈妈的自主神经系统失调，调节血管的血管运动神经不稳定，可在体位突然发生改变时，因短暂性脑缺血发作出现头晕。

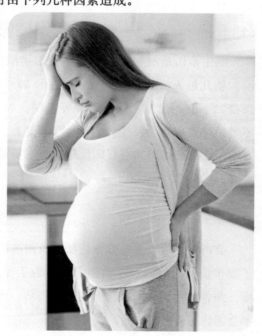

由于妊娠，准妈妈体内血容量增加，以适应胎儿的生长需要。此时，准妈妈的血循环量可增加20%～30%，其中血浆增加40%、红细胞增加20%左右，血液相应地稀释，形成生理性贫血，可使准妈妈感到头晕眼花。

妊娠中期由于胎盘的动静脉间形成短路，周围血管扩张、阻力下降，使准妈妈的舒张压较妊娠前降低，以及妊娠期整个盆腔范围的血管高度扩张，使血液较多地集中在有子宫的下腹部，加上增大的子宫又压迫下腔静脉的回流，使回心血量减少，致使心排出量下降，引起低血压及短暂性脑缺血。

由于妊娠反应引起的进食少，准妈妈常伴有低血糖，因而准妈妈容易出现头晕眼花。特别是在突然站起、长时间站立、洗澡或在密集的人流中时更易发生。

为预防发生这种现象，准妈妈应注意起立时速度要慢，并避免长时间站立，洗澡时多留心，以及尽量少去密集的人流中。发生上述症状时应慢慢蹲下，或躺下休息一会儿。

羊水的来源

羊水是充满在羊膜腔内的液体。

妊娠早期时，羊水的来源是母体血浆通过胎膜进入羊膜腔产生的透析液，这时水分也能透过胎儿的皮肤，因此，羊水也能来自胎儿血浆。到妊娠中、晚期，羊水主要来源于胎儿的尿液及胎儿皮肤和脐带渗透出的组织液。这是一种无色透明的碱性液体，其中90%以上是水分，还含有一些矿物质、尿素、尿酸、肌酐、皮脂和上皮细胞等物质。

羊水过多

♥ 羊水过多的原因

分为胎儿与准妈妈两方面。

胎儿方面的原因	准妈妈方面的原因
● 胎儿头部畸形或脊柱破裂，致使脊髓液混入羊水中。 ● 胎儿有消化道畸形，对羊水的吸收力减弱。 ● 同卵双胎等情形。同卵双胎共用一个胎盘，而胎盘并不是被分为同样大小的二等分时，胎儿的发育就会有所差别。一般发育良好的胎儿较大，会导致心脏或肾脏的肥大，造成羊水过多；相反地，较小的胎儿则容易有羊水过少的现象。	● 准妈妈的心脏或肾脏有问题，致使血液循环不畅；准妈妈患有糖尿病，易造成胎儿多尿。

♥ 羊水过多的症状

羊水过多的准妈妈的腹部比正常妊娠者大。急性羊水过多从妊娠4~5月开始，子宫会异常增大；慢性羊水过多，则从妊娠6~7月才逐渐明显起来。

羊水过多时，即使是医生在检查时也很难摸得到胎儿，更不容易听见胎心音。

♥ 羊水过多的治疗

如果是由胎儿头部畸形等引起，则要考虑人工流产。

如果原因在于准妈妈，如准妈妈患糖尿病导致胎儿多尿的情形，可使用利尿剂促使排尿，必要时可用注射器吸出多余的羊水，维持妊娠，如此也可能生下健康的

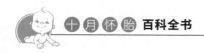

婴儿。

此外，如果羊水只是稍多，就不需特别治疗，只要在饮食方面限制准妈妈对盐分的摄取，就可顺利生产。

羊水过少

妊娠晚期羊水量少于300毫升者，称为羊水过少，最少可能仅数十或几毫升的暗绿色黏稠浑浊液体。

💙 羊水过少的原因

羊水过少可能与以下几种因素有关。

- 胎儿发育不良，泌尿系统畸形，致使胎儿少尿或无尿，从而减少了羊水来源。

- 胎盘变性、功能减退，尤其在准妈妈并发高血压、肾炎等情况下，病变可出现更早，可导致羊水过少，影响胎儿发育。

- 过期妊娠胎儿肾小管对抗利尿激素敏感性提高，致尿液减少，从而导致羊水过少。

- 胎儿生长受限。

💙 羊水过少的症状

羊水过少如果发生在妊娠早期，胎膜可与胎体粘连。在妊娠中、晚期，宫腔内四周压力可直接作用于胎儿，从而可引起各种不同的畸形。

因羊水少，胎儿肺的发育将受影响。因为妊娠时胎儿肺泡吸入适量羊水有助于其膨胀和发育。

分娩时，胎儿因羊水过少易发生宫内窘迫。此症引发的新生儿窒息及早产儿死亡都较正常情况多出数倍。

💙 羊水过少的治疗

妊娠足月时如确诊为羊水过少，应考虑终止妊娠。估计胎儿短时间内不能娩出的，在排除胎儿畸形的情况下，必要时可采取剖宫产。

宫颈癌

宫颈癌是妇科常见的恶性肿瘤,发生于妊娠期者并不多见。

妊娠期血液和淋巴循环量增多,恶性肿瘤细胞容易扩散。妊娠期雌激素水平升高,也能促进恶性肿瘤的发展。分娩时宫颈受挤压和损伤,可加速恶性肿瘤细胞的扩散和转移。恶性肿瘤可使宫颈变硬,分娩时宫颈不能扩张,从而造成难产,同时宫颈易撕裂,导致大出血。

治疗应根据恶性肿瘤病变的分期、妊娠月份、准妈妈对胎儿的期盼程度决定。如早期宫颈癌准妈妈要求生育时,可在严密观察下继续妊娠,等到产后再处理。如果病变已属晚期,应尽早终止妊娠,并给予相应的治疗。部分要孩子心切的宫颈癌患者,可在严密观察下继续妊娠到胎儿娩出能够存活后再行治疗。

膀胱炎

♥ 准妈妈出现膀胱炎的原因

女性尿道短,尿道口与肛门靠近,易受粪便污染,加上妊娠后准妈妈内分泌功能水平发生改变及增大的子宫的压迫膀胱,尿液引流不畅,膀胱易发生细菌感染。初起表现症状轻微,仅有膀胱刺激征:尿频、尿急、尿痛。此时如经治疗,病情会很快痊愈。如果治疗不及时,细菌由膀胱上行到达肾盂,就会引起肾盂肾炎。

发生肾盂肾炎时,准妈妈会突然有寒战、高热伴腰痛,膀胱刺激征加重,高热过甚还可造成惊厥。细菌毒素还会通过胎盘进入胎儿体内,引发流产、早产,甚至胎儿死亡。妊娠月份越早,病情迁延越久,症状越剧烈,流产、早产、胎儿死亡率会越高。

♥ 准妈妈膀胱炎的防治

准妈妈出现膀胱炎症状后应当及早就医、及早用药。治疗越早、越彻底,准妈妈的身体康复越快,胎儿在母体内才会越安全。

预防膀胱炎,准妈妈必须保持外阴部清洁。每日用清水清洗外阴部,减少性生活刺激,因性生活可使尿道口受摩擦,细菌易侵入发生上行感染。最好的方法是,性生活后立即坐起排空小便,并用清水冲洗外阴部。每日多饮水、多排便,以起到清洁尿道的作用。

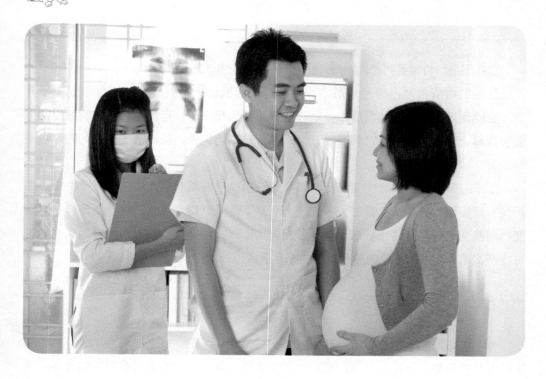

淋病

💟 准妈妈患淋病对胎儿的危害

淋病是由淋病奈瑟球菌感染引起的一种性传播疾病，在性病中最常见。它主要通过性交传播，但被淋病奈瑟球菌污染的马桶、浴巾、浴盆或衣物等也可造成感染。

淋病奈瑟球菌易侵犯男性的前尿道、后尿道、前列腺、精索、附睾和女性的宫颈、尿道、子宫内膜及输卵管等，引起这些部位发炎。主要表现为尿频、尿急、尿痛及排尿困难，女性还有白带增多等症状，伴有尿道口红肿、烧灼痛及不同程度的下腹疼痛。淋病反复发作会造成输卵管粘连、阻塞、积液、盆腔炎，进而继发不孕。妊娠期感染淋病奈瑟球菌对准妈妈及胎儿危害较大，易发生胎膜早破、早产及产后感染等。分娩过程中胎儿通过产道时还容易受到感染，引起淋病奈瑟球菌性结膜炎，导致角膜穿孔而致盲。

💟 防治淋病的办法

准妈妈防治淋病具体有以下几个方面。

● 注意个人生活卫生习惯，浴巾、浴盆要专用，避免不洁性生活或使用不洁马桶。夫妻中一人患病，应马上停止性生活。

● 一旦出现症状，要尽量在急性期积极进行治疗，以期完全治愈，同时配偶也要进行治疗。

● 淋病治愈后，症状全部消失、尿液澄清，并在1～2周复查2次均不再发现淋病奈瑟球菌后再考虑妊娠。在完全治愈之前，一定要避免妊娠。

由于在妊娠期淋病奈瑟球菌感染症状不明显，容易漏诊，所以在妊娠早期应做初次检查，妊娠晚期应该做常规检查，即宫颈管分泌物涂片或培养。

结核病

💗 准妈妈患结核病对胎儿的危害

结核病是由结核分枝杆菌引起的慢性消耗性疾病，可在全身很多部位发病，如肺结核、肠结核等。盆腔也是结核的好发部位，严重时可造成不孕症。

结核病患者一旦妊娠，会使全身负担加重，严重损害健康。妊娠期较为常见的是肺结核，准妈妈如果患活动性肺结核，且有明显结核感染症状，则会由于营养消耗过多及肺功能不好而易发生流产、早产及胎儿发育不良或宫内缺氧等。分娩时，也易发生宫缩无力、产程长、产后出血等。

💗 如何防治结核病

患有结核病的女性，在结核活动期应该严格采取避孕措施，并在医生指导下积极治疗，加强营养，待病情稳定2~3年再考虑妊娠。严重肺结核或伴有身体其他部位结核的女性，不宜妊娠。

如果在妊娠期并发结核病，当病情处于活动期时应及早进行抗结核治疗，但一定要注意选用对胎儿无毒性的药物。由于链霉素可对胎儿听力造成损害，所以在妊娠期不要使用。

妊娠后病情加重的准妈妈，或需要使用大量的对胎儿有害的药物治疗者，应该咨询医生是否需要终止妊娠。

生殖器疱疹

💟 准妈妈生殖器疱疹对胎儿的危害

生殖器疱疹，又称阴部疱疹，是由单纯疱疹病毒2型感染引起的，可通过性交或类似性交的行为传染，也是较为常见的性传播疾病。

生殖器疱疹好发于外阴皮肤黏膜交界处，感染后2~7天便可出现症状，表现为外阴瘙痒，皮肤出现红斑，继而出现成堆的小水疱。水疱破溃后形成浅表溃疡，有局部疼痛感，会慢慢自行愈合。女性妊娠时免疫功能变得低下，容易被单纯疱疹病毒2型感染，患病后症状也较重。妊娠期患病易引起流产，或致胎儿畸形。如果胎儿在出生时经过产道被感染，可导致新生儿死亡，死亡率约为5%，而幸存者中又大多会有严重发育障碍和中枢神经系统后遗症。

💟 如何防治生殖器疱疹

生活中注意卫生保健，避免不洁性生活，可使用避孕套等工具避孕，减少由性传播引起的感染。

夫妻中一人患病，应马上停止性生活，及时进行治疗，同时配偶也要配合治疗。

由于生殖器疱疹对胎儿及婴儿危害很大，又没有特效的治疗方法，所以准妈妈应该以预防为主，如妊娠期节制性生活等。

如果在妊娠期患上生殖器疱疹，可在医生指导下采取对症处理，注意外阴部位清洁，保持干燥，防止感染。在妊娠晚期被确诊为单纯疱疹病毒2型阳性的准妈妈，应该采取剖宫产，以避免感染新生儿。

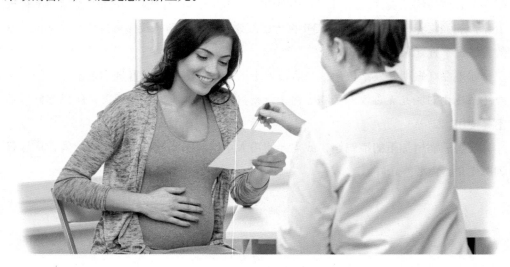

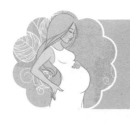

妊娠7月

 ## 胎儿情况

胎儿的发育情况

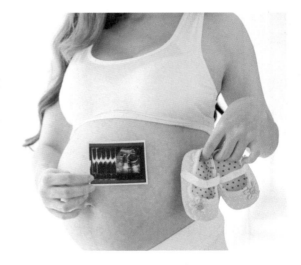

妊娠7月（24～27周）时，胎儿长约35厘米，重约1000克，看起来像个小老头儿。这时如其出生，虽能有浅表的呼吸和哭泣，但仍很难存活。

胎儿在7个月左右已经具有感觉味道的能力。例如，给7个月的早产儿甜味的东西，他马上就会有反应。

胎儿感觉味道的味蕾，自妊娠3个月起已逐渐形成。一般情况下在妊娠7个月左右时味蕾发育已基本完成，此时胎儿对甜味与苦味的感觉发育比较迅速。

胎儿在感觉到甜味时除了会心跳加快外，还会吸吮，尝到苦味时还会做出吐舌头等表示讨厌的动作。

胎儿也会吞咽

胎儿于妊娠16周起已有吞咽动作，能吞咽羊水，此后吞咽的羊水量逐渐增多，足月时每天可吞咽羊水500~700毫升，吞咽羊水有助胎儿胃肠道的发育。如果胎儿不能吞咽，可能是由于消化道畸形，羊水的去路受阻，可发生羊水过多。

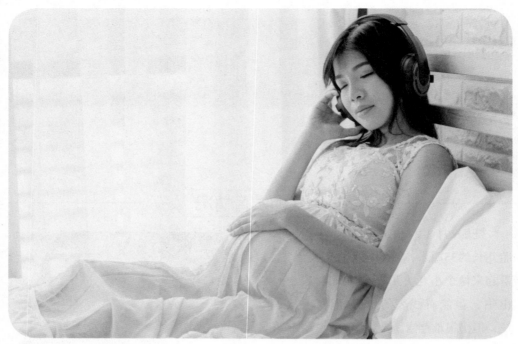

 胎教课堂

妊娠7月胎教要点

可以给胎儿讲画册、色彩、动物的形象以及动物的运动和性格特点。准爸爸应多陪准妈妈散步、做操、听音乐、看电视（不要看刺激性太强、情节太激烈的节目）、会朋友、看书画展、玩轻松有趣的游戏、做家务等，以减少准妈妈的压力，增加其愉悦感。

妊娠7月进行的抚摸胎教

妊娠6～7月，当准妈妈可以在腹部明显地触摸到胎儿的头、背和肢体时，就可以增加推动胎儿散步的练习（推动散步法）。

具体做法：准妈妈平躺在床上，全身放松，用手轻轻地来回抚摸、按压、拍打腹部，同时也可用手轻轻地推动胎儿，让他在宫内"散散步、做做操"。

注意事项：此种练习应在医生的指导下进行，避免因用力不当或用力过度而造成腹部疼痛、子宫收缩，甚至引发早产。每次5～10分钟，动作要轻柔自然，用力要均匀适当，切忌粗暴。如果胎儿用力来回扭动身体，准妈妈应立即停止推动，可用手轻轻抚摸腹部，让胎儿慢慢地平静下来。

妊娠7月进行的音乐胎教

妊娠6月以后胎儿已有了听觉，他的身体能感受到音乐的节奏和旋律。准妈妈可以从美妙的音乐中感到自己在追求美、欣赏美。因此，胎教音乐要具有科学性、知识性和艺术性，不要违背准妈妈和胎儿的生理、心理特点，要在寓教于乐的环境中达到胎教的目的。

准妈妈在听音乐，实际上胎儿也在"欣赏"。这一时期，胎儿的身心正在迅速生长发育，多听音乐对胎儿右脑的发育是有利的。较早地接受音乐教育，可以更好地开发和利用右脑，这有利于孩子的健康成长。出生后如能继续在充满音乐的氛围中学习和生活，会对孩子智力的发育带来更大的益处。

胎儿对声音的分辨

胎儿非常喜欢悦耳的声音，不过，脑部在刚形成的时候，是无法分辨声音的高低与强弱的。

准妈妈妊娠7月左右时，胎儿便可以很清楚地听到声音，8月之后，分辨声音高低的神经也已发育完成，对高音或低音都可加以分辨。

当准妈妈发出的声音很大时，胎儿会在腹中活动，这表示胎儿听得非常清楚。即使不懂准妈妈说话的含义，此时的胎儿也能感觉到音调、音量的高低强弱。

胎儿能感受明暗

人类的视觉是在出生之后，靠着视觉神经的急速发育才开始产生的，在7~8岁才逐渐发育完成。胎儿生活在母腹中时，视觉神经发育正处于准备阶段，眼睛视网膜的功能在妊娠4周左右虽已初步具备，妊娠7个月时虽已具有看东西的功能基础，但这并不表示其眼睛能看得见。

早产儿因为保温箱中的氧气易导致视网膜受损，可能会罹患"早产儿视网膜病变综合征"，这主要是因为视觉领域的神经尚未发育完善。当然，胎儿虽然还看不见东西，却可以感觉明暗。

让腹中的胎儿"见多识广"

给胎儿讲故事是一种很有好处的胎教手段。讲故事时准妈妈应把腹内的胎儿当成一个大孩子，娓娓动听地向他讲述，使其语言神经受到良性刺激，并在不断变化的文

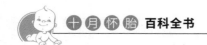

化氛围中发育成长。准妈妈讲故事既要避免尖声尖气的刻意模仿，又要防止平淡乏味地读书，方式可以根据准妈妈的具体情况而定。内容可由母亲任意发挥，可讲书中的故事，还可以给胎儿朗读一些儿歌、散文等。内容不应太长，宜有趣，切忌讲述易引起恐惧等不良情绪的内容。

画画也属于胎教

准妈妈画画也是胎教的内容之一。心理学家认为，画画不仅能提高人的审美能力，产生美的感受，还能通过笔触和线条，释放内心情感，调节心理平衡。画画具有和音乐胎教一样的效果，即使不会画画，准妈妈在涂涂抹抹之中也会自得其乐。

画画的时候，不要在意自己是否画得好，可以持笔临摹美术作品，也可随心所欲地涂抹，只要准妈妈感到是在从事创作，感到快乐和满足，准妈妈就可以画下去，还可向胎儿解释自己画的内容。当然准妈妈也能临摹一些儿童画，看看自己的笔下有没有童趣和稚拙感，帮助自己通过笔触步入儿童世界。

欣赏艺术作品也是胎教

准妈妈听轻快柔美的抒情音乐，是一种有益于胎儿身心感受的活动，也可促进胎儿脑细胞的发育，好处是很多的。准妈妈可于工作之余，欣赏一些具有美感的绘画、书法、雕塑，以及戏剧、舞蹈、影视作品等，接受美的艺术熏陶，准妈妈的好心情也能感染胎儿。

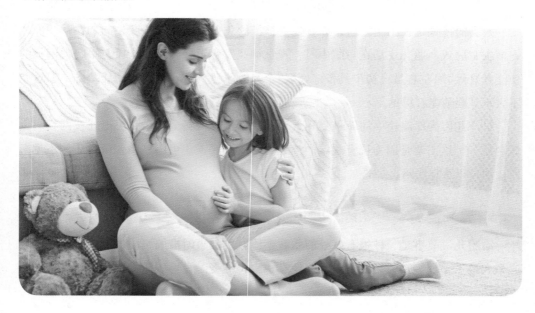

饮食营养

准妈妈可以吃适量猪腰花

猪的肾脏被称为猪腰花。它有滋肾利水的作用，适宜准妈妈食用。

中医学有"以脏养脏"之学说，即常吃动物的什么脏器就可以滋补人的同种脏器。这一学说在一定程度上被现代医学证实。例如，猪心富含蛋白质、钙、磷、铁及多种维生素，吃猪心可以加强人体心肌的营养，增加心肌的收缩力。妊娠期间肾血流量增大，肾脏负担增加，因此，准妈妈可以适当吃些猪腰花以滋补肾脏。

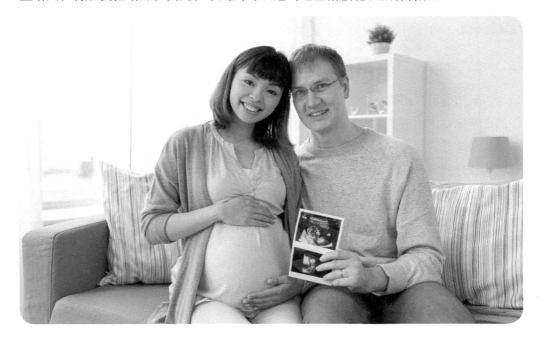

准妈妈宜吃葡萄干

葡萄干内含大量葡萄糖，对心肌有营养作用；由于葡萄干内钙、磷、铁的相对含量高，并含有多种维生素和氨基酸，是准妈妈的滋补佳品，可补气血、暖肾，对贫血、血小板减少有较好食疗效果，对神经衰弱和过度疲劳有较好的缓解作用。因此，准妈妈宜吃葡萄干。

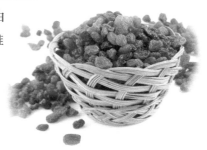

准妈妈吃菠萝要小心

菠萝香味宜人，味甜鲜美。但菠萝中含有一种叫菠萝蛋白酶的物质，具有一定致敏性，过敏体质的人食之会引起中毒，称为菠萝病，表现为食用后15分钟至1小时，出现呕吐、腹痛、腹泻，同时还会出现过敏症状，如头疼、全身发痒、四肢及口舌发麻，严重者还会出现呼吸困难、休克等。所以，建议准妈妈少吃菠萝为妙，特别是初食者，更要当心过敏的发生。

准妈妈慎吃辣椒

准妈妈并不一定要绝对禁止吃辣椒，但应适量，以免刺激肠胃，引起便秘、血液流速加快等。前置胎盘者应绝对禁止食用辣椒。

准妈妈不宜长期吃方便面

如果长期用方便面来替代主食，很容易导致人体缺乏营养，对健康极为不利。人体的正常生命活动需要六大营养素，即蛋白质、脂肪、糖类、矿物质、维生素和水。如果长期缺乏营养素，人就会患病。而方便面的主要成分是糖类，汤料只是含有少量味精、盐分的调味品，即使是各种名目的含鸡肉、牛肉、虾等的方便面，其不同营养成分的含量也非常少，远远满足不了准妈妈每天所需要的营养量。

总之，方便面偶尔吃一些对身体没有害处，但经常吃就会有损健康了。即使正常状态的人都不宜长期吃方便面，准妈妈更要尽可能少吃。

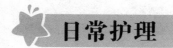

日常护理

准妈妈的身体变化

妊娠7月时，子宫底高23～26厘米，上腹部已明显突出、胀大。腹部向前突出呈弓形，并且准妈妈常会有腰酸背痛的感觉。子宫的肌肉对各种刺激开始敏感，胎动亦渐趋频繁，偶尔会有宫缩的现象，乳房更加胀满。

妊娠7月应做的按摩

准妈妈平时按摩和按压酸痛的腰部可感到舒服。在分娩阵痛时，按摩腰部配合正确的呼吸有助于分娩。

按摩腹部进行鼓腹深呼吸，吸气时手向上抚摸，边吐气边向下抚摸。

拇指按压腰肌，吐气时用力压，吸气时放松，也可同样按摩脊背疼痛部位。

高龄初产妇要加强妊娠期保健

35岁以上首次妊娠的准妈妈，称为高龄初产妇。高龄初产妇较非高龄者的难产率高。因此，高龄初产妇应该比一般准妈妈更关注妊娠期保健，尤其应做好产前检查。一般孕龄女性，要求在妊娠27周前每月检查一次；28～35周时，每半个月检查一次；36周以后每周检查一次。

而高龄初产妇则应缩短检查间隔时间，并要特别注意血压和尿的检查，以便及时发现异常；整个妊娠期应比一般准妈妈更为谨慎，从衣食住行等方面加强保健。在饮食上，既要保证充足的营养供应，又不应吃得过多，并要适当地进行体力活动，以防止胎儿长得过大，不利于正常分娩。

肥胖准妈妈的自我护理

肥胖准妈妈指体重超过标准体重20%的准妈妈。这类准妈妈有合并发生先兆子痫、分娩时宫缩无力和流血过多，以及妊娠期合并糖尿病、静脉炎、贫血、肾炎的可能；其出现巨大胎儿和围生期胎儿死亡的概率均比一般准妈妈显著增高。

显著肥胖的准妈妈最好在决定妊娠前就采取有效措施，进行合理的减肥。经诊断后如属于继发性肥胖，即肥胖属于某些疾病引起的，应在医生指导下使用某些药物进行治疗；如系单纯性肥胖，应进行饮食控制，采取低能量饮食为主，每日能量摄入限制在1 200～1 500千卡为宜。但在妊娠第28～32周准妈妈血浆蛋白水平最低时，蛋白质摄入量一日不得少于40克，同时要适当限制脂肪和糖类摄入。在饮食品类上，应多吃蔬菜、水果和粗粮，少吃动物脂肪。食盐限制在每日6克，主食减半，并停止吃零食，注意补充各种维生素和铁元素。

准妈妈肥胖对妊娠和分娩的影响

准妈妈肥胖对妊娠和分娩的影响包括以下几个方面。

❶ 增加妊娠期并发症概率。50%的肥胖准妈妈会出现妊娠高血压，10%的肥胖准妈妈会出现明显蛋白尿，妊娠糖尿病发生率高于普通准妈妈4倍，早产及过期妊娠发生率也会增加。肥胖准妈妈心脏、肾脏负担较普通准妈妈增加4倍，而心脏、肾脏负担的

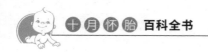

加重，会导致其容易出现心力衰竭和肾衰竭。

❷ 增加难产概率。由于盆腔脂肪堆积，盆腔可利用空间缩小，巨大胎儿发生率也增加，这样就会增加难产风险。另外，还会增加手术或接产的操作难度，以及产后出血及产褥期感染概率。

❸ 增加新生儿患病率及死亡率。如由于难产，可造成新生儿颅内出血、骨折、臂丛神经损伤、窒息或死亡等。

瘦弱准妈妈的自我护理

这类准妈妈妊娠期发生贫血、低钙和营养不良的倾向会明显增加，而对胎儿的危害更为严重，流产、早产、胎儿发育不良乃至畸形的概率，均高于正常准妈妈。因此，瘦弱准妈妈妊娠前应该先对自己的健康状况进行一次全面、系统的检查评估，如瘦弱由疾病引起，必须认真治疗，治愈后方可妊娠。如属于瘦弱型体质，应加强营养和坚持锻炼。妊娠后要比一般准妈妈更重视营养的补充，除了保证食物的质量，满足机体对钙、磷、铁等矿物质和多种维生素的需求外，还要经常变换食物种类，尽量增加自己的食欲。过于瘦弱者，应请医生指导，给予一些营养药物和适当的补品。

矮小准妈妈的自我护理

矮小准妈妈的保健重点是预防难产。矮小准妈妈妊娠期难产的可能性会增加，因此，应坚持适当的锻炼，增强腹肌和其他与分娩有关的肌肉力量，以利于正常分娩。最后，矮小准妈妈要加强产前检查，认真进行骨盆和胎儿大小测量，判断胎儿能否顺利分娩，如需剖宫产或其他助产手段，应提前一周左右入院待产。

准妈妈泡温泉要小心

妊娠前有泡温泉习惯的准妈妈，妊娠期间应注意避免泡温泉。因为太大的温差会造成子宫收缩，有流产或早产的危险。有报告指出，妊娠前3个月，准妈妈的体温如持续上升太久，会导致生出无脑儿，或其他神经管缺陷的先天性畸形儿，因此必须小心。泡温泉时流汗太多，准妈妈机体水分及电解质容易失衡，也不利于胎儿发育。当然，如果水温不太高，卫生方面没问题还是可以泡的，不过动作要放慢一些，以防止发生意外。

准妈妈要远离绵羊

最新研究发现，绵羊在产羔期间可能会携带弓形虫病或李氏杆菌，准妈妈被弓形虫或李氏杆菌感染，极有可能导致流产。弓形虫病是一种传染性很强的疾病，弓形虫一旦进入新生儿的眼睛，很有可能会导致新生儿失明。所以，准妈妈应远离绵羊。

 # 妊娠宜与忌

准妈妈不宜闻汽油味

有的准妈妈喜欢闻汽油味，其实，汽油对准妈妈和胎儿都有一定危害。

飞机、汽车及摩托车等机动车辆所使用的汽油对人体的危害较大。因为这种汽油为了防震、防爆，都加入了一定量的四乙基铅，故又称为乙基汽油。乙基汽油燃烧时，四乙基铅即分解放出铅，会随废气排放到大气中。据调查，空气中的铅有60%来源于汽油，通过呼吸进入人体内的铅会在血液中沉积，进而对人体，包括对准妈妈腹中的胎儿产生危害，可引起准妈妈铅中毒和胎儿先天性畸形。

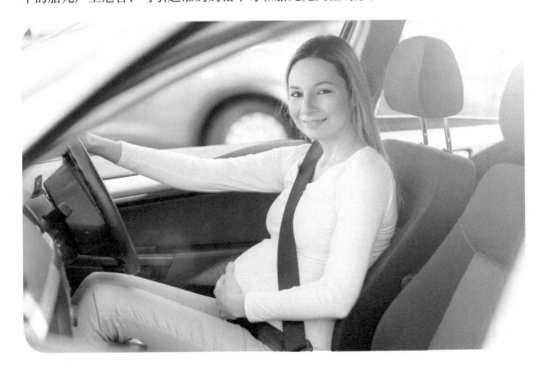

准妈妈不宜过食冷食

准妈妈在妊娠期大多血热气盛，比常人会更喜欢吃冷食，有的准妈妈不能自控地多吃，特别是在炎热的夏季，总是随意吃冷食如凉饭、凉拌菜等。冷食虽然可以使准妈妈感到舒服、满足，也可以消暑解渴，但对健康却很不利。吃过多的冷食，会伤及脾胃，影响消化功能，使准妈妈脾胃湿滞，导致食欲不振、完谷不化，必然会进一步影响准妈妈进食，而进食不好，消化吸收不良，还会影响向胎儿及时供给营养，影响胎儿发育。胎儿的器官发育是阶段性的，如果在器官发育快速阶段未能及时得到供器官发育所需要的营养素，就有可能导致该器官发育不全、畸形或功能障碍。

过多食用冷食的准妈妈，还可能会发生腹泻，这必然殃及胎儿；如因腹泻而贸然服用治疗药物，胎儿还可能会继续受到伤害。

准妈妈不能饥饱不一

通常情况下，人的饮食应该定时定量，肠胃才会适应。有些准妈妈平时饮食就不规律，在妊娠期仍会饥一顿饱一顿或暴食暴饮。

如有的准妈妈遇上了自己喜欢吃的食物时，会难以自控，吃得过饱，造成几天甚至更长时间的不舒服。一次吃得过多，人体大量的血液就会集中到胃里，造成其他组织和胎儿供血不足。也有的准妈妈长期饮食过量，或者认为妊娠后胎儿需要营养，就猛吃猛喝，这不但会加重肠胃负担，而且还会造成胎儿发育过大，导致难产。此外，准妈妈如果摄入能量过多，营养过剩，过剩的营养就会转化成脂肪在皮下堆积，又未采取相应措施，就会逐渐形成肥胖症，进而导致许多疾病的发生。

同样，有的准妈妈遇到不喜欢吃的食物或者由于妊娠反应，干脆不吃或少吃一顿让自己挨饿。可能准妈妈本人并没有饥饿感，但实际上身体却因得不到及时的营养供应，而使体内的胎儿也受到影响。也有的准妈妈拖延吃饭时间，也会造成暂时饥饿，打乱机体的饮食规律。由于胎儿"进食"是随着母亲的进食而进行的，胎儿的"饥饿"也会随着母亲的饥饿而出现，所以，准妈妈应安排好自己的饮食，克服饥饱不一的坏习惯，做到饮食定时定量。

准妈妈忌狼吞虎咽

有的准妈妈吃饭时狼吞虎咽，这不是好的饮食习惯，对健康极为不利。食物未经充分咀嚼就进入胃肠道，主要有以下两个弊端。

💗 使消化液分泌减少

人体将食物的大分子结构变成小分子结构，是靠消化液中的各种消化酶来完成的。咀嚼食物能刺激神经反射引起胃液分泌，胃液分泌又会促进其他消化液分泌，这无疑对人体摄取食物中的营养是有利的。所以，充分咀嚼食物对消化液的分泌起着重要的促进作用。未经充分咀嚼则不能充分分泌消化液。

💗 使食物与消化液不能充分接触

食物未经充分咀嚼就进入胃肠道，食物与消化液接触的面积会大大缩小，这会影响食物与消化液的充分混合，进而食物不能被充分地消化并影响肠胃吸收。长此以往，人体得不到足够的营养素，健康必然会受到影响。此外，有些食物因咀嚼不够，过于粗糙，还会加大胃的消化负担或损伤消化道。

疾病防治

早产

准妈妈在妊娠28周以后，37周之前分娩，即称为早产。早产儿生命力较弱，成活率在20%～80%。成活率高低在很大程度上又取决于喂养技术。

💗 早产的原因

早产的原因是多方面的。例如，准妈妈的年龄过小，子宫、宫颈异常或发育不良；准妈妈营养不良，体质虚弱，并伴有内分泌失调，都是发生早产的常见原因。当准妈妈得病，如高热，有急性传染性疾病、急性感染性疾病等，都可能引起早产。准妈妈在妊娠晚期进行过度的体力劳动，长途旅行；或有过度的精神负担，情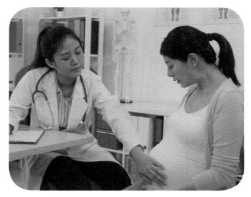绪激动；或有外伤、性生活过频等，也会导致早产。羊水过多，多胎，有胎儿畸形、胎膜早破等产科并发症，当然也是早产的原因。另外，准妈妈不良的生活习惯，包括饮酒、吸烟等，都有可能造成早产。

烧心

💗 准妈妈产生烧心的原因

准妈妈在妊娠晚期，常于胸骨后、"心窝"处出现烧灼感、重压感或烧灼样疼痛，多发生在睡眠后，这就是烧心。当体位从坐位、立位转变为卧位时，或在咳嗽、屏气用力排便时，也易诱发烧心。吃酸性食物、辛辣刺激性食物后，烧心可加重。

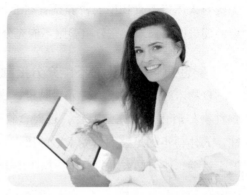

妊娠期产生的烧心，是随着妊娠月份增大，腹压升高，食管反流所致。食管反流时，酸性胃内容物可刺激胃黏膜，可引起反流性食管炎。妊娠中、晚期孕激素分泌的增加，可影响食管蠕动，减缓食管对反流胃内容物的清除，从而使反流性食管炎加重。卧位时膈肌抬高，咳嗽、屏气、用力排便时，腹压升高，都可使胃内容物向食管反流增加，症状加重。酸性饮食、辛辣刺激性饮食，可刺激发生炎症的食管黏膜，也可使症状加剧。

饮食过饱时，胃内压升高，也易诱发食管反流。另外，肥腻饮食、巧克力、浓茶、咖啡及芳香性食物，都可降低食管下段平滑肌张力，使食管反流加重，从而引发烧心。

💗 烧心的防治措施

防治烧心，合理饮食十分重要。准妈妈进食勿过饱，以免使胃内压升高，膈肌上抬。特别是晚餐更忌过饱和过晚，最好在睡前3小时以前进食，要尽量少吃肥腻、高脂食物，不吃酸性食物、辛辣刺激性食物及过冷、过热饮食。如烧心严重，可在医生指导下服用碱性药物，如氢氧化铝凝胶、乐得胃或其他保护胃黏膜的药物，可有助于减轻烧心。

前置胎盘

💗 胎盘的功能

胎盘的主要功能有如下几个方面。

准妈妈患妊娠糖尿病，胎儿畸形率增高，难产率高，胎儿围产期死亡率高。在新生儿期，新生儿易因早产、窒息、中枢神经创伤、新生儿肺透明膜病等死亡。生长受限的胎儿，出生后精神和体格发育亦多异常。

④ 血型不合

血型不合可引起胎儿和新生儿溶血病。若不及时治疗，胎儿和新生儿多在围产期死亡，必须在妊娠早期诊断。

⑤ 妊娠期肝内胆汁淤积症

妊娠期肝内胆汁淤积症可导致早产及胎儿窘迫，增加围产期胎儿和新生儿死亡率。

⑥ 慢性疾病

准妈妈患慢性疾病，如慢性肾脏病、心血管病及结缔组织病时，胎儿生长受限。

⑦ 遗传性疾病

准妈妈患有遗传性疾病时，约有25%的受精卵在16周内死亡。存活者中至少有5%异常，大部分流产和胎儿发育异常与遗传性疾病有关。

⑧ 营养不良

准妈妈营养不良可使胎儿体重减轻，导致胎儿急性营养紊乱及早产儿发生率增加。胎儿在产程内缺氧、出生时瘦而长及宫内营养不良者，在围产期死亡率高，出生后精神运动发育受损和智力低下的发生率高。

⑨ 贫血和出血

准妈妈患有严重贫血，可使胎儿生长受限并有发生严重的新生儿窒息的危险。妊娠早期子宫有严重出血或反复出血，可引起流产及早产。妊娠中期与妊娠晚期子宫出血，多数是因为胎盘早剥或前置胎盘，围产期胎儿和新生儿死亡率比同期正常者高7倍。

⑩ 早产、过期妊娠、双胎

准妈妈早产、过期妊娠、双胎均可使围产期胎儿和新生儿死亡率增加。宫内生长受限的胎儿，围产期死亡率高出正常胎儿10倍以上。

⑪ 妊娠期感染

准妈妈在妊娠早期感染病毒性疾病时，大部分胎儿易发生畸形；准妈妈妊娠期患传染性肝炎，早产发生率高。

⑫ 准妈妈使用某些药物和受放射线照射

易致胎儿畸形、内分泌功能异常、乳牙发育异常、造血功能障碍及早产等。

⑬ 准妈妈年龄过小或过大

准妈妈年龄小于16岁者易患妊娠高血压，易导致早产或因骨盆过小而难产，年龄超过35岁者胎儿易患先天性畸形，易出现产前及产程中出血或死胎。

尖锐湿疣

尖锐湿疣是由于人乳头瘤病毒感染所致，此病主要通过性接触传播，一次接触约65%的人会被传染。当然也有少部分人是由于在外住宿时，接触不洁的床单、毛巾或洗浴时传染上的。尖锐湿疣在妊娠期有加重现象，而产后又会减轻。

💗 尖锐湿疣的处理

外阴尖锐湿疣常合并阴道及宫颈尖锐湿疣，使治疗变得比较复杂。若妊娠期单纯患有外阴尖锐湿疣，可进行电灼治疗；若同时有宫颈尖锐湿疣，由于宫颈极易充血且易出血，极难处理，所以可以留待产后再作处理。

由于妊娠期疣体生长迅速，应积极治疗，可用电外科手术等治疗方法去除。分娩时采取何种方式，可根据情况而定，若外阴尖锐湿疣、阴道尖锐湿疣及宫颈尖锐湿疣较大而阻碍了产道，则要行剖宫产。

妊娠期耻骨痛

骨盆由骶骨、尾骨、髂骨、坐骨、耻骨融合而成。左、右耻骨在骨盆前方连接，形成耻骨联合，其间有纤维软骨，上下附有耻骨韧带。准妈妈妊娠后在激素的作用下骨盆关节的韧带变得松弛，耻骨联合之间的缝隙可加宽0.2～0.3厘米，使骨盆容积在分娩时略有增加，便于胎头通过。这是正常现象。如果韧带松弛超过了限度，骨盆就不稳定了，准妈妈坐、立或卧床翻身均感困难，走路时迈不开腿，用不上劲儿；若耻骨联合间隙能够插进指尖，说明耻骨联合分离，就不正常了。有时合并纤维软骨炎，往往痛得很厉害，这种现象多出现在妊娠最后1～2个月。

💗 耻骨痛的处理

出现耻骨痛症状的准妈妈要减少活动甚至卧床休息直到分娩，产前要估计胎儿大小，正常大小的胎儿可从阴道分娩，但要避免使用产钳、胎头吸引器等助产器，以免在胎头娩出时耻骨联合组织承受过大的压力而分离加重；胎儿超过4千克或骨盆狭窄者则应考虑剖宫产。产后因激素作用消退，韧带张力逐渐恢复，有的耻骨联合分离的准妈妈仍须卧床一两个月才能正常活动。用束腹带或弹力绷带固定骨盆可有所帮助。

准妈妈易患胆囊炎

胆囊炎多数是由胆囊结石引起的。准妈妈妊娠后，其血液和胆汁中的胆固醇增高，加之胆囊排空迟缓，易导致胆固醇与胆盐的比例改变，导致胆固醇沉积而形成结石，所以妊娠是形成胆囊结石及胆囊炎的诱因之一。

胆囊炎可发生于妊娠的任何阶段，多见于妊娠晚期和产褥期。妊娠前常因消化不良而被误认为是"胃炎"或"胃溃疡"发作。临床主要表现为发热、黄疸（有的人没有）、白细胞升高、胆囊部位有压痛，还有放射性疼痛等。

💗 准妈妈患了胆囊炎的处理方法

妊娠期因子宫增大，一般不宜手术。但如果经内科处理后，症状仍不见改善，出现反复胆绞痛，有胆囊穿孔或弥漫性腹膜炎等征兆时，应及时进行手术处理。

当胆囊有炎症时，食物摄入不当会加重胆囊负担，使病情加重。准妈妈患有胆囊炎时，在饮食上应注意以下几个方面。

- 蛋白质、糖类和维生素的供给要充足。
- 少吃多餐，以减轻胆囊的负担。
- 在发病时摄入的食物宜为流质，以避免对胆囊的刺激。
- 忌油腻食物，可适当食用植物油代替动物油脂。
- 忌刺激性食物。

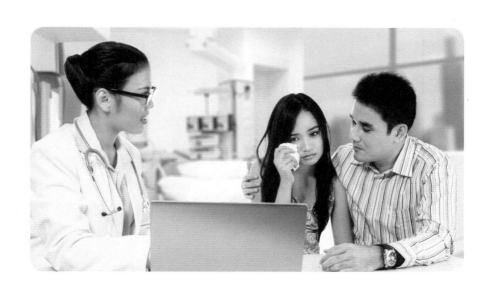

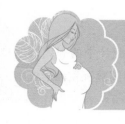

妊娠10月

胎儿情况

胎儿的发育状况

妊娠10月（36~40周）时，胎儿发育完成，约50厘米长、3 000克重。皮肤呈白色微带粉红色，体表有一层白色的脂肪，胸部发育良好，双乳突出，会打嗝，会吸吮自己的拇指，男性胎儿睾丸常位于阴囊内。

胎儿打哈欠

打哈欠是胎儿的肺正常发育时必不可少的一个环节。通过对胎儿进行超声扫描后发现，子宫中的胎儿在11周时就已经开始打哈欠并能呃逆了。胎儿的这些活动有助于减轻其肺部的压力，同时清除那些阻碍胎儿"气道"的网状组织。胎儿的肺产生的分泌液像尿液一样汇入羊水。如果这些液体不能顺利地从肺部排出，就会使胎儿的肺部过度膨胀，并造成损害。

饮食营养

准妈妈可以多吃虾

虾含钙量很高。如果准妈妈吃虾以后无不良反应，如过敏、腹痛，就可以放心食用。妊娠期间适量多吃虾米或虾皮可以补充钙、锌等元素，尤其是钙可以促进胎儿的生长，同时促进胎儿脑部的发育。因此，只要准妈妈本人对虾无不良反应，可以适量多吃。

准妈妈可以吃牛羊肉

准妈妈一个星期吃3~4次瘦牛肉，每次60~100克，可以预防缺铁性贫血，并能增强免疫力。瘦牛肉也不会对血中胆固醇浓度造成明显负面影响。充足的铁一方面能维持血红蛋白正常，以便它载送氧气到脑部及其他重要器官，保护心脏使其不致过度劳累；另一方面能使肌肉产生充足能量，保证肌肉活动有力并不易疲倦。如果女性在妊娠期间缺铁，应及时补充，否则身体的损伤可能难以弥补。

锌不但有益于胎儿神经系统的发育，而且对免疫系统也有益，有助于保持皮肤、骨骼和毛发的健康。缺锌不仅会引起准妈妈的免疫力下降，使她容易生病，还会对胎儿的神经发育产生不良影响。瘦牛肉中的锌比植物中的锌更容易被人体吸收。人体对瘦牛肉中锌的吸收率为21%~26%，而对全麦面包中锌的吸收率只有14%左右。

羊肉属动物性食物，不仅营养价值高，含有丰富的蛋白质、脂肪、钙、磷、铁、钾、烟酸等，所产生的能量高于瘦猪肉、瘦牛肉等肉类，而且是补虚益气的佳品。在冬天多吃羊肉大有裨益，它具有增加能量、补虚抗寒、补气养血、温肾健脾、防病强身等作用。羊肉是孕产妇、老年人、体弱怯寒者的冬令滋补佳品。

由于羊肉中含有利于准妈妈及胎儿生长发育的营养物质，所以只要适量食用，对准妈妈及胎儿均无害，更不会使胎儿致病。但须注意的是，羊肉性温，因此，对于准妈妈来讲，不宜过多地食用，以免助热伤阴，引起不适。

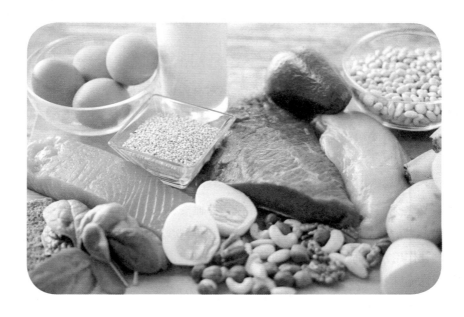

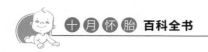

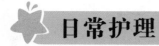

日常护理

准妈妈的身体变化

此时子宫底高30～35厘米。胎儿位置下降，腹部有突出部分稍减的感觉，同时胃及心脏的受压迫感减轻，食欲也日渐恢复正常。但是胎儿下降后，膀胱及大肠的受压迫感却大为增强，尿频、便秘的情形更加严重。

此外，准妈妈下肢也有难以行动的感觉。身体的生产准备已经基本完成，子宫和阴道趋于软化，收缩性增强，分泌物增加，以便于胎儿通过产道。而且宫缩频繁，开始出现生产征兆。

妊娠宜与忌

此时夫妻不宜过性生活

预产期前1个月，我们并不提倡夫妻过性生活，主要是由于性生活会增加宫内感染的风险，尤其是性生活后如果发生破水，对准妈妈和胎儿来说感染的风险就更高了。

准妈妈不宜开灯睡觉

有些女性有开灯睡觉的习惯，殊不知，这对身体极为不利。

灯光会对人体产生一种光压，长时间照射会引起神经功能失调，使人烦躁不安。因此，准妈妈更不宜开灯睡觉。

准妈妈不宜食用桂圆

桂圆又名龙眼，是一种具有补益心脾、补血安神、生津液、润五脏之功效的中药，也是良好的补品。因此，不少女性妊娠后，喜欢吃桂圆，认为它不仅味道不错，而且有滋补作用。然而很多人是只知其一，不知其二。

桂圆性温味甘，所以内有痰疾及患有热病者不宜食用，尤其是准妈妈，原因是女性妊娠后，大多数会出现阴血偏虚、滋生内热的症状，常有大便干结、小便短赤、口苦咽干等现象。如果此时为了进补而过多食用桂圆，非但不能产生补益作用，反而会增加内热，易发生动血动胎、漏红、腹痛、小腹坠胀，甚至大伤胎气，导致流产。

准妈妈不宜食用人参

人参属大补元气之品，然"气有余，便是火"，妊娠后如服用人参，易致阴虚阳亢，甚至出现中毒现象，也易加重妊娠呕吐、水肿和高血压等，还可能促使阴道出血而导致流产。胎儿对人参的耐受性很差，准妈妈服用过量人参有死胎的危险。

此外，鹿茸、鹿胎胶、鹿角胶、胎盘等也属温补助阳之品，准妈妈也不宜服用。准妈妈选择补品，应遵循"产前宜清热养血、滋阴柔润"的原则，酌情选用清补、平补的食物来补养身子。

 疾病防治

胎头浮

到妊娠末期时，特别是到预产期前两周时，胎头大都已进入骨盆。分娩前胎头尚未入盆者，即称为胎头浮。

产前胎头浮对胎儿的影响

发生胎头浮后虽有部分准妈妈可以自然分娩，然而多数会有分娩困难，是难产信号之一。

胎头浮的原因有胎位异常、骨盆狭窄、骨盆畸形、脐带过短、头盆不称和前置胎盘等。

妊娠末期胎头浮可引起过期妊娠，胎头浮在分娩期可引起产程的潜伏期延长、宫颈扩张活跃期延长或阻滞。这样就会引起难产，准妈妈和胎儿的生命安全将会受到威胁，而为了挽救准妈妈和胎儿的生命就必须

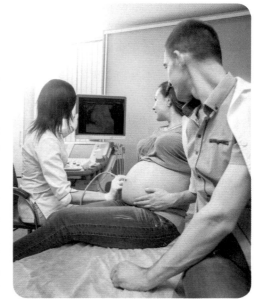

进行手术，如剖宫产、会阴切开术、胎头吸引术或产钳术等。

产前胎头浮同样会对胎儿造成不良影响。胎头浮的一个原因为脐带过短，在分娩时会影响胎儿血流量，造成胎儿缺氧，发生宫内窘迫，给胎儿生命带来极大的威胁。

急产

"生得快说明妈妈身体壮，对孩子也有好处"，这几乎被认为是理所当然的事，然而从医学角度来分析，孩子生得太快可不是件好事儿。

医生把分娩全过程不到3小时的称为急产。急产是由于子宫收缩过强、过快引起的。过去这种急产多见于经产妇，现在由于各种原因，如产前做过人工流产和引产的人增多，急产也常见于初产妇。

💗 急产对母胎的危害

宫缩过强，胎儿通过产道过快，易导致准妈妈会阴、阴道或宫颈撕裂。如果在特殊情况下站着生下了孩子，有时还会造成子宫翻出体外。急产还可使子宫肌纤维的缩复能力降低，使胎盘滞留在子宫内不能娩出，增加产后出血的可能性。此外，新生儿急不可待地快速降临，常使经验不多的基层医院医

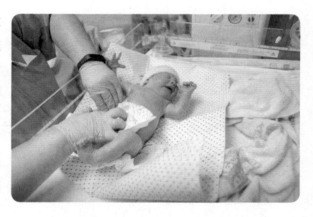

生手忙脚乱，来不及消毒接生，增加产褥感染的机会。

急产对孩子的危害就更大了。子宫连续不断地强烈收缩，会使胎盘的血液循环受到极大的阻力，甚至会使供应子宫血液的髂动脉、腹主动脉受压而出现一时性阻断，胎盘的血液供应会因此减少，胎儿在子宫内缺氧，很容易造成胎儿窘迫，甚至窒息死亡。过快出生还可导致新生儿不能及时适应外界压力的突然变化，造成颅内血管破裂，出现颅内出血，这不仅会影响孩子的智力发育，重者还有生命危险。有时由于来不及接生，还可能发生新生儿坠地，造成骨折外伤。所以，为了使新生儿平安顺利地降临，临产妇一定不要着急，也不要紧张，身心放松一点儿，听从医生的安排。临产前1～2周，准妈妈就不宜再外出远游或从事过重的劳动了，以防不测。

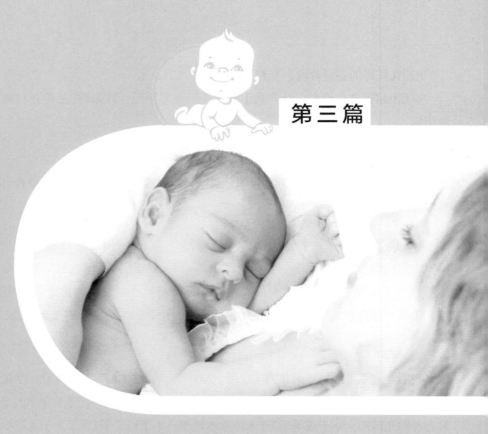

第三篇

分娩知识

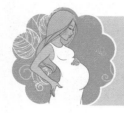

分娩前有哪些须知和准备

B超检查内容

B超在妊娠的不同阶段，有着不同的检查内容。

应用B超做产前检查，是产前诊断的一种重要手段。妊娠期B超检查可测知以下几项指标。

♥ 确定胎盘附着部位

正常位置的胎盘附着于子宫前壁、后壁、侧壁或宫底处。通过B超检查可确知有无异常。

♥ 确定胎盘成熟度分级

胎盘成熟度共分四级，即0级、Ⅰ级、Ⅱ级、Ⅲ级。0级标志胎盘未成熟；Ⅰ级标志胎盘基本成熟；Ⅱ级标志胎盘成熟；Ⅲ级标志胎盘已衰老，由于钙化和纤维素沉着，Ⅲ级胎盘输送氧气及营养物质的能力降低，胎儿的生命已随时受到威胁。

♥ 羊水量

判断羊水量多还是少通常以羊水最大暗区垂直深度（AFV）为标准：孕足月时，平均AFV为4～5厘米；大于或等于6厘米为羊水较多；大于或等于8厘米为羊水过多，可能同时合并胎儿畸形；小于或等于3厘米为羊水较少；小于或等于2厘米为羊水过少，说明胎盘功能低下，有胎死宫内的危险，应选择适宜时机引产，或行剖宫产手术抢救胎儿。

♥ 胎位

B超可测知胎儿在宫腔内的位置，即"胎位"，了解胎头是否已进入盆腔或尚浮在耻骨上。

♥ 胎儿顶臀长

胎儿头顶至臀尖间的长度称为"顶臀长"。此长度与胎儿的身长、体重有关。一般来说，顶臀长越长，其身长也越长，体重也相应越重。

此外，还可利用超声仪器测胎儿整体体积、胎儿内脏（心脏）或胎盘体积，借此判断胎儿成熟度。

B超检查除能检测这些内容外，胎儿在子宫内的生活还可借B超的荧光屏显现出来。如胎儿吞咽羊水、心脏的跳动、胸廓起伏运动、逐渐胀满的膀胱、尿液的排出等，都可以显现出来。

何种情况下可使用胎儿镜

胎儿镜检查可直观了解胎儿的情况，因此，当B超不能确诊胎儿是否为畸形时，可采用胎儿镜检查。胎儿镜检查常用于以下几种情况。

- 协助确诊胎儿畸形。在妊娠15～20周时，通过胎儿镜检查可直接观察胎儿躯干、四肢发育情况及有无畸形，并能确诊神经管缺陷。
- 可在镜下取胎儿皮肤做活细胞检查，以便排除胎儿染色体畸变等危险。
- 在胎儿镜直视下，从脐带进入胎盘处取血，以检查胎儿是否患有血友病、镰状细胞贫血或地中海贫血等血液病。
- 对曾有过不明原因死胎、死产和新生儿重度黄疸史的准妈妈，用胎儿镜检查并直接取血做免疫抗体试验等，可有助于早期了解胎儿病变的程度，以便及早治疗。

胎儿成熟度检测

胎儿成熟度主要指胎肺成熟度，除此之外，还包括肝、肾、皮肤等成熟度。

胎儿器官发育以肺最重要，胎儿出生后能否存活，取决于其能否建立呼吸功能。胎儿期，肺泡表面会有一层活性物质，在胎儿35周后这一物质会迅速增加，其能使肺泡张开，呼气时保留一定量的肺泡内残气而不致萎陷。若表面活性物质不足，则肺泡会萎陷而引起缺氧，缺氧后肺泡表面渗出透明物质形成透明膜，可阻碍氧和二氧化碳的交换，导致胎儿因呼吸功能衰竭而死亡。据统计，有50%～70%的早产儿死于新生儿肺透明膜病。

高危妊娠中，半数以上准妈妈的宫内环境对于胎儿来说较差，致使不能等到自然临产，而必须提前分娩。但如果判断胎龄不够准确，生出了脏器功能不成熟的早产儿，其多半预后不良。所以，测定胎肺成熟度就是一个很关键的问题。测定的最简便方法是羊水泡沫试验，泡沫越多则表明肺越成熟。另外，羊水中卵磷脂与鞘磷脂比值大于2也表示胎肺已成熟，再结合胎龄、B超检查做综合分析，既能做到计划分娩，又能最大限度地减少早产率，以达到优生目的。

预产肛查

准妈妈分娩时的子宫口大小对胎儿能否顺利娩出起着决定性作用。

当骨盆狭窄，骨盆腔的容积不足以使变形的胎头通过时，便会出现难产。为了了解产程进展中子宫口开大的情况，估计骨盆大小，及时发现胎儿头下降梗阻及子宫口扩张停滞等情况，确定有无阴道分娩的可能性，常需进行肛门指诊检查，简称肛查。

肛查时，检查者会佩戴无菌手套，或手指戴指套，手/指套表面蘸少许润滑油，食指经肛门插入直肠内，隔着直肠前壁这层薄薄的组织触摸子宫口。准妈妈会有些肛门憋胀感和轻微不适。

进行肛查时，准妈妈仰卧于待产床上，两髋关节及膝关节屈曲，两腿立于床面，并尽量分开，露出阴部，臀部下方最好垫上卫生纸。受检的准妈妈应尽量放松，不要乱动和收缩肛门，当检查者的手指通过肛门时，准妈妈可轻轻地咳嗽一声，使肛门括约肌松弛，以便减轻不适感。

肛查的间隔时间由产程进展决定。子宫口开大2厘米以前，每3~4小时检查一次；子宫口开大4~9厘米时，1~2小时检查一次，子宫口开全后，0.5~1小时检查一次。

整个产程中累计肛查次数不得超过11次。因过多的肛查有可能将肛门的粪渣带入产道，增加准妈妈宫腔及胎儿感染的概率，故不宜多做。

产前测量血压

准妈妈在产前要测量血压。正常妊娠中期收缩压和舒张压比妊娠前稍低，妊娠晚期恢复原状。在妊娠6个月后，约10%的准妈妈会出现血压升高或伴有水肿、蛋白尿，这是妊娠常见的并发症——妊娠高血压，对准妈妈、胎儿有一定危害，应尽早发现，及时就诊，可在很大程度上阻止病情的进一步恶化。

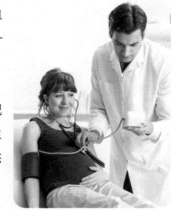

妊娠早期血压可作为基础血压。通常存在年龄大、肥胖、双胎、贫血、慢性高血压等情况的准妈妈更容易发生妊娠高血压。血压过高会影响胎盘血液循环，胎儿由于供血不足而生长受限，严重者可致胎死宫内。

产前饮食

准妈妈在临产前，往往因子宫阵阵收缩带来的痛苦而不愿进食，这对增加产力、顺利分娩非常不利。正确的应对方法是采取少量多餐的方法，吃些容易消化、高能量、少脂肪的食物，如稀饭、面条、牛奶、蒸鸡蛋羹等。临产前准妈妈要注意补充水分，为分娩时即将失去的水分和血液做好储备。

临产时小便应注意

临产时，准妈妈应注意排尿，一般每2～4小时就要排尿一次，以避免胀大的膀胱影响宫缩和胎儿先露部的下降。如果准妈妈出现排尿困难，应及时告诉医生，医生要检查有无头盆不称的情况，必要时医生会给予导尿管导尿。但准妈妈不要因排尿困难而长时间蹲着，以免发生宫颈水肿。

临产时有大便感应注意

产程进展过程中，如果准妈妈宫缩时伴有大便感，应在征得医生同意后，方可在有人陪同的情况下如厕，但要注意蹲的时间不宜过长，以免发生宫颈水肿。

如果在子宫口未开全时，准妈妈频频有排便感。应由医生检查并寻找原因，确定是肛查引起的刺激所致，还是胎位不正所致。但是无论是由哪一种原因引起，在子宫口尚未开全时，都不要过早屏气，也不要下蹲太久，以免引起宫颈水肿，影响宫颈的扩张和产程进展。

如果子宫口已开全，准妈妈就要在医生的指导下，于宫缩期间屏气，并如解大便一样向下用力。但准妈妈千万不能自行下床解大便，以免胎儿娩出，发生危险。

分娩时要摘掉首饰

分娩前摘掉首饰主要是出于两方面的考虑。其一，防止贵重物品丢失或损坏。准妈妈在生产的过程中，会四处乱抓，很容易弄坏、弄丢首饰。其二，出于准妈妈安全方面的考虑。如果是剖宫产，在进行麻醉之前，必须摘掉所有首饰；如果是自然分娩，进产房前也最好取下首饰，因为一旦准妈妈在生产中发生危险，医生要对准妈妈进行抢救，首饰可能遮挡要进行插管和打点滴的位置，如果不把它们拿掉就会影响抢救过程，造成危险。

另外，妊娠的准妈妈，最好提早摘下身上佩戴的各种首饰，因为妊娠期间身体会

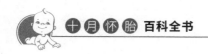

有水肿现象，如不早摘，到不得不摘的时候再取下就比较困难了。

临产标志

怀胎十月，一朝分娩。了解和掌握产前的一些征象，消除不必要的紧张和慌乱，对每个准妈妈来说都是十分有必要的。临产的标志有以下几个方面。

宫底下降

一般的初产妇，约在分娩前3个星期，宫底就开始下降，这是由于胎先露在渐渐下降。此时，有些准妈妈会觉得上腹部轻松多了，呼吸比以前畅快，但是感觉下腹部沉重，有下坠感。有的准妈妈还会感觉腰酸腿胀感增强，小便次数增多，阴道分泌物增多。

不规则的宫缩

约在分娩前2周，准妈妈会感到下腹不适，夜间常出现不规则的宫缩，即腹部绷紧发硬的现象，但持续时间一般不超过30秒，往往在清晨消失。阵发性宫缩还会导致有规律的腹痛，开始时每隔10~15分钟1次，此后间隔时间逐渐缩短。

见红

在临产前24~48小时，准妈妈阴道会排出少量血性黏液，俗称见红。这是分娩即将开始的较可靠的标志之一，是因为子宫口扩张使其内口附近的胎膜与子宫壁分离，从而导致毛细血管破裂而有少许出血，它常与宫颈黏液混合排出。

破水

破水为胎儿下降，胎先露把胎膜顶破，羊水流出，准妈妈突然感到有水自阴道内流出，时多时少，持续不断。准妈妈一般在破膜后24小时内临产。

什么是假临产

准妈妈在分娩发动前，常出现假临产。其特点是，宫缩持续时间短且不恒定，间歇时间长且不规律，宫缩强度增加，但常在夜间出现，清晨消失。宫缩会引起下腹部轻微胀痛，但子宫颈管不短缩，子宫口扩张不明显，给予镇静剂能抑制假临产。

真正的临产

临产真正的标志是有规律且逐渐增强的宫缩，一般每次可持续30秒钟以上，每次间隔5~6分钟，同时伴有进行性子宫颈管消失、子宫口扩张和胎先露下降。宫缩是临产后的主要产力。

宫缩开始时的表现是子宫体部非随意性、无规律的阵发性收缩伴有疼痛。在妊娠最后3个月，子宫会出现间歇性收缩，医学上称为假阵缩。这种宫缩有时变得较强烈，所以准妈妈有时可能误以为已进入分娩期。一般偶然地发生几次宫缩，此后又消失，准妈妈可以照常活动。

随着分娩期的来临，真正的分娩宫缩即将发生。每次阵缩都会由弱渐强（进行期），维持一定时间（极期），随后由强渐弱（退行期），直至消失进入间歇期。收缩时腹部变硬，停止收缩时（间歇期）子宫肌肉松弛，腹部转软。随着产程的进展，阵缩如此反复出现，越来越强，直至分娩全过程结束。

分辨真假宫缩

♡ 假宫缩

通常假宫缩无规律，时间间隔不会越来越小，而且宫缩程度没有真宫缩剧烈，通常比较弱，不会越来越强。有时会增强，但随后又会转弱。宫缩疼痛部位通常只在前方疼痛，准妈妈行走或休息片刻后，有时甚至换一下体位后都会停止宫缩。

♡ 真宫缩

真宫缩有固定的时间间隔，随着时间的推移，间隔会越来越短，每次宫缩持续30~70秒。宫缩强度稳定增加。宫缩时先从后背部开始疼痛，而后转移至前方，且不管准妈妈如何变换姿势，宫缩会照常进行。

当宫缩好像已经规律时就要记录下每次间隔时间，当宫缩发生变得极为频繁（每5分钟1次），或者疼痛十分厉害时，准妈妈可以坐车去医院待产了。

胎膜早破

胎膜在临产前破裂称胎膜早破，又称破水。发生率占分娩总数的6%~12%。胎膜早破常易致早产、围生儿死亡、宫内及产褥感染。

胎膜早破的原因

胎膜早破的原因有胎先露与骨盆入口衔接不好，如胎位不正、头盆不称、骨盆狭窄等，使前羊膜囊所受压力过大，致羊膜破裂；羊膜腔内压力过高，如羊水过多、双胎等；胎膜发育不良或有炎症致胎膜脆弱易破，在妊娠晚期性交亦能促使胎膜早破。

胎膜早破的症状

破膜后，准妈妈会突感阴道有液体流出，开始时量大，继而间断少量排出；羊膜破口很小，流出的羊水量少，在不能确诊时可做以下辅助检查。

- 阴道分泌物pH值测定。可用试纸法测定，如pH值大于7，多已破膜，因阴道pH值为4.5～5.5，而羊水为7～7.5。

- 吸取阴道液体涂片，待干后镜检，查见羊齿植物叶状结晶，用亚甲蓝染色在显微镜下查见淡蓝色或不着色的胎儿上皮及毳毛；用0.1%～0.5%硫酸尼罗蓝染色，在显微镜下查见橘黄色胎儿上皮细胞，均可诊断胎膜早破。

- B超检查见羊水分布局限，较前次检查明显减少。

胎膜早破的处理

应针对胎膜早破的常见并发症（早产、感染及脐带脱垂）采取防治措施。一般破膜后常于24小时内临产，不论孕龄大小，均不宜阻止产程进展。破膜后应卧床休息，抬高床脚，使头低臀高，以防脐带脱垂，尤其是臀位和双胎准妈妈，更应如此。

孕龄大于36周，超过24小时未临产者，胎膜、胎盘感染或围生儿得病率及死亡率均会相应增加。为减少感染机会，防止母儿并发症，应积极引产。若小于36周，未临产，胎儿未成熟，而准妈妈要求保胎者，可在积极监护和预防感染的前提

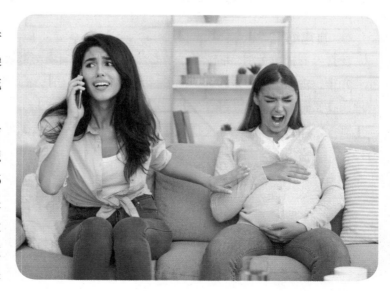

下，让准妈妈绝对卧床休息，给予宫缩抑制剂，使其继续妊娠，为促胎肺成熟和促宫颈成熟争取时机，有利于围产儿的预后。

〈 高危妊娠 〉

凡是妊娠期间，因某些并发症或致病因素对准妈妈、胎儿造成潜在的较高危险性，或可能发生难产的妊娠，都称为高危妊娠。

准妈妈患有各种急慢性疾病和妊娠并发症，以及不良的环境、社会因素等，均可导致胎儿死亡、胎儿生长受限、先天性畸形、早产、新生儿疾病等，构成较高的危险性，从而增加了胎儿/新生儿围产期的发病率和死亡率。凡列入高危妊娠范围的准妈妈，都应接受重点监护，尽量降低胎儿/新生儿围产期发病率及死亡率。

〈 过期妊娠 〉

月经周期正常的准妈妈，超过预产期2周尚未临产者，称为过期妊娠。目前过期妊娠的原因不明确，可能与孕激素过多、雌激素过少、胎儿畸形、遗传因素等有关。过期妊娠时，胎盘老化、血管栓塞、血流减慢、功能逐渐减退、供应的氧气和营养不足，胎儿的生长会逐渐减慢甚至停顿，还可由于脑组织缺氧造成智力发育迟缓或低下。

过期妊娠的胎儿颅骨较硬，颅缝变窄，在分娩过程中胎头不易变形以适应产道，易导致难产，造成准妈妈产道撕裂伤、胎儿颅内出血等，所以多采用剖宫产。

💜 产前处理

凡过期妊娠者，如存在下列任一情况之一，应立即终止妊娠：宫颈已成熟；胎儿大于4 000克；每12小时内胎动计数少于10次；羊水中有胎粪或羊水过少；有其他并发症如妊娠高血压等；妊娠已达42周。终止妊娠的方法应根据宫颈是否成熟，以及胎盘功能及胎儿情况决定。宫颈已成熟者可采用人工破膜，破膜时羊水多而清晰，可在严密监护下经阴道分娩，宫颈未成熟者可先静脉滴注催产素引产。如胎盘功能不良或胎儿有危险者，则不论宫颈是否成熟均应直接行剖宫产。

💜 产时处理

虽然有时胎儿有足够的储备力，但临产后宫缩应激力的显著增加，可能超过此储备力而导致胎儿发生宫内窘迫，甚至死亡。此外，过期妊娠会使羊水减少，产程中脐带受压增加，以及过期妊娠时羊水中胎粪的出现和巨大胎儿发生的可能性增加，均是造成胎儿死亡的原因，故临产后医院会严密观察产程进展和胎心变化，有条件时多会采用分娩监护仪进行长时间监护。如发现胎心率异常，产程进展缓慢，或羊水重度污染，立即行剖宫产。

什么是分娩

分娩是指妊娠满28周及以上的胎儿及其附属物，从临产发动至从母体全部娩出的过程。妊娠满28周至不满37足周间分娩的称早产；妊娠满37周至不满42足周间分娩的称足月产；妊娠满42周分娩的称过期产。

分娩虽然只经过几个小时到1天，或更长一些时间，但胎儿要经受巨大的考验。一个发育完善的胎儿能够耐受缺氧、挤压等的考验，顺利分娩，不是件易事。阴道分娩的时间比剖宫产分娩时间长一些，但阴道分娩的孩子适应外界的能力比剖宫产的孩子强。

双胎分娩和单胎分娩的区别

双胎分娩与单胎分娩主要有以下几项不同。

● 准妈妈怀双胎时由于子宫过度膨大，临产后容易发生宫缩乏力，常使产程延长。

● 双胎胎儿较小，常伴有胎位异常，故破膜后易发生脐带脱垂。第一胎儿娩出后，由于宫腔容积大，第二胎儿活动加大，容易转成横位；第一胎儿娩出后，由于子宫骤然缩小，可能发生胎盘剥离，直接威胁第二胎儿的生命。

● 双胎胎儿除横位第二胎儿外，一般都能经阴道分娩。

● 由于子宫收缩，双胎分娩后准妈妈常易发生产后出血，并可能伴有贫血，分娩时阴道操作也较多，分娩后易发生产褥感染。

影响自然分娩的因素有哪些

♥ 把胎儿"逼"出来的力量

准妈妈的预产期到了，就提示胎儿已经成熟，马上要来到世间。一旦过了预产期，胎盘的营养供应系统的功能就会慢慢退化直到停止。准妈妈需要一种把胎儿"逼"出来的力量，这就是医学上所说的"产力"。

💗 胎儿从阴道娩出的通道

胎儿从阴道娩出的通道，就是医学上所说的产道，它包括骨产道和软产道。软产道是由子宫下段、宫颈、阴道及盆底软组织构成的弯曲管道。软产道通常是紧闭的，当分娩时，由于强有力的宫缩及胎头下降的挤压，软产道会被动地慢慢地扩张开，当扩张后直径达到10厘米时，胎儿就可以顺利通过。

我们通常所说的产道，是指骨产道（骨盆），它不是一个四壁光滑的垂直通道，而是一个仅8～9厘米深，形态不规则的椭圆形弯曲管道，胎儿要想通过它可不是那么容易。而且在这个不规则弯曲管道中间还设有两个路障（坐骨棘），胎儿只能从两者中间通过，这个间径平均为10厘米，所以，大脑袋的胎儿就容易被卡住。

💗 胎儿条件

胎儿的大小及在准妈妈子宫里所躺的位置在自然分娩中是相当重要的因素。一个足月的胎儿的头径（双顶径）为84～96毫米，而准妈妈骨盆中最窄的一条径线宽度约为100毫米，所以当一个胎儿的脑袋很大，双顶径近于100毫米时，就要考虑到通过产道时会比较困难。一般准妈妈的骨盆通过3 000～3 500克的胎儿，应该是没有什么问题的，当胎儿的体重大于4 000克（巨大儿）时，通过准妈妈大小相对固定的产道就会有一定的难度。有些胎儿虽然体重轻，但在准妈妈子宫里躺的位置不对，如仰面朝天、屁股或腿朝下、头部不紧贴胸部等，就不能在产道里及时转动来适应产道的形态，可能会被卡住而影响娩出。

💗 准妈妈的精神因素

焦虑紧张不仅会影响准妈妈的情绪，还会消耗准妈妈的体力，使其对疼痛的敏感性增加，使大脑皮质神经中枢指令的发放出现紊乱。精神因素的好坏可以直接影响准妈妈大脑皮质神经中枢对生产命令的传送，会使产力过强或过弱，直接影响胎儿的下降及转动，继而影响产程进展。

如何选择分娩方式

准妈妈会遇到的另一项重大抉择，就是该如何分娩。分娩有多种自然的方式，也有各式各样的人工分娩方式，可咨询医生，根据准妈妈自身的情况挑选。

自然分娩

女性妊娠和分娩都是极其自然的生理现象，是人类繁衍后代的方式。准妈妈妊娠临产后，子宫肌肉出现有规律的收缩，子宫口随之开大，胎儿通过产道从子宫里娩出，来到人间。产后母亲身体的各个系统又会相继恢复到原来的状况，这是一个复杂的过程，也是一个自然的过程。

剖宫产利与弊

对于有剖宫产适应证的准妈妈来说，剖宫产不但能使其少受痛苦，而且还能避免其生命受到威胁。但是，剖宫产带来的负面作用也很多。首先，较正常分娩的准妈妈来说，出血多，术后恢复慢，产后乳汁分泌也会减少。其次，可能引发术后泌尿、心血管和呼吸系统的综合征，也可能引发子宫等生殖器官的多种病变，如子宫切口愈合不良、子宫内膜异位症等，对于再次怀孕、分娩也会有不利的影响。

另外，剖宫产的新生儿易发生新生儿肺透明膜病。因为胎儿在母体中时，肺中有一定的羊水存在，经阴道分娩时，它们会因挤压作用而被排出呼吸道。而剖宫产的胎儿在数秒之内即被取出，胎体得不到挤压，羊水仍滞留在胎儿的肺和呼吸道中，这易引发新生儿的呼吸不畅，甚至造成更严重的后果。

宜采用剖宫产的准妈妈

对于剖宫产手术，那些具备自然分娩条件的准妈妈最好不要用，而确有高危妊娠迹象的准妈妈、年龄在40岁以上的准妈妈，那些患有心脏病、心力衰竭、严重妊娠高血压、妊娠糖尿病的准妈妈，还有那些因特殊情况需要紧急终止妊娠或者胎儿出现某些严重的病理情况不再适合继续妊娠的准妈妈，经产道分娩确实有困难、产力不足、危险性比自然分娩明显增加的准妈妈，都应进行剖宫产。

剖宫产出生的新生儿并非更聪明

许多人认为，剖宫产的新生儿比阴道自然分娩的新生儿更聪明。理由是剖宫产的新生儿不受挤压，不会有脑部缺血、损伤等情况的发生。其实，正常分娩时，胎儿头部虽然会受到挤压而变形，但一两天即可恢复正常。胎儿受压，也是对脑部血液循环加强刺激的过程，为脑部的呼吸中枢提供更多的物质基础，这种情况下胎儿出生后容易受激发而自主呼吸并呱呱啼哭。此外，胎头经过宫缩与骨盆的阻力，可将积存在胎儿肺内及鼻、口中的羊水和黏液挤出，有利于防止吸入性肺炎的发生。这些都是剖宫产所不及的。

横切与纵切

采取剖宫产时，腹壁的伤口可用横切或纵切，前者美观，后者开刀过程快速，适合紧急时使用。而伤口纵切或横切，常根据医师本人的经验或准妈妈个人的情况来决定。

横切伤口：伤口高度约在耻骨联合上方3~4厘米，伤口长度为10～15厘米。皮肤、皮下组织、筋膜都是横切，但是到了腹直肌则在中线处纵剖而进入腹腔内。

纵切伤口：伤口位于肚脐与耻骨联合之间的正中线，伤口长度大约为15厘米。

剖宫产的麻醉

麻醉分几种，一种为全身麻醉，剖宫产一般不用。第二种是局部的组织麻醉，其大多采用硬膜外麻醉。硬膜外麻醉的优点是对血压的影响会比较小，而且可以延长麻醉时间。具体操作是把穿刺针插到硬膜外隙并置入导管，手术如果没有完，可以持续向导管内给予麻醉药。还有就是"腰麻"（脊椎麻醉），即把麻醉药打入蛛网膜下腔，其优点是起效快，麻醉药打进去，手术就开始了；它的缺点是持续时间较短。

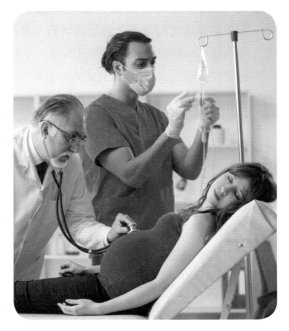

现在剖宫产手术常把腰麻和硬膜外麻醉的两个优点结合起来，就是"联合麻醉"。具体怎么操作呢？第一个穿刺点就是在蛛网膜下腔，还有一个是在硬

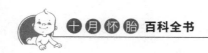

膜外隙，可以把麻醉药打在蛛网膜下腔，然后再把导管留在硬膜外隙。腰麻马上就可以起效，医生能立刻开始做手术，如果手术需要延长时间，可通过向导管再次注射麻醉剂的方式延长麻醉效果，所以这种麻醉法比较好。

选择分娩地点

应选择交通方便、离家较近、医疗设备较好的医院，并在该医院进行产前检查并办理好登记手续。准备到外地分娩的准妈妈，要在当地坚持做好产前检查，并根据预产期的日子提前1~2个月返回准备生产的地方，并携带好产前检查表，以备分娩时给医生做参考，这样可以避免早产或在旅途中临产而造成的措手不及。在旅途中要避免过度劳累，饮食应注意营养，不要吃不洁的食物。

准妈妈须入院的情况

💗 破水时

破水即表示已开始分娩，所以不论白天、夜晚，准妈妈都应立刻入院。先垫上一层厚厚的脱脂棉，再用丁字带固定腹部，然后马上坐车到医院。

💗 流出带血的分泌物，但收缩仍不规则时

发生这种情况时不必急着送准妈妈上医院。先观察情况，等子宫有每隔20分钟一次、每次持续30秒以上的规则性收缩时，再入院生产即可。

如果到医院的车程在1小时之内，此时再送医院时间仍绰绰有余。但是当阴道流出大量带血的分泌物时，即使尚未感觉到子宫发生有规则的收缩，也表示分娩已进行到相当的程度。尤其是经产妇出现这种情况时，即使毫无宫缩的感觉，也要马上住院才比较安全。

💗 已有规则的宫缩，但尚未出血时

如同上述第2种情况，先观察情况再行动。不论是否有出血的现象，只要宫缩增强、间隔缩短，且每次持续30秒以上，就要立刻住院。

除了上述两种情形外，如果遇到不知该如何处理的情况，可打电话向医生询问。请人代为询问时，务必将下列情形翔实地传达给医生。

❶ 子宫何时开始收缩？目前收缩的情况是规则或不规则？每隔几分钟收缩一次？每次持续几秒？

❷ 有无带血的分泌物？如果有，何时出现的？量有多少？与收缩的前后关系为何？目

前是否仍持续出血?

❸ 有无破水? 如果有, 是何时出现的? 羊水量有多少? 流出的情况如何?

去医院时要带的日用物品

去医院时要带的日用物品包括下列各项。

- 卫生纸。刚分娩完时用（有恶露排出）。

- 产妇用卫生巾。2包, 应比平时用的卫生巾稍大一些。

- 水杯、饭碗、筷子、大人用的勺子和新生儿用的软头小勺。别忘了带上吸管, 准妈妈喝水及吃流食不方便时可插上吸管。

- 巧克力、红糖等高能量食物。自然分娩时可增加体力。

- 湿巾纸。是用来给新生儿擦屁股的, 很方便。

- 照相机。记录好新生儿的第一个瞬间。

- 换洗物品。衣物（要前面开口的衣服, 方便喂奶）, 毛巾（2~3条）, 拖鞋, 牙刷, 牙膏（准妈妈专用或用漱口水代替）, 洗脸盆。

- 尿不湿。最多一包, 医院一般都发。

- 婴儿服、脚套。一套, 出院时穿, 在医院里都穿统一的衣服。

- 盒装面巾纸。枕边放一盒很方便。

- 纸杯若干。亲戚朋友探望用。

- 吸乳器。1个。

- 哺乳文胸。2~3个。

- 防溢乳垫。可洗布乳垫在家里用挺实惠的, 但出门时最好还是用一次性防溢乳垫。

- 乳头保护罩。1个, 对乳头皲裂可起保护作用。

- 束腹带。

- 钙片和维生素。

需为新生儿准备的哺喂用品

需为新生儿准备的哺喂用品包括下列各项。

- 奶粉。选择值得信赖的奶粉品牌。

- 大小奶瓶。按实际情况购买，买少点，勤消毒。

- 备用奶嘴。

- 安抚奶嘴。视新生儿情况购买，有专门的初生期安抚奶嘴。

- 奶瓶奶嘴刷。1套。

- 奶瓶消毒锅。1个。

- 奶瓶果蔬清洁剂。1瓶。

- 多功能奶瓶夹。1个。

- 奶瓶保温筒或保温袋。视季节及实际情况购买。

- 食物研磨器。视实际情况购买。

- 新生儿碗、杯、软头小勺。

需为新生儿准备的清洁用品

需为新生儿准备的清洁用品包括下列各项。

- 湿巾。

- 纱布手帕、纱布澡巾。

- 棉签。耳、鼻、肚脐护理用。

- 浴盆、沐浴毛巾。

- 水温计。

- 洗澡海绵。视实际情况购买。

- 婴儿洗衣液。也可用婴儿香皂给新生儿洗衣服。

- 婴儿洗发露、沐浴露、润肤露、润肤霜、液体香皂、婴儿油、消炎去痱膏、消炎护臀膏、婴儿退热贴、婴儿润唇膏、婴儿防晒乳液，视实际情况购买。

- 大浴巾。

- 尿不湿。

- 安全别针。

- 指套型乳牙刷、婴儿牙肉刷。

- 婴儿安全指甲钳、吸鼻器、喂药器。

需为新生儿准备的衣物

需为新生儿准备的衣物包括下列各项。

- 婴儿服。4~5套，婴儿容易汗湿，应该勤换内衣。

- 外衣。夹衣、毛线衣、棉衣，视季节不同各购买2~3套。

- 袜子。4~5双，勤换洗。

- 软底鞋。1~2双。

- 手套、脚套。各1~2副。

- 婴儿肚围。新生儿易踢被子，防止受凉。

- 婴儿帽。1~2顶。

需为新生儿准备的其他用品

需为新生儿准备的其他用品包括下列各项。

- 婴儿床（含蚊帐）。1张，以能睡到3~4岁为佳。

- 床单、棉被、睡袋、枕头。各1~2套，依季节需要选购。枕头可能需要定型枕。

- 婴儿推车或伞柄车。按实际情况购买。

- 音乐床铃及摇铃。锻炼新生儿手、眼、耳的综合能力。

如何布置新生儿的卧室

新生儿卧室最好保持比较恒定的温度与湿度，在条件允许的情况下，室温调节在21～24摄氏度，湿度以60%～65%为宜。

新生儿卧室应当有充足的阳光。阳光中的紫外线能够促进活性维生素D的快速形成，有利于预防小儿维生素D缺乏，但不要使阳光直射到新生儿的面部。如果卧室没有足够的阳光，可以每天抱着小宝宝到户外去晒晒太阳，当然同样要避免阳光直射面部。

新生儿卧室必须保证通风、清洁。新生儿需要呼吸大量的新鲜空气，但注意不要使室内产生强烈的对流，以免伤风着凉。

应为新生儿准备的寝具

● 床垫。太软会造成婴儿脊背弯曲，所以应该选择富有弹性且坚实的质料。大小必须适合床的尺码，床与床垫之间不要有缝隙。

● 床单。以能完全包盖住床垫为好。

● 毛巾被。吸水性较强的棉质毛巾被较好，酷暑时可用大浴巾代替。

● 毛毯。百分百纯毛的最好，但毛质会刺激婴儿的皮肤，所以只能用于盖住身体。宜选用较大尺寸的，以便婴儿长大后能继续使用。

● 贴身被。可选用可洗的含合成纤维的布巾型薄被，虽然有围巾型的贴身被，但只适合活动量不大的出生1～2个月的婴儿使用。

● 盖被。可用暖而轻的合成纤维作为填料，套子则选用棉料较好。

● 防水床垫。内层最好以法兰绒或特殊加工布制作，婴儿流汗与尿床后很容易弄脏，所以最好准备2套以上。

● 枕头。在婴儿满6个月之前，用毛巾折三折或四折代替枕头。等再大点儿之后，可用薄薄一层棉花填入小枕套中使用，如果婴儿不喜欢，仍可使用毛巾。

准爸爸陪产好处多

准妈妈分娩时，准爸爸在一旁抚慰帮助，宛如一种力量，可起到缩短产程、推动新生儿出生的作用。据统计，初产妇分娩的时间可由10～12小时缩短为3～7小时；经产妇分娩的时间可由6～8小时缩短为2～5小时。

准妈妈在阵痛时，如果准爸爸能帮助进行按摩，可减轻阵痛的不适感并有助于准妈妈放松紧张的心情。特别是对腰背痛感到难以忍受的准妈妈，天不热时，准爸爸可在其腰背部用热水袋热敷后进行按摩，会很有效。准妈妈口渴时，准爸爸可以递上一杯水，或喂给准妈妈喝。准妈妈感到疼痛难忍时，准爸爸可以在一旁安慰，并提醒准妈妈做深呼吸及妊娠时练习过的分娩辅助动作。

　　不少准爸爸在陪伴准妈妈生产之后，都十分钦佩准妈妈的勇气和毅力。准爸爸亲眼看见了准妈妈为新生儿的诞生付出的巨大努力和经受的痛苦，因而格外疼爱自己的准妈妈，更加珍惜两人得之不易的爱情结晶。准妈妈在最困难的时候有准爸爸守在身边，两人携手度过这一人生特殊时期，内心会充满爱的力量。

产房里的布置

　　初次进产房时，许多准妈妈对里面摆放的各种器械会感到恐惧，它们多是用来使准妈妈更顺利地分娩，保证母子安全的。

💙 产床

　　大多数产床是固定在产房内的，有专门使准妈妈摆出有利于分娩的截石位的支架，有些部位可以抬高和降低，床尾可去掉，以方便分娩和缝合伤口。

　　在少数条件较好的医院，有的产床从表面上看和一般的病床没有什么区别，可移动，床尾可以去掉，这种床一般放在单独的房间内，准妈妈待产和分娩都在一个房间内，不必走到产房去就可以分娩。

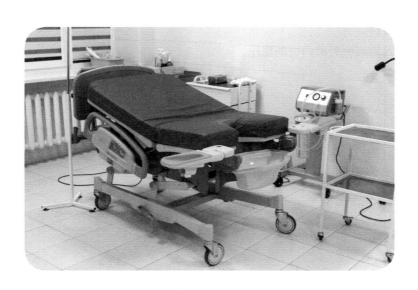

胎儿监测仪

胎儿监测仪可以随时记录下准妈妈的宫缩和胎儿心率，并不断输出结果，有的机器有智能程序，根据监测结果向医生提供诊断所需的资料，是很好的评价胎儿情况的仪器。

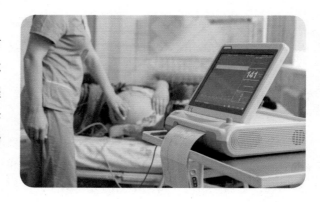

保温箱

因新生儿的热量易于流失，为防止体温降低的情况发生，有时须将其放入保温箱内。

氧气

在待产室和产房都有吸氧的设备，宫缩时胎儿的血液和氧气供应都会受到一定程度的影响，吸氧会使胎儿体内的氧气储备增加，使准妈妈增加体力，提高准妈妈对宫缩的耐受能力，对准妈妈和胎儿是很有好处的。

吸引器

胎儿在母体内处于羊水包围的环境之中，口、鼻和肺内有一定量的羊水存在，新生儿受到产道的挤压，羊水会被挤压出去，可减少肺部疾患的发生。少数新生儿口腔内仍会有羊水甚至胎粪，就需要用吸引器清理口腔，它是产房必备的设备之一。

血压计

血压计可用来测量准妈妈的血压。

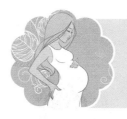

如何轻松分娩

什么是产力

产力是指将胎儿及其附属物从子宫内逼出的力量，包括子宫收缩力、腹肌及膈肌收缩力和肛提肌收缩力。

子宫收缩力是临产后的主要力量，能迫使宫颈短缩、子宫口扩张，胎先露下降及胎儿、胎盘娩出。宫缩从分娩开始一直持续到分娩结束。腹肌及膈肌收缩力是第二产程时娩出胎儿的重要辅助力量。当子宫口开全后，胎先露已下降至阴道。每当宫缩时，胎先露或前羊膜囊会压迫盆底组织及直肠，反射性地引起排便动作，使准妈妈主动屏气。此时准妈妈喉头紧闭向下用力，腹肌及膈肌强烈收缩从而使腹压升高。腹肌及膈肌收缩力在第二产程，特别是第二产程末期配合宫缩运用最有效；否则不但无益，反易使准妈妈疲劳、宫颈水肿，致使产程延长。腹肌及膈肌收缩力在第三产程还可促使胎盘娩出。肛提肌收缩力有协助胎先露在盆腔内旋转的作用。当胎头枕骨露于耻骨弓下缘时，还能协助胎头仰伸及娩出。胎儿娩出后，当胎盘降至阴道时，肛提肌收缩力会有助于胎盘娩出。

脐带的重要性

脐带是胚胎发育过程中羊膜囊扩大并包围体蒂及卵黄囊而形成的索状物。外为羊膜，内为来自胚外中胚层的胶样结缔组织，称为华通氏胶，内有一条脐静脉和两条脐动脉。脐带一端连接胎儿脐部，一端连接胎盘，保持胎儿和胎盘间的联系，保证胎儿在子宫内获得营养并处理代谢废物，具有一定的活动度。脐带的平均长度为55厘米，直径0.8~2.0厘米，常有螺旋状扭转。脐带过长易绕胎颈，影响胎儿正常发育；过短会影响胎儿娩出或分娩时引起胎盘早剥。脐带受压可危及胎儿生命。

脐带异常的危害

脐带一端连于胎儿脐部，另一端附着于胎盘，是连接胎儿与母体的桥梁，胎儿通过脐带不断地获得营养物质、气体及进行代谢产物的交换。如果脐带因某种原因发生异常，其血流阻断，可危及胎儿，致胎儿窘迫、发生缺血缺氧性脑病，进而影响其智力发育，严重者可造成胎儿死亡。

💗 脐带过长对胎儿的影响

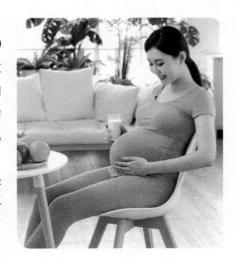

足月胎儿的脐带平均长为55厘米，超过100厘米的称为脐带过长；短于30厘米的称为脐带过短。脐带过长，容易引起脐带缠绕、脐带打结和脐带脱垂。常见到新生儿出生时，有脐带绕颈的现象，少则一圈，多则3～5圈，看起来令人觉得恐怖，此现象与脐带过长有些关联。

如脐带绕颈太多圈数，生产时胎儿易发生窘迫的现象。过长的脐带也比较容易打结，一旦打结之处拉紧，便可能引起胎儿窘迫或死亡。

💗 脐带脱垂的危害

脐带脱垂对胎儿生命的威胁很大。胎儿可在短时间内因脐带受压，血流受阻，发生窘迫甚至死亡。脐静脉较脐动脉更易受压，其受压可使胎儿因血容量不足、缺氧出现胎心率异常而死亡。如脐带脱出阴道受到寒冷和操作的刺激，会加重脐带血管的收缩和痉挛，加重缺氧，致使胎儿死亡。

此外，脐带脱垂也会给准妈妈带来不利影响。因发生脐带脱垂时要加速娩出胎儿，所以剖宫产、产钳术等手术率明显增高，这样对母体的操作也相应增加，感染的机会也会增多。

一旦发生脐带脱垂，医生会立即进行处理，以最快的方法使胎儿娩出，让胎儿尽快脱离险境，以保证胎儿的安全。

脐带异常的处理

脐带异常包括脐带打结（有真结和假结）、脐带缠绕（有绕颈、绕四肢、绕躯干）、脐带先露、脐带脱垂、脐带过长、脐带过短、脐带帆状附着等。

临床上最常见的是脐带绕颈。若准妈妈在临产前超声仪显示脐带异常，且临产初始后便出现胎儿窘迫情况，经改变体位等处理无好转者，应行剖宫产结束分娩，可避免缺氧对胎儿脑部造成的损害。若在临产后期，即子宫口已开全，胎儿头已下降到较低部位时，可立即施行阴道助产，以尽快娩出胎儿。脐带先露、脐带脱垂、脐带打结等对胎儿危害很大，因为脐带受压，血流受阻，会引起胎儿缺血缺氧，如压迫时间超过7分钟，可致胎儿死亡。准妈妈定时产前检查可早期发现脐带异常，发现后应在分娩期适时采取对策，选择合适的分娩方式，利用一些方法使胎儿转危为安。

分娩时的产痛

阵发性宫缩使子宫肌纤维拉长或撕裂，子宫血管受压，致使组织缺血、缺氧，激惹神经末梢，产生电冲动，上传至大脑痛觉中枢，从而使准妈妈有剧烈疼痛的感受。

胎儿通过产道时压迫产道，尤其是子宫下段、宫颈和阴道、会阴部，造成损伤和牵拉，导致疼痛。

准妈妈紧张、焦虑、惊恐的心理状态，可引起体内一系列神经内分泌反应，使体内与疼痛相关的化学物质浓度增高，使疼痛反应加剧。

无痛分娩

目前，无痛分娩措施主要有两种。

💟 药物镇痛

药物镇痛可达到镇静、安眠、减轻惧怕及焦急心理的作用。但镇痛药物不可大量使用，尤其是胎儿临近娩出前3～4小时，以免影响宫缩和抑制新生儿呼吸。

💟 镇痛分娩仪的使用

当准妈妈出现规律性宫缩后，使用镇痛分娩仪，在临床中能收到良好效果。

减轻分娩疼痛

每一位准妈妈对疼痛的承受度各有不同，在分娩前，应和产科医生商讨采用何种方法镇痛。

目前，无痛分娩在一些大城市的正规大医院已经开展，但它对新生儿会有一定的副作用。除此之外，产前松弛运动训练、产时深呼吸技巧、产时按摩，这些在国外很流行的方法，都有助于减轻分娩疼痛，并可减少镇痛药或麻醉药的使用。

冷或热敷子宫。宫缩时用冷水或热水敷在准妈妈背部或腰部，具有镇静作用，可缓解其紧张情绪，还可以减轻其背部疼痛或痉挛。

在宫缩间隙活动。该活动能促进准妈妈血液循环，有助于减轻其背部疼痛，同时也可分散准妈妈对疼痛的注意力。准妈妈可在医生协助下尝试各种姿势，如用垫子或

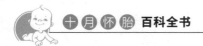

椅子作支撑等，直到找到一种最适合的能缓解背部疼痛的姿势。

按摩。请准爸爸或陪伴者按摩可以缓解准妈妈肩部、颈部、面部和背部的肌肉紧张，还能让准妈妈放松精神促进其血液循环，从而减轻分娩时的疼痛带来的紧张感。

做好分娩的心理准备

分娩虽然是正常的生理现象，但对于准妈妈来说确实是一个严峻的考验。分娩可以使准妈妈产生生理上的应激，也可以产生心理上的应激。而准妈妈心理因素能够影响其机体内部的平衡、适应力和健康。

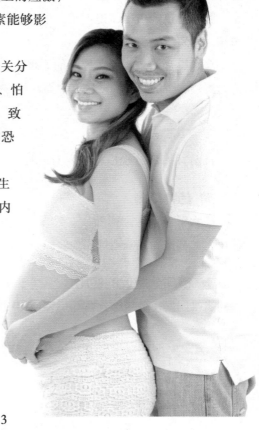

相当数量的初产妇从亲戚朋友处听到有关分娩的负面经历后会害怕和恐惧分娩，怕疼痛、怕出血、怕难产、怕胎儿畸形、怕有生命危险，致使临产时出现紧张情绪，处于焦虑、不安和恐惧的心理状态。

准妈妈的种种负面情绪会使其机体产生一系列的变化，如心率加快、呼吸急促、肺内气体交换不足，致使准妈妈体力消耗过多。同时，也会使准妈妈神经和内分泌发生变化，如交感神经过分亢奋，血压升高，易导致胎儿缺血缺氧，胎动减少，胎心率减慢，出现胎儿窘迫。

实际上，分娩是一个自然生理过程，只要胎儿不过大，准妈妈产前检查一切正常，大多数都能成功自然分娩。通过在准妈妈学校的学习，准妈妈们了解了分娩的3个产程，在发现有宫缩时不过于紧张，能按时进食和很好地休息，在医生、护士和准爸爸的帮助下，准妈妈一定能主动努力、密切配合，以顺利分娩。

生宝宝时"憋尿"的危险

膀胱紧靠在子宫前壁下段，因此，当临产宫缩，胎儿下降及娩出时，膀胱均会受到牵拉与压迫。

临产时，若不定时排尿，充盈的膀胱可阻碍胎先露的下降，使分娩进展缓慢，产程延长。充盈的膀胱挤在较硬的耻骨联合与胎头之间，时间越久，后果会越严重。膀胱里的尿液越积越多，膀胱越胀越大，最终可使膀胱壁"撑"得像一张纸一样薄，膀胱壁的肌纤维由于被过度牵拉而麻痹，失去回缩排尿的能力，导致产时、产后不能顺利排出尿液。

胀大的膀胱不仅会影响胎儿娩出，还可能影响第三产程中胎盘的剥离与娩出，引起胎盘滞留，导致产后大出血。

另外，尿液在膀胱里存留的时间越长，致病菌在膀胱里生长繁殖的机会就越多，引起膀胱炎的概率也越高。膀胱发炎后，人会出现尿频、尿急、排尿疼痛等症状，尤其在排尿终了时可有刀割样疼痛。尿中有白细胞及致病菌，若治疗不彻底，炎症可向上蔓延，引起肾盂肾炎，或遗留慢性膀胱炎。

被挤压在坚硬的耻骨联合与胎头间的膀胱，轻则充血、水肿，重则因挤压时间过久，膀胱壁可发生缺血性坏死。产后数日，膀胱壁坏死组织脱落，则可在膀胱内腔与阴道间形成相通的瘘管——"尿瘘"，膀胱里的尿液源源不断地通过瘘管经阴道排出，出现漏尿症状，患者会异常痛苦。

水中分娩

目前，水中分娩项目在国内一些医院已有开展。实际上，无论水中分娩项目开展与否，有一点是毋庸置疑的，准妈妈将随着社会和医疗条件的进步享受到越来越安全和人性化的服务。

水中分娩的历史并不短。据现有资料记载，早在1803年法国就出生了第一个水中婴儿。当时是因为准妈妈感到精疲力竭而走进热水浴盆中，想放松一下，结果婴儿很快就降生在水里。20世纪60年代，苏联专家开始水中分娩的试验，早期的水中分娩多半都是在海水中进行的，而到20世纪80年代后期，美国首家水中分娩中心成立。

♡ 水中分娩存在的优势和风险

准妈妈喜欢并选择水中分娩是因为泡在温水里人的身心会比较镇静放松，水的浮力可让准妈妈肌肉松弛，可以把更多的能量用于宫缩，这些都可加速产程，缩短分娩的时间。在水中活动也比在产床上自如，可采取一些不同的姿势来帮助骨盆松弛、盆底肌肉放松、促进宫颈扩张，让胎儿更容易通过产道。对新生儿来说，泡在水中的状态与在母体内泡在羊水里的感觉很相似，感觉上可以有个很好的过渡。另外，水中分

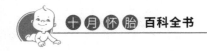

娩的时间较短，能减少对母亲的伤害，降低缺氧给胎儿带来的危险。

当然，这种分娩方式也存在着风险。首先，新生儿肚脐以上的身体一露出母体，胸腔的呼吸系统就会开始工作，如果这个时候新生儿还在水中，可能将会造成严重后果。有研究指出，新生儿出生后在水中的停留时间不能超过1分钟。另外，从准妈妈身体里流出的血液和分泌物可能导致新生儿被细菌感染。

水中分娩的好处让越来越多的准妈妈想在水里分娩，但是并不是所有的准妈妈都能享受这一分娩法。按照我国准妈妈的一般情况，新生儿最好在3 000克左右，而且待产准妈妈身体各方面情况正常，能够顺产的才具备在水中分娩的条件。如果产前检查发现胎儿不健康或胎位不正就不能在水中分娩。另外，在分娩过程中，如果出现感染、胎儿心跳不正常等现象，准妈妈需要马上离开水池，上产床由医生处理。

什么是滞产

在正常情况下，全部分娩过程所用时间，初产妇约为16小时，经产妇为10～12小时。如果因为某种原因使产程延长，超过24小时的，则称为滞产。

滞产的原因

造成滞产的直接原因是宫缩乏力，但造成宫缩乏力的原因有多种，如头盆不称、胎位异常、子宫发育畸形（双角子宫）、子宫肌瘤、精神紧张、疲劳、进食不足、用药不当等。

滞产对母子的危害

由于滞产造成临产时间过长，准妈妈易疲劳，体力消耗过多，以致肠胀气、排尿困难、脱水，甚至酸中毒，容易发生产后出血及感染。胎儿长时间承受宫缩的压力，可出现缺氧、窒息，由此增加了手术分娩的概率，胎儿产伤、宫内感染的机会也随之增加，出生后也容易发生并发症。

如何预防滞产

首先，医院通过产前教育工作，使准妈妈了解妊娠、分娩是女性的正常生理过程，了解实际的产程及自我感觉，以及应对分娩的具体措施，从而使准妈妈对顺利分娩产生信心，打消顾虑，积极应对分娩。

医护人员会严密观察产程，关心准妈妈的情绪及其吃饭、睡眠及大小便情况，并在产程中注意宫缩、胎位与骨盆关系的动态变化，有问题及时发现并加以处理，必要时可能让准妈妈改变分娩方式。

分娩时要经常听胎心音

听胎心音是监测胎儿在子宫内情况的重要手段之一。在每次产前检查时，都要听听胎心音是否正常；在分娩开始后，更要重视胎心音变化，以便及时发现胎儿宫内窘迫情况。正常胎心率为每分钟120～160次。

当子宫收缩时，子宫壁的血管会暂时受压，胎盘血液循环暂时受阻，这时用听诊器往往听不清胎心音；宫缩过去后，就可以听到胎心音，但胎心率会减慢；宫缩完全停止后15～20秒钟，胎心音又会恢复正常。宫缩停止后胎心率久不恢复，或者虽恢复，但胎心跳得太快或太慢，这些都不正常。因此，在产程一开始，就应当注意胎心率的变化。在第一产程中，应当每隔1小时左右，于宫缩间歇期，听1次胎心音；第二产程每隔5～10分钟听1次胎心音。听胎心音时，除注意胎心率是否过快、过慢或快慢不均外，还要注意胎心是否由强转弱、不规律等，这些都会反映是否有胎儿窘迫的情况；如果有，应当立即查找原因，及时处理。

分娩时要注意胎动

分娩时注意胎动是为了了解胎儿在子宫内的安危。正常胎动每小时不少于3次。如果12小时内的胎动数少于10次，提示胎儿在子宫内缺氧。胎儿在缺氧死亡前的12～48小时常有胎动明显减少和消失情况，故妊娠中、晚期应密切注意胎动情况。

一般来说，妊娠月份越大，胎动越活跃。妊娠晚期由于胎先露下降，胎动反而减少。在胎儿分娩过程中，宫缩可影响胎盘血流量及供氧，尤其是高危妊娠，如准妈妈患有妊娠高血压、心脏病、妊娠糖尿病及胎位不正、多产、产前出血、过期妊娠等，对胎儿的影响都会很大，胎儿随时有发生危险的可能，所以观察胎动有一定的意义。

什么是开骨缝

"开骨缝"即子宫口开大或开子宫口。在临产前，张开的子宫颈管形同圆柱状，长为1～2厘米。临产后，由于宫缩牵拉子宫口的肌纤维，子宫内压力升高，胎先露下降及前羊膜囊的支持，使宫颈越来越短，最后消失而展平。随着分娩活动的进展，子宫下段不断伸展，当子宫口扩张至10厘米时，子宫口就开全了。只有当子宫口开全

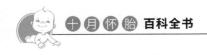

时，足月胎头才能顺利通过子宫口。

什么是羊水浑浊

在临床上，一旦准妈妈发生胎膜破裂，有羊水从阴道流出，医生会仔细观察羊水的性状，立即听胎心音，并根据情况采取不同的处理方法。

在正常的情况下，羊水呈半透明、水质清亮，可见少许白色的胎膜及毳毛、上皮细胞等。如羊水浑浊，在头先露时，一般是胎儿缺氧的表现。根据污染的程度不同，可将羊水浑浊分为三度：羊水浑浊，呈淡绿色，质稀薄为Ⅰ度；羊水呈深绿色，质较厚，可污染胎儿皮肤、胎膜和脐带，为Ⅱ度；羊水呈褐绿色，质厚，呈糊状，可污染胎膜、脐带、胎盘，甚至被胎儿吸入呼吸道，为Ⅲ度。胎儿宫内缺氧的程度往往与羊水被污染的程度成正比。胎儿吸入被污染的羊水，娩出后有发生新生儿窒息的可能性；如果胎儿呼吸道被羊水堵塞，新生儿出生后易发生重度窒息。

如果发现羊水浑浊并伴有胎心异常，说明胎儿窘迫严重。如子宫口已开全，医生会立即进行阴道手术助产，如果短期内不能阴道分娩，会急行剖宫产，同时做好抢救新生儿的工作。

不得滥用催产素

催产素的作用是选择性地兴奋子宫平滑肌，引起宫缩。分娩时适当地使用，可以起到良好的催产或加强宫缩的作用，也就是俗称的催生。催产素在临床上应用较为广泛，但应用催产素引产，必须严格掌握方法，否则会引起下列几种严重的后果。

♡ 子宫破裂

用药浓度过大或催产速度过快，易引起强直性或痉挛性宫缩，从而使子宫破裂，导致准妈妈大出血、胎儿缺氧，甚至母婴双亡。

♡ 急产

子宫超强收缩后分娩会带来一系列的严重后果，如因来不及消毒而引起的产褥感染，宫颈来不及完全打开而引起的宫颈及会阴部撕裂伤，以及新生儿坠落受伤等。

♡ 胎儿宫内缺氧

催产素引起的宫缩持续时间过长、间歇时间过短会影响胎盘的血液循环，极易引起胎儿宫内急性缺氧，导致死产或新生儿窒息。

产　程

　　从开始出现规律宫缩到胎儿、胎盘娩出所需要的时间，称为总产程。总产程可分为三个阶段。从开始出现规律宫缩到子宫口完全开大，为第一产程。初产妇平均需要10~12小时，经产妇需要6~8小时。根据子宫口开大的速度，第一产程又被分为潜伏期和活跃期。从始出现规律宫缩到子宫口开大3厘米，称为潜伏期，此时子宫口开大的速度是每2~3小时平均开大1厘米；从子宫口开大3厘米到子宫口开大10厘米，称为活跃期，此时子宫口开大的速度是每小时近2厘米。从子宫口开大10厘米到胎儿娩出，为第二产程。初产妇平均需要1~2小时，经产妇不超过1小时。从胎儿娩出到胎盘娩出，为第三产程，一般需要5~15分钟，不超过30分钟。

💝 第一产程准妈妈和医生的配合

　　产程刚刚开始时，宫缩持续时间短，间歇时间较长，子宫收缩力较弱，准妈妈感觉腹痛程度轻，可以忍受。这时，如果征得医生同意，准妈妈可以适当下床活动。宫缩时做均匀的深呼吸，间歇时全身放松休息；可以在宫缩间歇期吃一些易消化的食物。比如很多准妈妈喜欢吃巧克力，因为巧克力能量高，可以维持体力。注意要勤解小便，因为充盈的膀胱不仅会影响胎先露的下降，还会影响宫缩。在第一产程，如果没有禁忌证的话，医生可能会给准妈妈灌肠，避免分娩时排便造成污染。

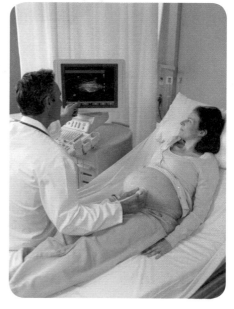

　　随着子宫口的不断开大，宫缩会越来越强，持续时间可达1分钟，间隔时间缩短到1分钟。准妈妈腹痛越来越重，间隔时间逐渐缩短，往往感到连喘气的机会都没有。这时，准妈妈可以通过深呼吸、腰骶部压迫、按摩等来减轻一些不适感。

　　腹痛次数增多、强度增强，并非是坏事。一般来说，如果准妈妈骨盆和胎儿没有异常的话，分娩的速度和腹痛的程度成正比，腹痛越重，宫缩越强，子宫口开大越快，产程进展越快。所以，准妈妈一定要尽量控制自己的情绪，不要大声呼叫，要和医生密切配合，以顺利度过第一产程。

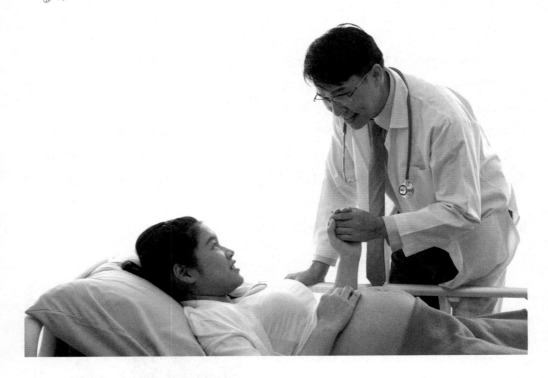

💗 第二产程准妈妈和医生的配合

产程进入第二阶段，此时子宫口已开全。宫缩持续1分钟，间歇2分钟左右。宫缩时，因胎先露压迫盆底组织，准妈妈有排便感，并会不由自主地向下屏气用力。第二产程是准妈妈最紧张、体力消耗最大的时期，也是保障母婴安全的关键时期。准妈妈这时一定要和医生密切配合，听从指挥，掌握正确的用力方法；在宫缩时先行深吸气，然后如解大便样屏气向下用力以增加腹压，于宫缩间歇期呼气使全身肌肉放松，安静地休息。准妈妈正确使用腹压，可以缩短产程，加速分娩。若用力不当，徒然消耗体力，反会因疲劳过度致宫缩乏力，影响产程进展。当胎头露出会阴口，医生告诉准妈妈张嘴"哈气"时，千万不要再屏气用力，可以做短促的呼吸动作，以防胎儿娩出过快导致会阴部撕裂。

💗 第三产程准妈妈和医生的配合

胎儿娩出后，准妈妈不可用手碰触下腹部。如果用手碰触、刺激下腹部，尤其是子宫，会造成反射性的子宫收缩，进而阻碍胎盘的娩出。

胎盘娩出后，在外阴部消毒干净之前，准妈妈要尽量张开两腿，以方便医生和助产士工作。

分娩可能使会阴部、外阴部或子宫颈管部出现伤口，医生必须将伤口缝合。此时，准妈妈要采取医生所指示的姿势，以方便医生缝合阴道壁及阴道入口的所有伤口才不至于妨碍今后的健康。

准妈妈分娩时可通过食物补充能量

　　初产妇总产程需要的时间为16～18小时，分为三个阶段。

　　第一产程的时间最长，宫缩会逐渐频繁且增强。初产妇第一产程一般需要10～12小时，体力和精力的消耗都相当大，因此应在第一产程期间鼓励准妈妈尽量吃点东西。此时首选巧克力，因为它富含大量优质糖类，营养丰富，而且能够在短时间内被人体吸收，可产生大量的能量，供人体消耗。还可以吃一些细软食物和流质食物，以淀粉类食物为主，可据准妈妈的口味，食用面包、稀饭、蛋糕、面条等。准妈妈也可喝些糖开水，以保证体力和精力。蛋白质、脂肪类食物在胃里停留时间长，在分娩时容易导致胃中不适，甚至呕吐，所以不宜进食过多。

　　第二产程是胎儿娩出期，一般初产妇需要1～2小时。第三产程是胎盘娩出期，一般不超过30分钟。这两个阶段准妈妈一般没时间吃东西。

分娩有技巧

　　由于对分娩的不正确认识，人们普遍存在对分娩所产生疼痛的过分恐惧。恐惧会导致紧张，紧张会加剧疼痛，这会直接影响分娩的进程，并对准妈妈的心理产生影响。其实，我们可以通过以下技巧来应对。

　　一是临产后由家人陪伴，由助产士指导，尽量分散准妈妈的注意力，如一起说一说准妈妈感兴趣的话题，并讲解分娩的过程，使准妈妈掌握分娩知识，有效地缓解其对分娩过程的紧张感及心理压力，从而降低对宫缩的感受力。

　　二是调节呼吸的频率和节律。当运动或精神紧张时，呼吸频率会加快，准妈妈主动调整呼吸的频率和节律，可缓解由于分娩所产生的压力，增强自我控制意识，如可选择慢胸式呼吸，呼吸的频率调整为正常的1/2；随着宫缩频率和强度的增加则可选择浅式呼吸，其频率为正常呼吸的2倍，不适达到最强程度时可选用喘—吹式呼吸，即4次短浅呼吸后吹一口气。

　　三是适当采用一些可令准妈妈放松的技巧。如由家属或助产士触摸准妈妈紧张部位，并指导其放松，反复地表扬、鼓励准妈妈并向其讲解进展情况。也可播放舒缓的音乐来使准妈妈放松。

当子宫口开全时，准妈妈疼痛会有所缓解、有大便感，助产士会指导准妈妈屏气用力的正确方法。此时，准妈妈要调整自己的心理，积极配合，正确用力，以加速产程进展；否则，过度消耗体力，使产程延长，易使胎儿发生宫内窒息及颅内出血。

助产音乐

自古以来，分娩对于准妈妈来说就是一件非常痛苦的事情，而每一个母亲又非经历分娩不可。如何消除准妈妈的恐惧，减轻分娩的痛楚，成为有关专家研究的课题。目前，有专家从缓解准妈妈的紧张情绪入手，特制了助产音乐。

这种专供准妈妈在痛苦的分娩过程中聆听的音乐，既不是流行音乐也不具有娱乐性，其目的是使准妈妈专注于生产，缓解准妈妈激动、不安的情绪。

乐曲长达70分钟，其中除了有各种乐器声如小提琴和弦声和敲击乐器声外，还有胎儿的心跳声。

乐曲不断重复的节奏，使准妈妈的呼吸变得更有规律和层次，这可提高准妈妈在分娩过程中的呼吸技巧运用能力。

会阴切开手术

到妊娠晚期，准妈妈的外阴会变得又肿又软，这种变化有利于阴道口周围组织在分娩时很好地扩张，以便让婴儿通过。但是，有的初产妇扩张情况不好，分娩的速度快，在阴道还未完全扩张时胎儿就出来了，这时就会出现从阴道到会阴的撕裂。医生为了不让准妈妈出现会阴撕裂，会用手控制胎儿的前进，等待阴道口的扩张（这叫作保护会阴），但是有时为了不使分娩时间延长，要在撕裂出现前切开会阴。比起撕裂的伤口，还是切开的伤口易缝合、恢复得快，而且可以减少污染，这也是积极施行会阴切开手术的理由之一。

施行会阴切开手术，是在进行阴部神经麻醉或阴道周围的皮下浸润麻醉以后，从阴道到会阴切开3厘米左右的小口，分娩后会将切口缝合。

在分娩时不宜大喊大叫

准妈妈大喊大叫往往会吞入大量气体，引起肠胀气，以致准妈妈不能正常进食，随之出现脱水、呕吐、排尿困难等症状。又由于腹胀及排尿困难时有憋胀感会促使准妈妈不必要地屏气用力，宫缩时又要向下用力屏气，以期胎儿快快娩出，医生如不对大喊大叫加以劝阻或进行适当处理，准妈妈便会筋疲力尽，宫缩也会逐渐变得不协

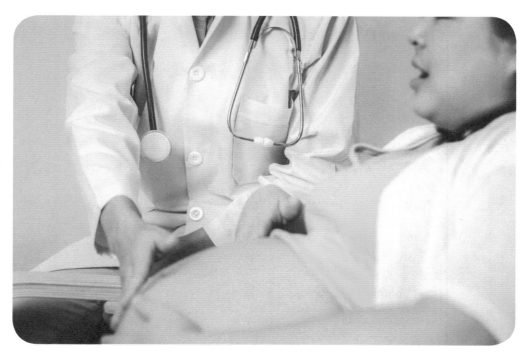

调，有时因宫缩乏力，子宫口迟迟不能开大，产程会停滞；有时宫颈会因受压迫时间过长而发生水肿；有时即使子宫口已经开全，进入第二产程，准妈妈也会因全身力气均已消耗殆尽，而没有足够的力量来增加腹压以娩出胎儿。由于宫缩乏力，胎头往往不能按正常分娩机制顺利下降及内旋转，结果本来可以顺利地分娩，最终变成了难产，胎儿也易因此而受到损害，胎儿娩出后，在第三产程中准妈妈还有可能发生产后出血。

因此，准妈妈临产后应做好分娩中的自我调节，尽量镇静自若，注意休息，按时进食和排尿，主动配合医生，以保证产程的顺利进展，千万不可大喊大叫或过早地向下使劲，这对分娩是十分不利的。

图书在版编目（CIP）数据

十月怀胎百科全书 / 成九梅编. -- 成都 ：四川科学技术出版社，2022.6
（优生·优育·优教系列）
ISBN 978-7-5727-0566-3

Ⅰ. ①十… Ⅱ. ①成… Ⅲ. ①妊娠期－妇幼保健－基本知识 Ⅳ. ①R715.3

中国版本图书馆CIP数据核字（2022）第092849号

优生·优育·优教系列

十月怀胎百科全书

YOUSHENG · YOUYU · YOUJIAO XILIE
SHIYUE HUAITAI BAIKE QUANSHU

编　　　者　成九梅
出　品　人　程佳月
责　任　编　辑　李　栎
助　理　编　辑　王星懿
封　面　设　计　北极光书装
责　任　出　版　欧晓春
出　版　发　行　四川科学技术出版社
　　　　　　　地址：成都市锦江区三色路238号　邮政编码：610023
　　　　　　　官方微博：http://e.weibo.com/sckjcbs
　　　　　　　官方微信公众号：sckjcbs
　　　　　　　传真：028-86361756
成　品　尺　寸　170mm × 240mm
印　　　张　18
字　　　数　360千
印　　　刷　河北环京美印刷有限公司
版　　　次　2022年7月第1版
印　　　次　2022年7月第1次印刷
定　　　价　49.80元

ISBN 978-7-5727-0566-3

本社发行部邮购组地址：成都市锦江区三色路238号新华之星A座25层
电话：028-86361758　邮政编码：610023
版权所有　翻印必究